ウルトラ図解

オールカラー
家庭の医学

歯周病

自分の歯を守るメンテナンスと治療の知識

監修 渡辺 久
東京医科歯科大学大学院
医歯学総合研究科歯周病学分野准教授

法研

はじめに　～歯を守り、健康で快適な生活を送るために～

あなたは自分の口のなかの状態を知っていますか？

私たちの口のなかには、およそ５００～７００種類もの細菌が住んでいます。不十分な歯磨きなどが原因で口内環境が乱れると、これらの細菌の一部が悪さをして歯周病を起こします。日本人は、20代で約7割、40代後半では約9割の人が、歯周病の何らかの症状が見られるとされています。歯周病は誰もがかかる可能性のある病気なのです。

歯周病が怖いのは、気づかぬうちに進行し、歯を失う原因となってしまうことです。現在、日本人の歯を失う原因の第1位は歯周病です。

歯を失えば、食生活の変化を余儀なくされるだけでなく、見た目も変わるなど、その後の生活の質に大きな影響が出ます。

さらに、歯周病の影響は口内に留まりません。糖尿病のほか、心筋梗塞や脳卒中などの原因となったり、それらを悪化させるなど、全身の健康と深いかかわりがあることがわかっています。

歯周病は、「口のこと」だからと、軽視してはいけません。

しかし、いたずらに恐れることはありません。歯周病は正しい知識をもち、対策を実行することで、防げる病気なのです。また、初期ならば適切な治療ときちんとしたケアで完治することも可能です。進行してしまった歯周病でも、正しい治療を受ければ、生活の質をある程度改善することができます。

大切なのは、はやめはやめの治療と、決してあきらめずに、主治医と一緒にがんばることです。

本書では、歯や歯周組織の基本的な知識から歯周病の起きるメカニズム、最新の治療法、再発を防ぐためのケアの方法や生活習慣の注意点まで紹介しています。

歯周病の患者さんやその家族、歯や口に違和感のある人に役立ち、生涯自分の歯で噛める人生を送るための一助となることを願っています。

平成28年12月

渡辺　久

第1章

知っておきたい歯の知識

～歯周病をよりよく理解するために

第2章 「歯周病」ってどんな病気？
～歯周病の実態と予防法

第3章 歯周病を治療する ～最新治療とメンテナンス

【装丁・本文デザイン】㈱イオック
【図解デザイン・イラスト】コミックスパイラる／㈱イオック
【編集協力】アーバンサンタクリエイティブ／大工明海

第1章

知っておきたい歯の知識

～歯周病をよりよく理解するために

成人の8割以上がかかっているとされる歯周病。身近な病気にもかかわらず、歯とその周辺で何が起きているのか、よくわからない人が多いのではないでしょうか。まずは、歯について知ることからはじめましょう。

歯や口の中に、こんな症状はありませんか？

歯周病のセルフチェック

あなたは自分が歯周病だと思いますか？　歯周病は、歯を失う原因ともなる深刻な病気ですが、あまり意識されることがありません。

「虫歯もないし、歯は丈夫！」「毎日歯磨きをしているから、大丈夫」という人も、硬いものが食べにくくなってきていたり、自分の口臭が心配になったり、あるいはちょっとしたときに、歯のあたりが不快に感じることはないでしょうか？

その違和感は、歯周病の症状によるものかもしれません。左ページで当てはまるものがないかチェックしてみてください。

どれも日常的にありそうですが、実はすべて歯周病の症状の可能性があるもの。10項目のうち、複数が当てはまるのなら、歯周病の疑いがあります。当てはまる項目が多かったり、どれか1つでも症状が強く現れている場合は、すでに歯周病がかなり進んでしまっているおそれがあります。すみやかに歯科医院を受診しましょう。

「口のネバつき」「歯に食べ物がつまる」といった症状は不快にもかかわらず、「年齢のせい」「体質だから仕方ない」と諦めがちです。しかし、原因である歯周病の治療を受け、正しいケアを行えば改善するものなのです。逆に、「たいしたことがないから」と放置してしまっていると、知らず知らずのうちに歯周病がどんどん悪化してしまい、大切な歯を失ってしまう危険があります。

チェックした項目が少なかったり、あってもごく軽かったという人も、なるべく早めに受診しましょう。また、自分では気づかない兆候があるかもしれません。定期検診を欠かさず受けましょう。

こんな症状、見逃さないで！

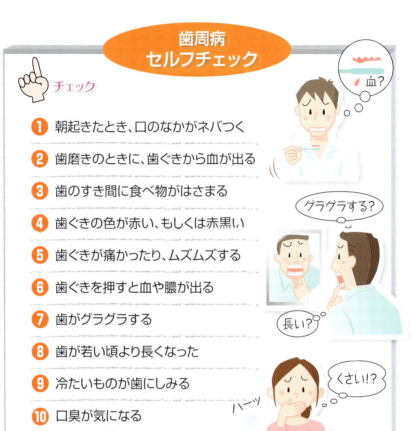

歯周病セルフチェック

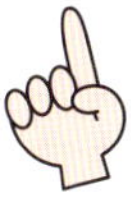

チェック

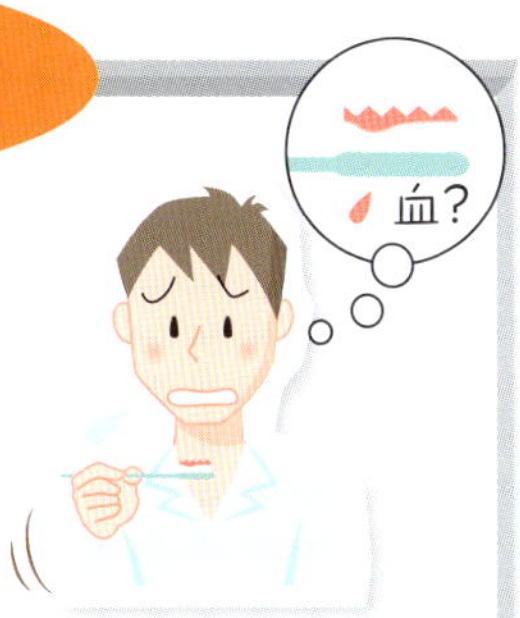

1. 朝起きたとき、口のなかがネバつく
2. 歯磨きのときに、歯ぐきから血が出る
3. 歯のすき間に食べ物がはさまる
4. 歯ぐきの色が赤い、もしくは赤黒い
5. 歯ぐきが痛かったり、ムズムズする
6. 歯ぐきを押すと血や膿が出る
7. 歯がグラグラする
8. 歯が若い頃より長くなった
9. 冷たいものが歯にしみる
10. 口臭が気になる

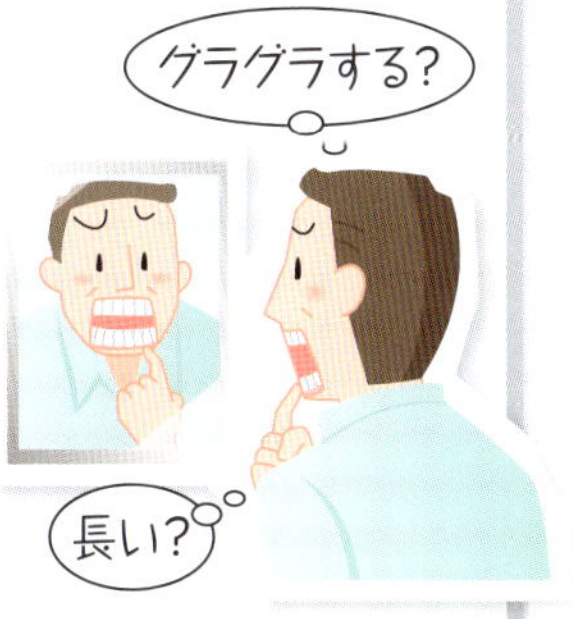

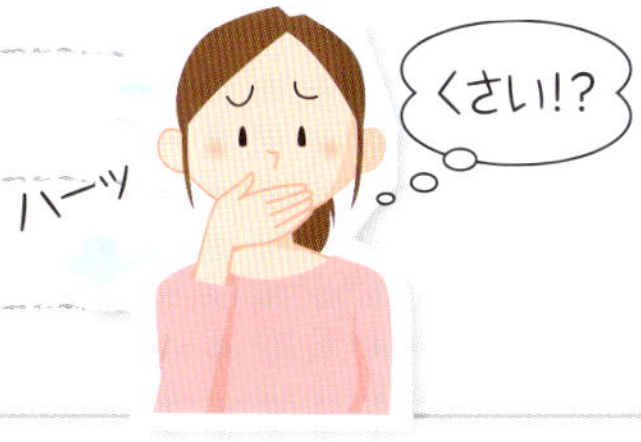

上記の10項目のうち、複数が当てはまる場合。また、どれか1つでも症状が強く現れている場合は……

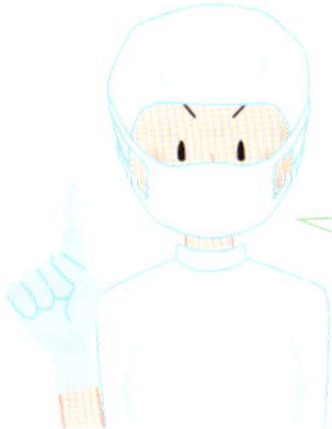

歯周病の疑いが。 今すぐ受診を!!

歯科治療は早期段階の受診が原則

重症化の人と初期受診の人との損得は

歯科医院は「歯が痛くなってから行くもの」と考えてはいませんか。

歯に違和感があっても「まだ、治療までは必要ない」と放っておき、日常生活に支障が生じるほど症状が進んでから病院に行くという人も珍しくありません。しかし、歯の治療を放置することは、とても〝損〟なことなのです。

近年、歯周病が全身の状態に大きな影響を与えることがわかってきました。歯周病から他の病気が引き起こされたり、悪化させてしまうことがあるのです。余分な治療費がかかるだけでなく、ときには命にかかわる重篤な症状につながることもあります。

歯周病に限らず、歯科治療は少しでも早い段階で、適切な治療を受けることが重要です。

重症化してから治療を受けた場合、治療費が初期に比べ高額になります。しかも、一度抜いたり削ったりした歯は二度と元には戻りません。どんなに優れた入れ歯や被《かぶ》せ物でも、自分のもって生まれた歯にはかないません。

歯は、人としての生活を支える生きる基本といってよいものです。私たちは、活動するためのエネルギーを食べ物から得ています。食べ物を食べるためには、歯で「噛む」ことが欠かせません。

食べることは「食事の楽しみ」でもあります。いろいろなものをおいしく食べるためには、歯が健康でしっかり噛めることが大切です。また、あまり意識することがありませんが、私たちは、言葉を話すときにも歯を使っています（22頁参照）。

次項では、歯を失ってしまう原因について、詳しく説明しましょう。

こんなに大切なものを失ってもいいのですか？

歯は健康な日常生活を送るのに不可欠なもの

食べること ← 歯の役割 → 話すこと

・栄養補給
・食事の楽しみ

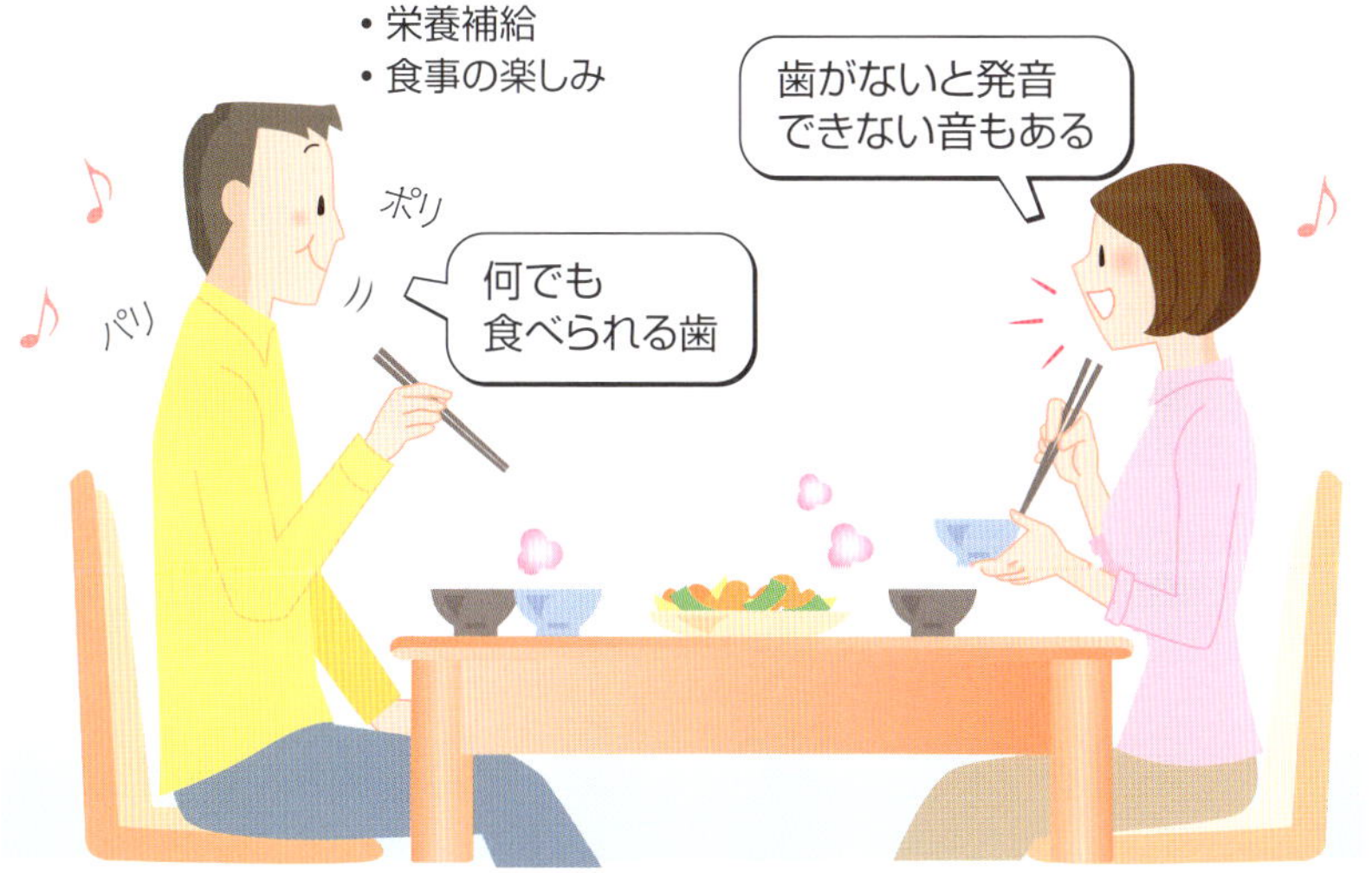
歯がないと発音
できない音もある
ポリ
パリ
何でも
食べられる歯

歯は生活の基本です!!

しかし

この大切な歯の健康を軽視すると……

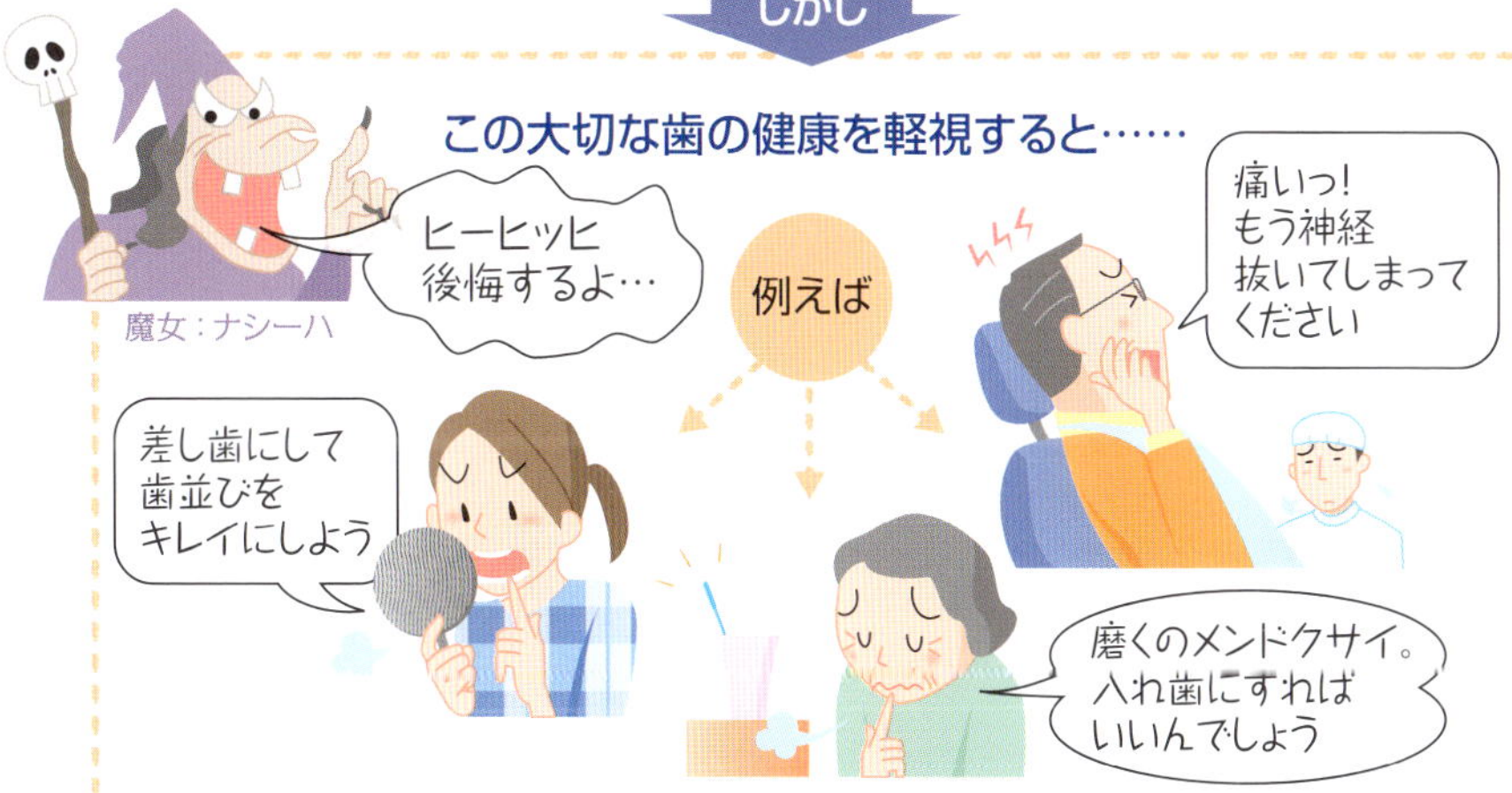
ヒーヒッヒ
後悔するよ…
魔女：ナシーハ
例えば
痛いっ!
もう神経
抜いてしまって
ください
差し歯にして
歯並びを
キレイにしよう
磨くのメンドクサイ。
入れ歯にすれば
いいんでしょう

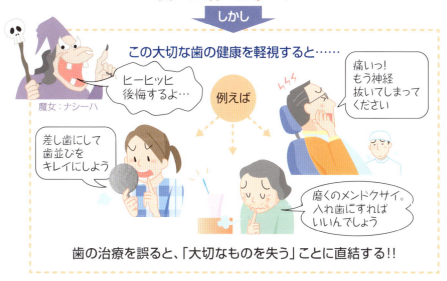

歯の治療を誤ると、「大切なものを失う」ことに直結する!!

歯を失う原因の第1位は「歯周病」

歯は老化とともに抜けていくものではない

高齢になると、体にさまざまな変化が起きてきます。若いころに比べ、筋肉が落ちたり、髪の量が少なくなるのも、自然なことといえるでしょう。そのためか、歯を失うことも老化現象のように捉えている人が少なくありません。

人は通常、永久歯*が生え揃ったときには上顎に14本、下顎に14本、合計28本（智歯《ちし》を除く）になります。ところが、65歳～70歳代にかけて20本以上歯をもっている人は大きく減り、残存歯数も年齢とともに減っています（厚生労働省「平成23年歯科疾患実態調査」）。高齢者に、入れ歯や義歯を使う人が多いというのは、間違ったイメージではないのです。

しかし、歯を失う原因の第1位は「歯周病」、第2位は「虫歯」です。この2つで全体の4分の3を占めています。つまり、高齢者は年齢につれ歯や歯ぐきが弱って自然と抜けてしまったわけではなく、歯周病や虫歯が原因で歯や歯ぐきの状態が悪くなり、結果として歯を失ってしまった人が多いのです。

年齢が高くなるにつれ、歯が少ない人が増える理由は、永久歯は一度失われると二度と生えてこないことと、歯を失う原因となる歯周病という病気の特徴にあります。

歯周病は「サイレント・ディジーズ（静かな病気）」と呼ばれることがあるように、初期にははっきりとした症状がでないままに進行することの多い病気です。初期の「歯肉炎」では症状を自覚できず、気づかないうちに何年もかけて歯周病が進行し、歯を失うまでに悪化してしまうケースが多いのです。

次項では、日本人の歯周病の実態について、詳しく説明しましょう。

用語解説
永久歯　乳歯が抜けたあとに生えてくる歯。通常32本ある。6歳頃から生え変わりはじめ、30歳頃までに生え揃う。ただし大臼歯は、はじめから永久歯。

歯を失う原因は「加齢」より「歯周病」

■ 20本以上の歯を有する者の割合の年次推移 ■

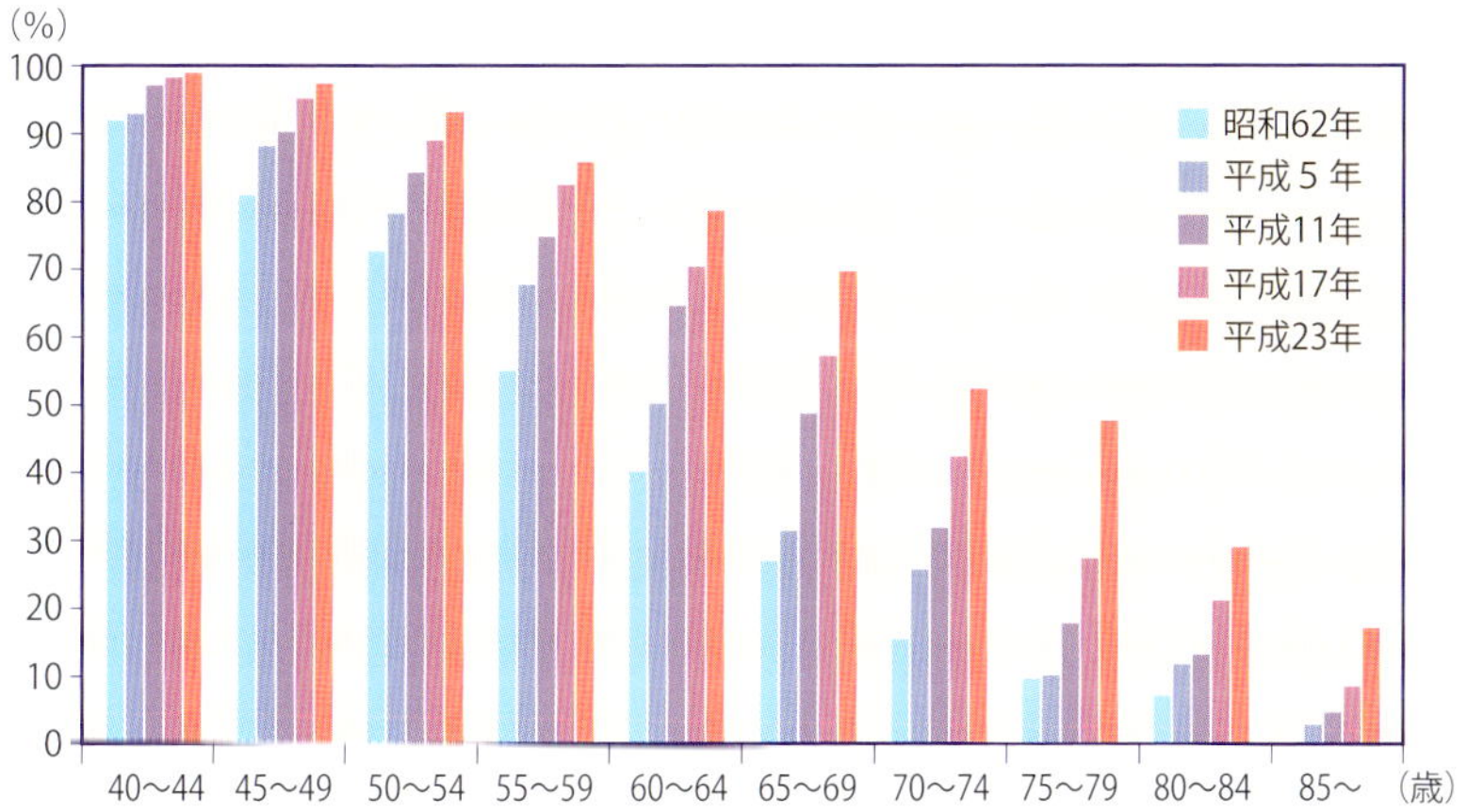

※昭和62年は、80歳以上でひとつの年齢階級としている

■ 1人平均現在歯数 ■

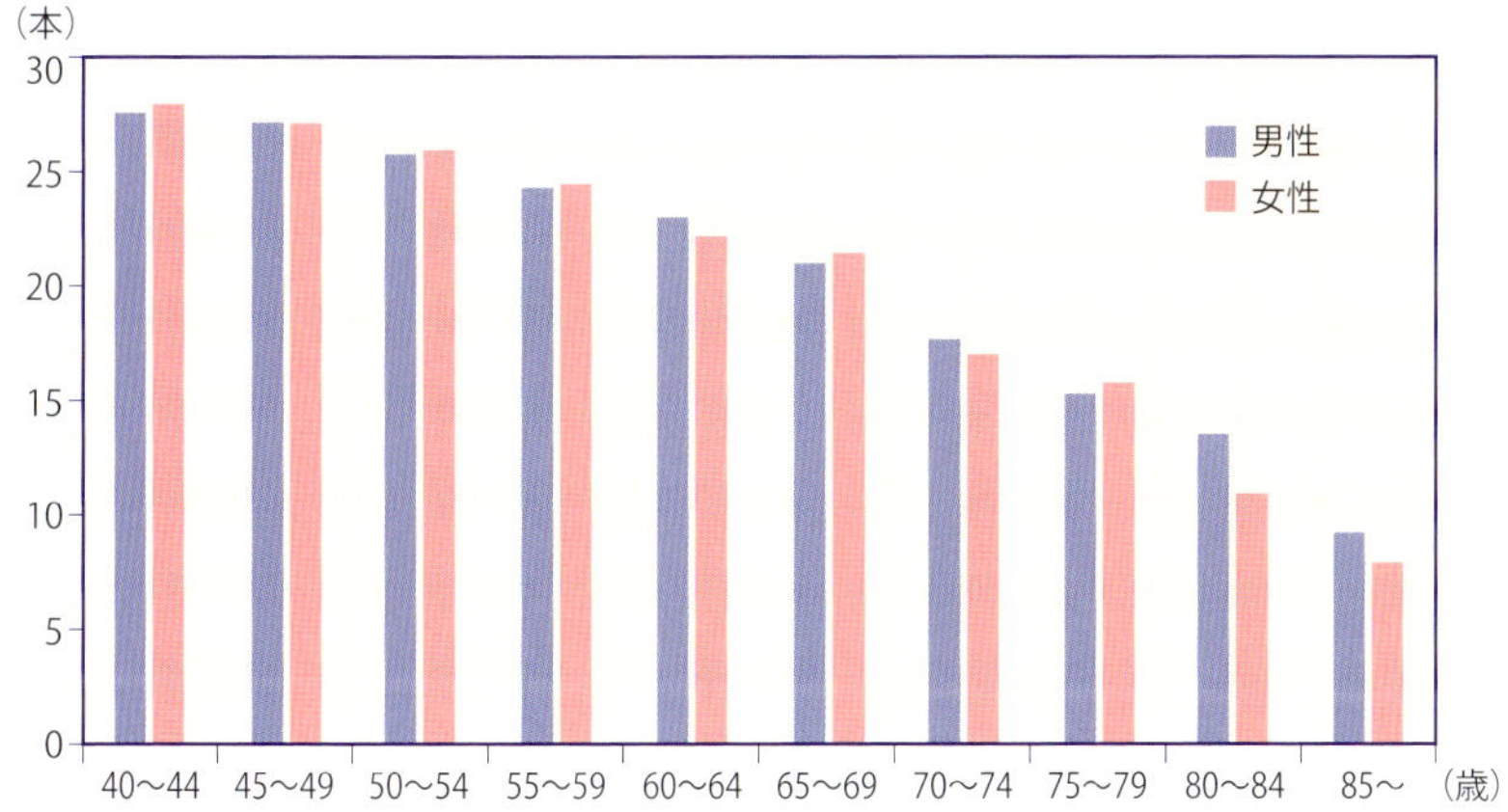

※厚生労働省「平成 23 年歯科疾患実態調査」より

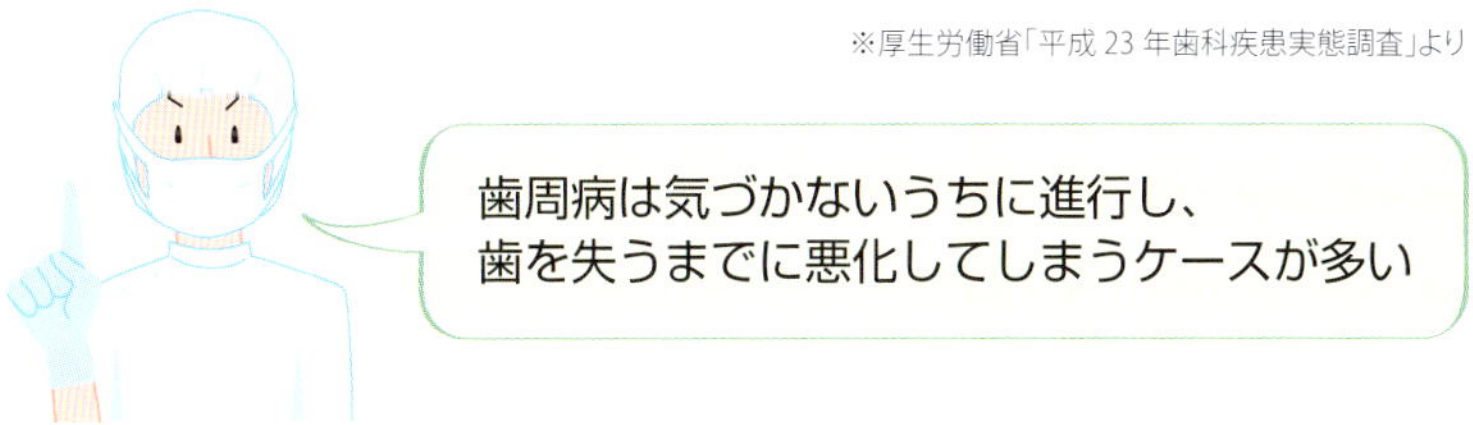

日本人の80％が歯周病にかかっている

日本人の成人の約80％が歯周病にかかっている、という少しショッキングな数字があります。

これは歯石の沈着があったり、歯周ポケット*がある、軽い刺激で出血するなど、何らかの歯周病のしるしをもっている人の割合ですが、45～49歳では約87％と非常に高くなります。

また、4㎜以上の歯周ポケットがある、つまり進行した歯周病の症状をもつ人の割合も、45歳以降ではとても高くなっています（厚生労働省「平成23年歯科疾患実態調査」より）。

歯ぐきに治療の必要な何らかの症状がみられる歯周病患者数は、約9400万人に上ると推定されています。ほとんどの日本人にとって歯周病は他人事ではないのです。ところが、現在歯科医院で治療を受けている患者数は約260万人。多くの人が、実際には歯周病にかかっているのにもかかわらず、自覚していないか、気づいていても治療をしていない状態にあるのです。

怖いのは、前述したように歯周病がサイレント・ディジーズと呼ばれる、静かに進行し、取り返しがつかないほどに悪化してしまうことが多い病気だということです。つまり、現在働いている年代のほとんどが、歯周病により少しずつ歯を失う可能性を高めてしまっているのです。

年齢が高くなるまで、歯周病を心配しなくても大丈夫というわけではありません。

歯周病の進行は個人差が大きく、同年代、似た環境、似た食生活であっても、悪化する人とあまりしない人がいることがわかっています。小学生で歯周病にかかっているケースもあるのです。

知らず知らずのうちに、歯を失ってしまうリスクを減らすためにも、歯周病対策をして歯の健康を守りましょう。次項では、歯を守る運動についてとりあげます。

用語解説　歯周ポケット　歯と歯肉の間の隙間が病的に広がり深くなったもの。

歯周病の悪化は年齢とともに進行する

■ 日本人で歯周炎にかかっている人の年齢階級別グラフ ■

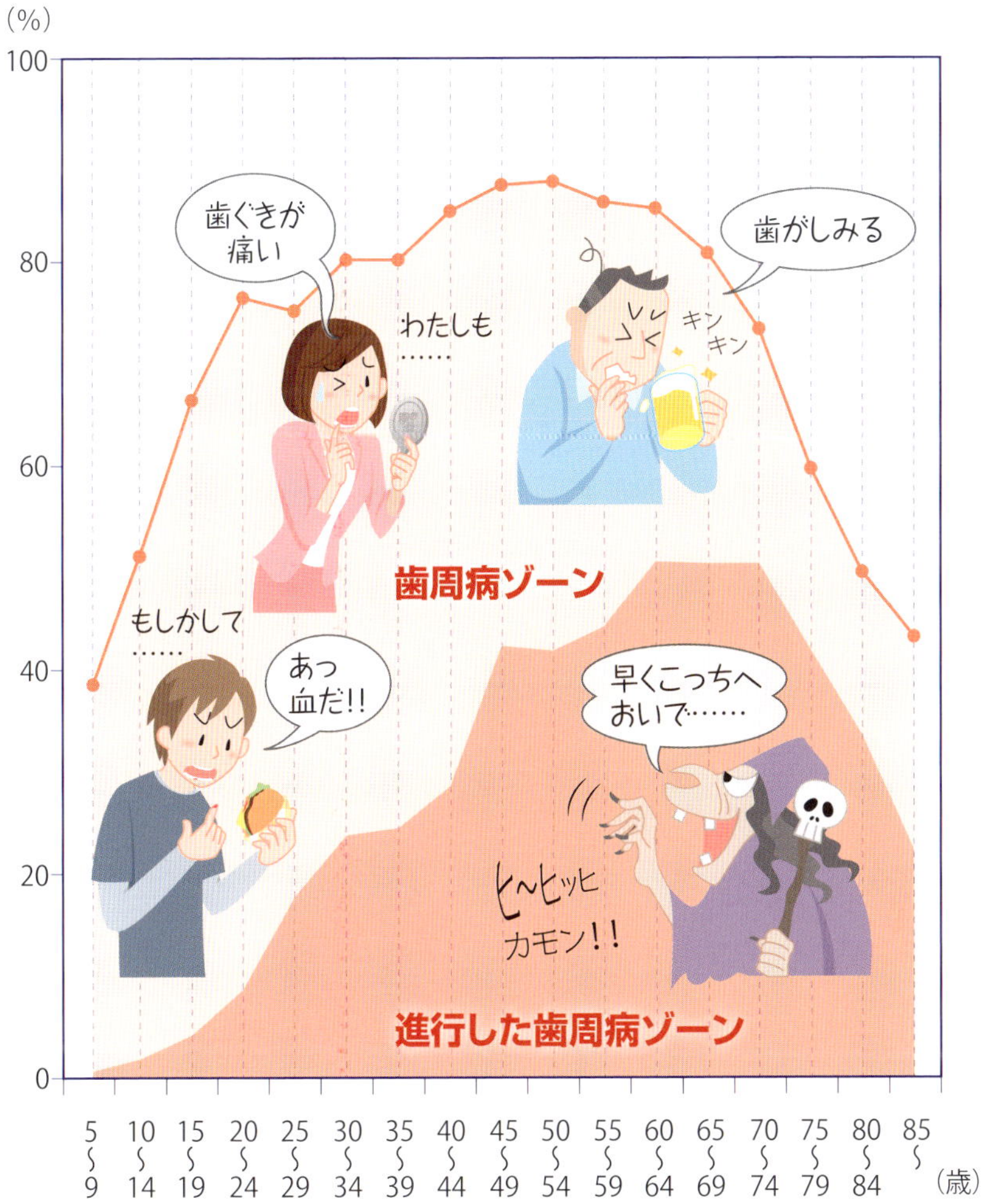

※厚生労働省「平成23年歯科疾患実態調査」より

生涯にわたって20本の自分の歯を残す

歯が抜けることが老化現象ではないことを述べましたが、高齢になると残存歯数が少なくなるという現実があります。

一生の間、自分の歯を保つのは難しいことなのでしょうか。

スウェーデンでは、80歳の平均残存歯数が25本もあります。しかし、かつてはスウェーデンでも歯周病や虫歯にかかる人が多く、歯を失う高齢者が少なくなかったのです。

現在のように一生のうちにほとんど歯を失わない社会になった理由は、スウェーデンの人々に「予防歯科」が浸透したことにあります。

予防歯科とは、虫歯や歯周病などになってからの治療ではなく、起きる前のケアにより、病気を防ぐ考え方です。スウェーデンでは、1970年代からこれを政府が国民に広め、効果を上げているのです。

同じように予防歯科の考え方が根付いているオランダやデンマークでも、80歳で平均20本以上の残存歯数となっています。

日本でも、1992年から予防歯科の考え方を国民に広く浸透させるための「8020（ハチマルニイマル）運動」が提唱・推奨されてきました。8020とは、80歳になっても自分の歯を20本以上保とうという意味です。

平均残存歯数は改善しつつあり、平成23年度に80歳で20本以上の歯を保っている人の割合は38・3%。平成17年の24・1%から大きく増加しています。現在、40〜60代の人で残存歯数が20本以上の人は90%以上に上ります。

つまり、今自分の歯を保っている人たちが、失わないように正しいケアを行っていけば、実現可能なものなのです。

ところで、なぜ歯を20本残す必要があるのでしょうか。その理由を次項で取り上げましょう。

目標残存歯数20本!!

スウェーデンでは「予防歯科」の考えが浸透している

スウェーデンでもかつては

歯を失う高齢者は少なくなかった

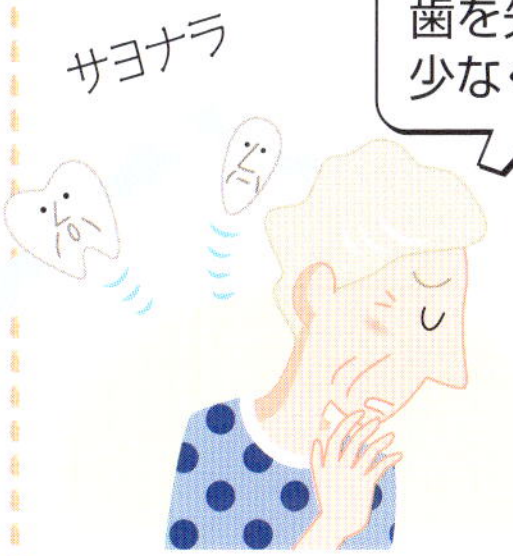

今では

80歳の平均残存歯数は約25本

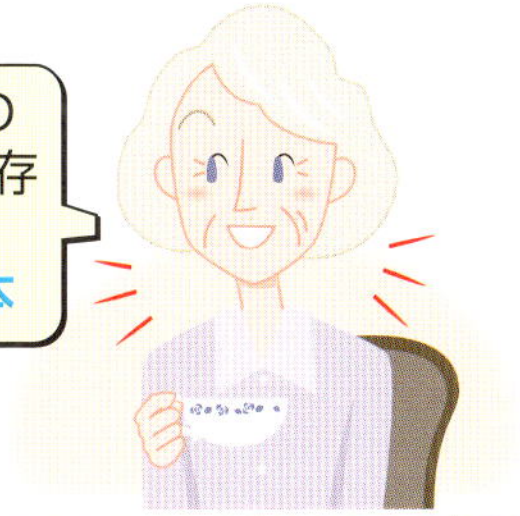

そこで日本では

「8020（ハチマルニイマル）運動」がスタート

8020とは80歳になっても自分の歯を20本以上保とう!! という運動

20本以上の歯を保っている人の割合は……

［平成17年では］

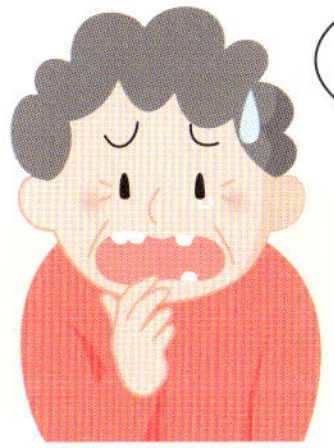

24.1%

正しいケア

［平成23年では］

38.3%

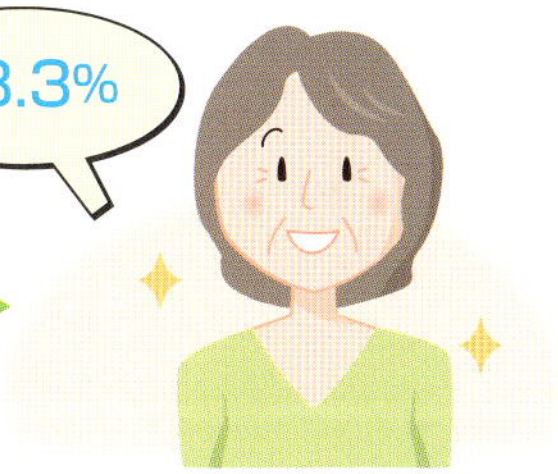

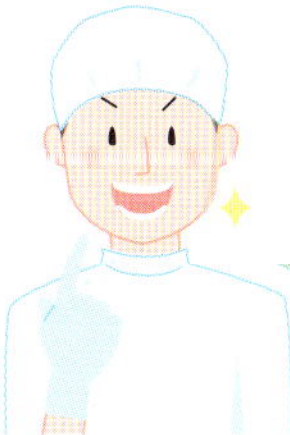

「8020」は自分の歯を失わないように「正しいケア」をすれば実現可能なもの

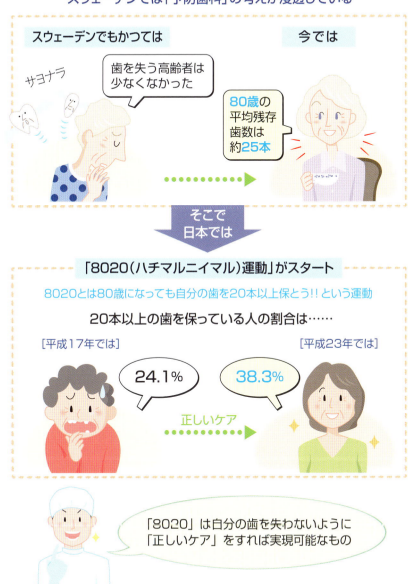

歯は生活のなかでどのような役割をしているか？

「噛む」「話す」、歯が健康であればこそ！

歯の役割について考えてみましょう。

第一に挙げられるのが「噛む」ことです。食べ物を噛み切り、砕き、奥歯ですりつぶす。飲み込むためだけでなく、消化のためにも重要なプロセスです。よく〝噛む〟ために、歯の本数が必要です。歯の本数が20本以上の人は、19本以下に比べて、何でも噛んで食べることができる人が多いという調査結果もあります（厚生労働省『国民健康・栄養調査』）。

歯の本数が減り、食べられる食品が限られてしまうと、栄養バランスが偏りやすくなります。また、噛むことが脳への刺激となっていることも見逃せません。さらに毎日の食事は、栄養補給にとどまらず、生活の楽しみであり、家族や友人とのコミュニケーションの機会でもあります。

もう一つ歯の重要な役割は、話すことにあります。人は言葉を発する際に、歯を使用しているのです。

サ行・タ行などは、前歯に舌を当てて発音しています。奥歯を失うと、ハ行やラ行が発音しづらくなります。また、歯を失わなくとも、歯並びに異常のある「不正咬合」の一つである「下顎前突《かがくぜんとつ》（受け口）」でも、「f」「v」の音が発音しづらくなります。

歯は、顔の形や表情にも影響します。子どもの頃に歯並びが悪かったり、虫歯のために左右のどちらかでばかり噛んでいると、容貌に影響がでます。

成人してからも、虫歯や歯周病が原因で左右の歯の使い方がアンバランスな場合、噛み合わせや歯並びがずれてしまい、顎関節症*などのトラブルにつながることもあります。噛み合わせが悪いと食べ物を噛みづらくなるだけでなく、全身のバランス、姿勢にまで悪影響があることも見逃せません。

用語解説 顎関節症　あごが痛む、口を開けづらい、あごを動かすと音がするなど、あごが何らかの要因や機能低下により障害を起こしている状態。

歯を失って困る３つの影響

1 話すのが困難に

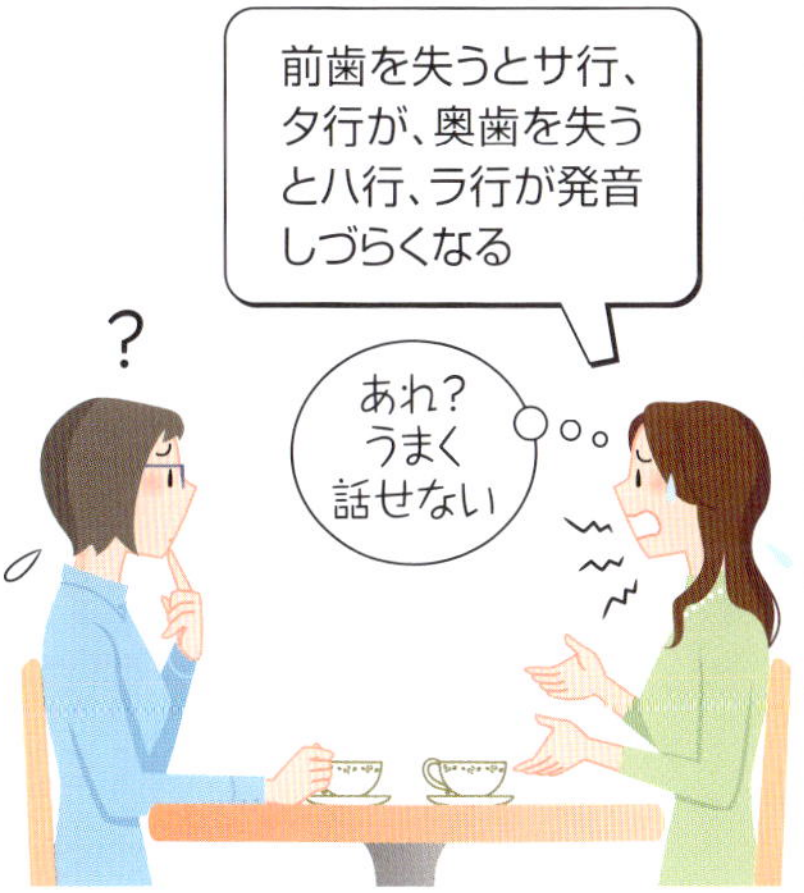
前歯を失うとサ行、タ行が、奥歯を失うとハ行、ラ行が発音しづらくなる
?
あれ？うまく話せない

2 顔への影響

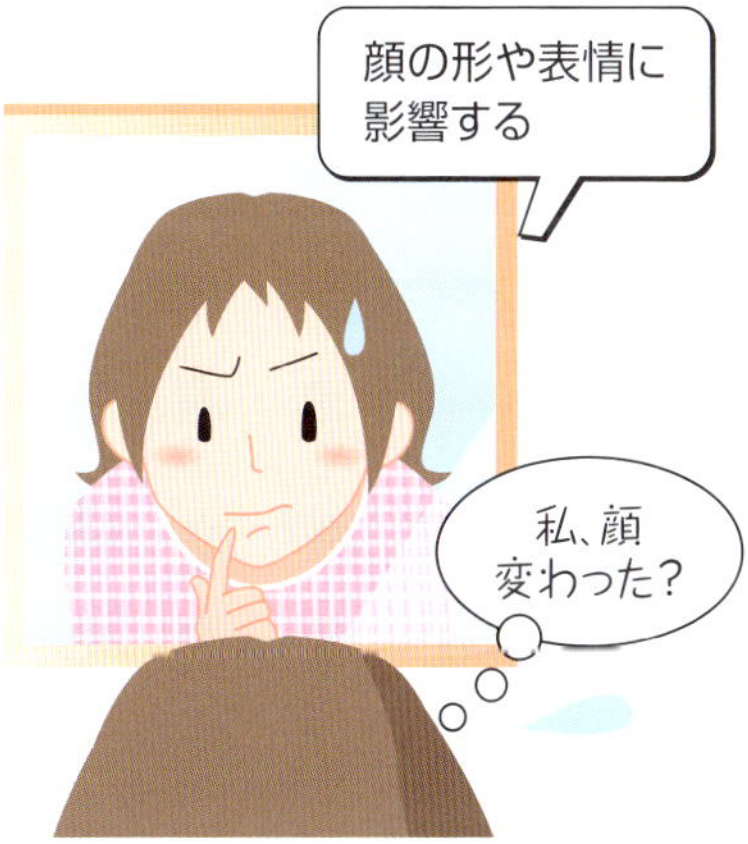
顔の形や表情に影響する
私、顔変わった？

3 うまく噛めない（食事が楽しくない）

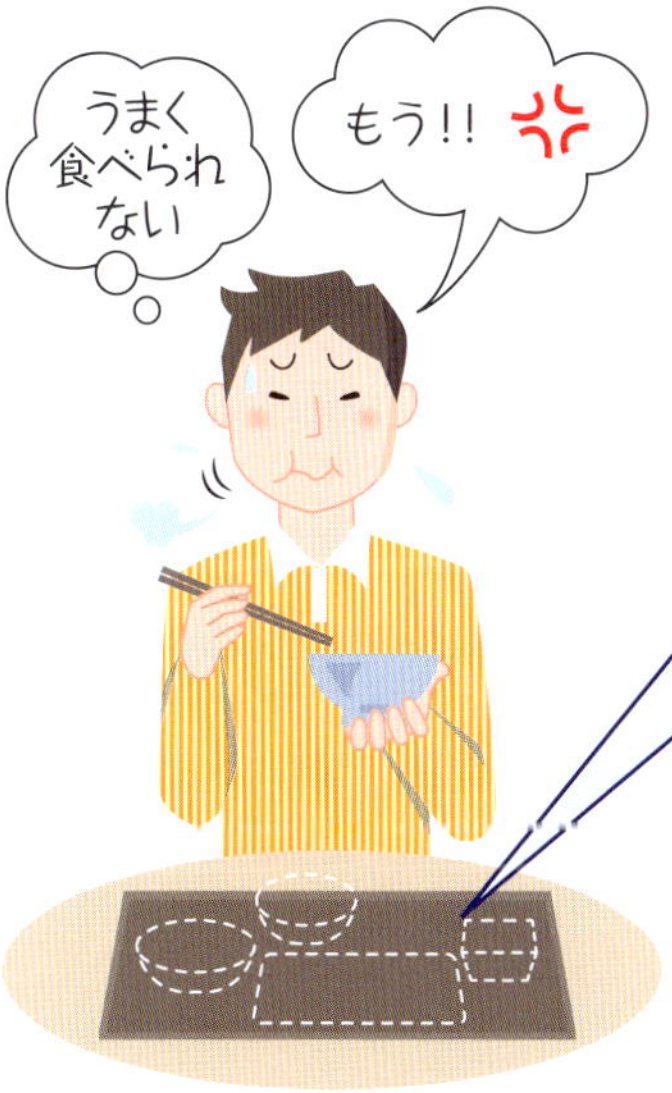
うまく食べられない
もう!!

［おいしく噛めるために必要な歯の本数］

0～5歯	うどん、ナスの煮付け、バナナなど 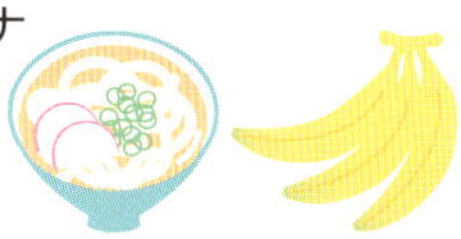
6～17歯	豚肉（薄切り）、かまぼこ、おこわ、れんこん、せんべい、きんぴらごぼう 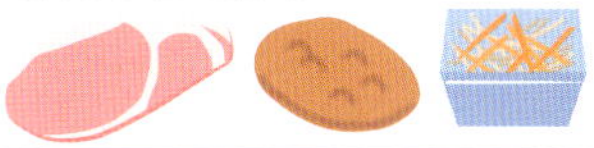
18～28歯	フランスパン、酢だこ、スルメイカ、たくあん、堅焼きせんべい 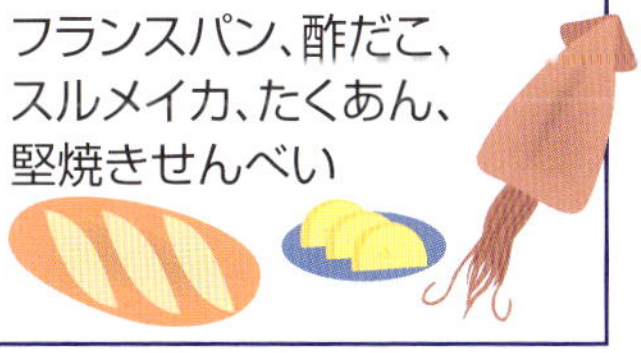

歯は見た目以上に複雑な構造をしている

歯の種類と役割

人は、生後約6ヵ月から歯が生え始め、乳歯*で20本、永久歯で32本になります。永久歯が生え揃ったあとは、新しい歯は生えてきません。

最近では、親知らず（智歯）が生えない人も増えているため、はじめから32本以下の人もいますが、基本的にはこの32本の永久歯で、人は長い人生を食べたり、話したりしていくのです。

32本の永久歯は、それぞれ形や役割が異なり、大きく3種類に分かれます。中央から、食べ物を切るための平たい「切歯《せっし》」、切り裂くために尖端が突出している「犬歯《けんし》」、すりつぶすための臼状の「臼歯《きゅうし》」です。

これらの歯は、通常上顎と下顎でうまく組み合わさるように生えています。例えば、上顎の犬歯は、下顎の犬歯と第一小臼歯と噛み合うことで、食べ物をきれいに噛み切れるようになっているのです。

噛み合わせが正しく合っていることは、食べ物を噛み切ったり、すりつぶすために重要です。また、発音や顔の外観、姿勢とも関係しています。

1本でも歯を失ったあと放置していると、対となる歯も、噛むための機能を果たさなくなります。また、噛む際には自分の体重とほぼ同じ圧力が歯にかかるといわれていますが、それだけの圧力を受ける両脇の歯が、隙間に向かって押され、噛み合わせが悪くなる原因となるのです（124頁参照）。

歯の構造は見た目以上に複雑で、うまくできているのです。

ところで、噛むたびに自分の体重ほどの圧力を受けて耐えられるとは、歯はどのような構造をしているのでしょうか。次項で取り上げましょう。

用語解説　乳歯　生後6ヵ月頃に生えはじめてくる歯。通常20本あり、2～3歳頃までに生え揃う。6歳頃から抜けはじめ、代わりに永久歯が生えてくる。

歯の形とその役割

歯の種類と役割

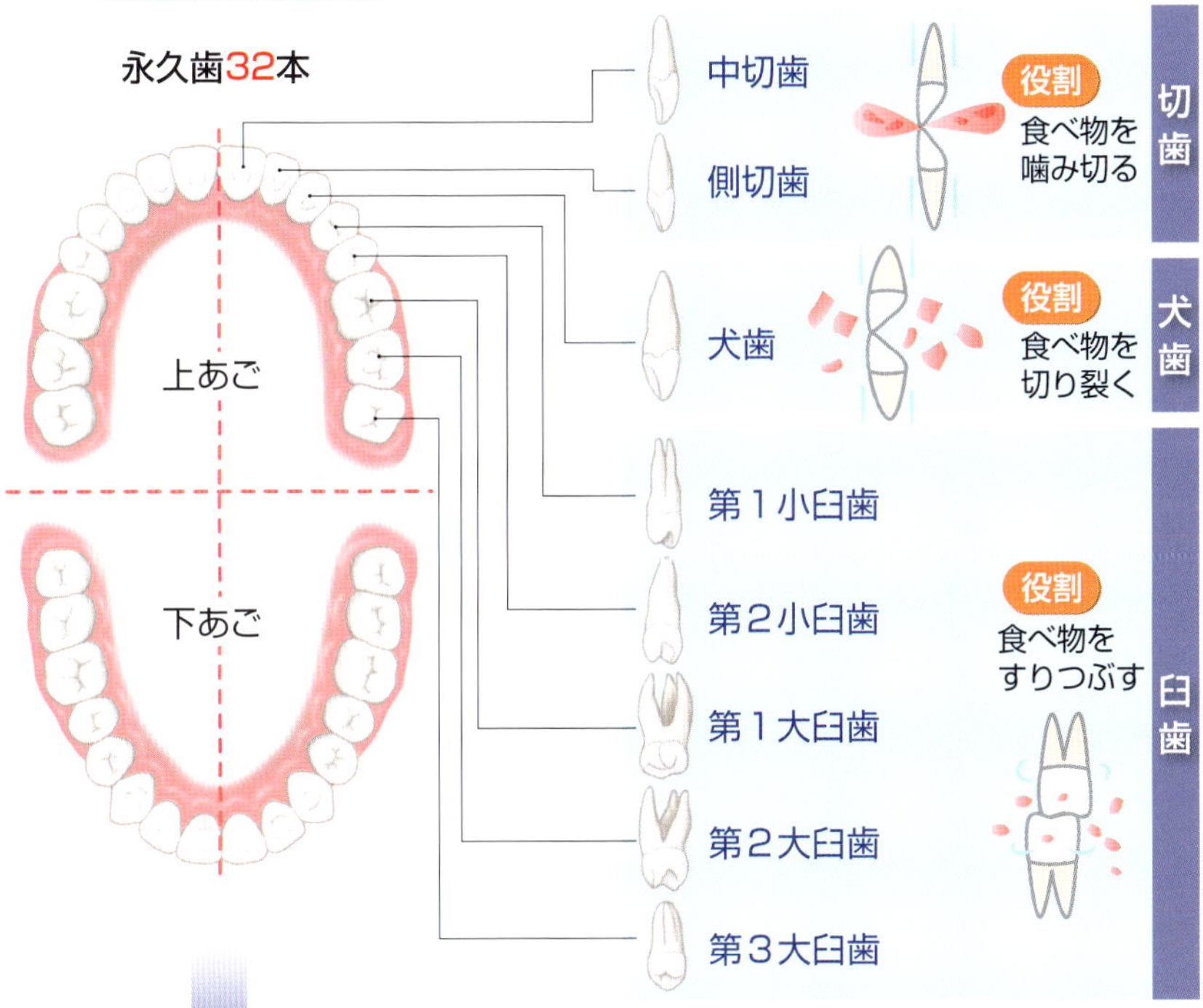

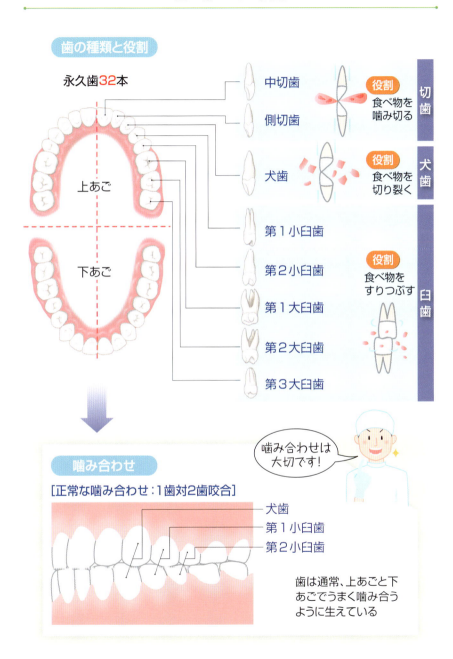

噛み合わせ

[正常な噛み合わせ：1歯対2歯咬合]

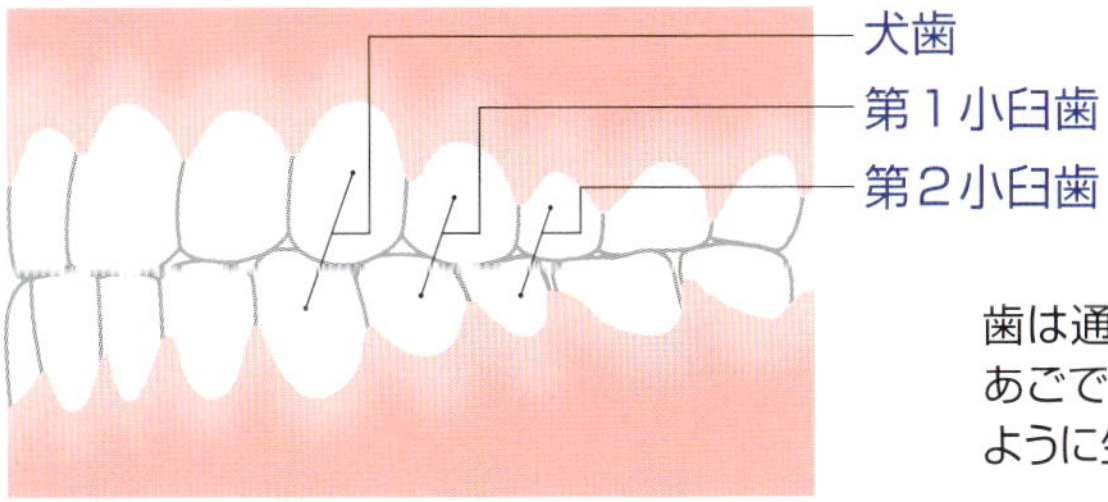

歯は通常、上あごと下あごでうまく噛み合うように生えている

歯は４つの組織でできている

歯には、噛むたびに自分の体重にも匹敵するような圧力がかかります。この強い力に耐えられる秘密は、歯の構造にあります。

歯には、外から見えている「歯冠《しかん》」と、歯ぐきのなかにある〝根〟の部分の「歯根《しこん》」があります。歯根は、表に出ている歯冠よりも長さがあり、ちょうど歯ぐきに刺さるような状態になっています。一般に歯ぐきと呼ぶピンク色の粘膜の部分は「歯肉《しにく》」といい、その下には「歯槽骨《しそうこつ》」という骨があります。歯肉と歯槽骨で、歯根をしっかりと支えています（30頁参照）。

歯は４つの組織からできています。「エナメル質」「セメント質」「象牙質」「歯髄《しずい》」です。

エナメル質は、歯冠の一番外側の部分です。白く非常に硬い組織で、鉄よりも硬く水晶と同じぐらいの硬度です。歯が人体で一番硬いとされるのは、このエナメル質の硬さによるものです。

一方、歯根部分の一番外側は、セメント質と呼ばれる組織がおおっています。これは、骨と同じ構造をしており、歯と歯槽骨をつなぐ役割をしています。硬さとしては、エナメル質よりは軟らかいのですが、歯を支える丈夫な組織です。セメント質と歯槽骨の間には、「歯根膜」という軟らかい組織があります。

エナメル質とセメント質の下には、象牙質《ぞうげしつ》があります。象牙質は、エナメル質よりも軟らかく、歯の本体ともいえる組織です。

象牙質の中心には、歯髄があります。歯髄は、血管や神経が集まっている組織です。

虫歯がエナメル質の内部の象牙質まで進んだ場合、組織が軟らかいために侵食・破壊されやすくなり、また、歯髄にまで行くと神経があるために、痛みを感じるようになります。

次項では歯髄について詳しく見てみましょう。

歯と周辺の組織

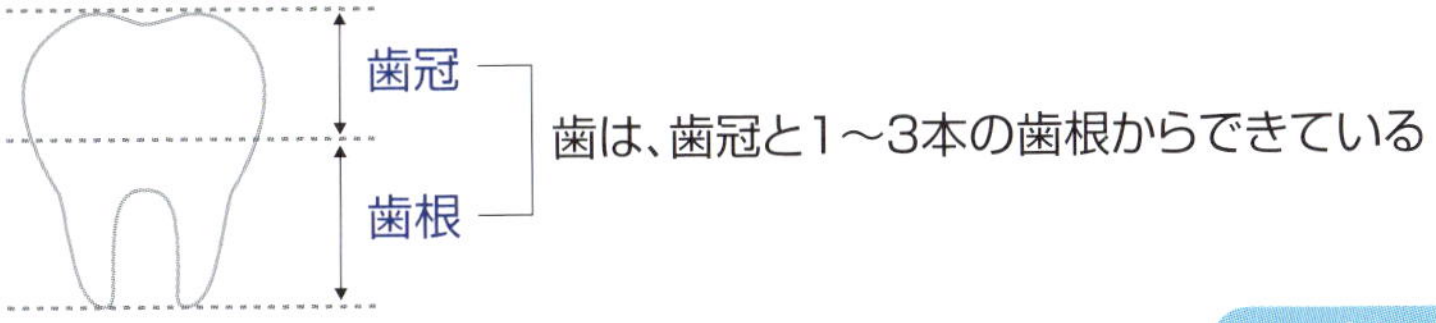
歯冠
歯根
歯は、歯冠と1～3本の歯根からできている

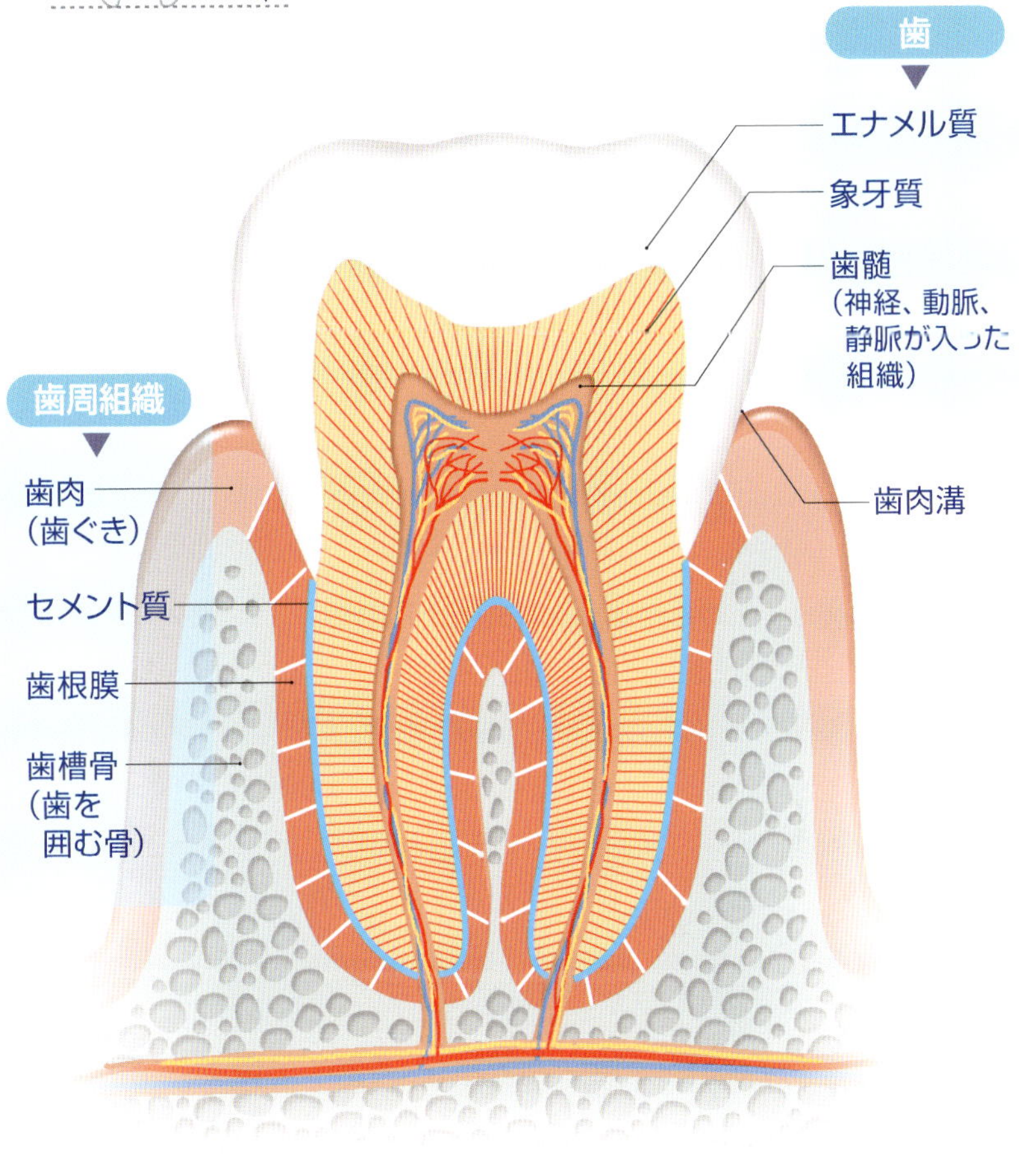
歯
エナメル質
象牙質
歯髄
（神経、動脈、
静脈が入った
組織）
歯肉溝
歯周組織
歯肉
（歯ぐき）
セメント質
歯根膜
歯槽骨
（歯を
囲む骨）

「歯髄」は歯の生命線

歯髄は、神経と毛細血管からなる組織で、歯にとってとても重要な役割を果たしています。

まず、歯への刺激を脳へ伝えること。このおかげで、食事のときに噛みごたえや温度が感じられ、おいしく食事ができるのです。

もう一つの重要な役割が、酸素と栄養の運搬です。歯はとても硬い組織で、永久歯に生え変わってからは見た目がほとんど変わることがないため、生きた組織だと意識することは、あまりないかもしれません。しかし、歯は生きている組織です。

歯の組織のうちエナメル質は、一度完成すると再生しませんが、象牙質は骨のようにゆっくりと再生しています。歯髄にある毛細血管は、そのため酸素や栄養分、象牙質をつくる象牙芽《が》細胞や免疫細胞*を運んでいます。

虫歯が歯髄にまで到達してしまい、痛みがひどいとき、「歯の神経を取る」治療をすることがあります。歯髄がなくなれば、その歯は象牙質に新たな栄養などが補給されなくなり、象牙質の再生がストップします。そのため歯がもろくなり、折れたり割れたりしやすくなります。

また、歯髄を抜いた歯はいわば「死んだ」組織となるため、変色することもあります。

ですから、歯の神経を除去する治療は、本当に必要なときに限り、できるだけ避けるためにも、歯科の治療は早めに受けることが重要なのです。

技術の進化により義歯や被せものは年々よくなっているのですが、もって生まれた歯にはかないません。その理由は、歯が生きた組織であるということにあるのです。歯髄は、歯の生命を守る組織だといえるでしょう。

次項では、歯を支えている歯肉や歯槽骨について説明します。

用語解説　免疫細胞　体内に侵入したウイルスや細菌などの病原体を発見したり攻撃したりして、体を守る役割を果たす細胞。マクロファージ、リンパ球、樹状細胞などがある。

歯髄は歯を支える生命線！

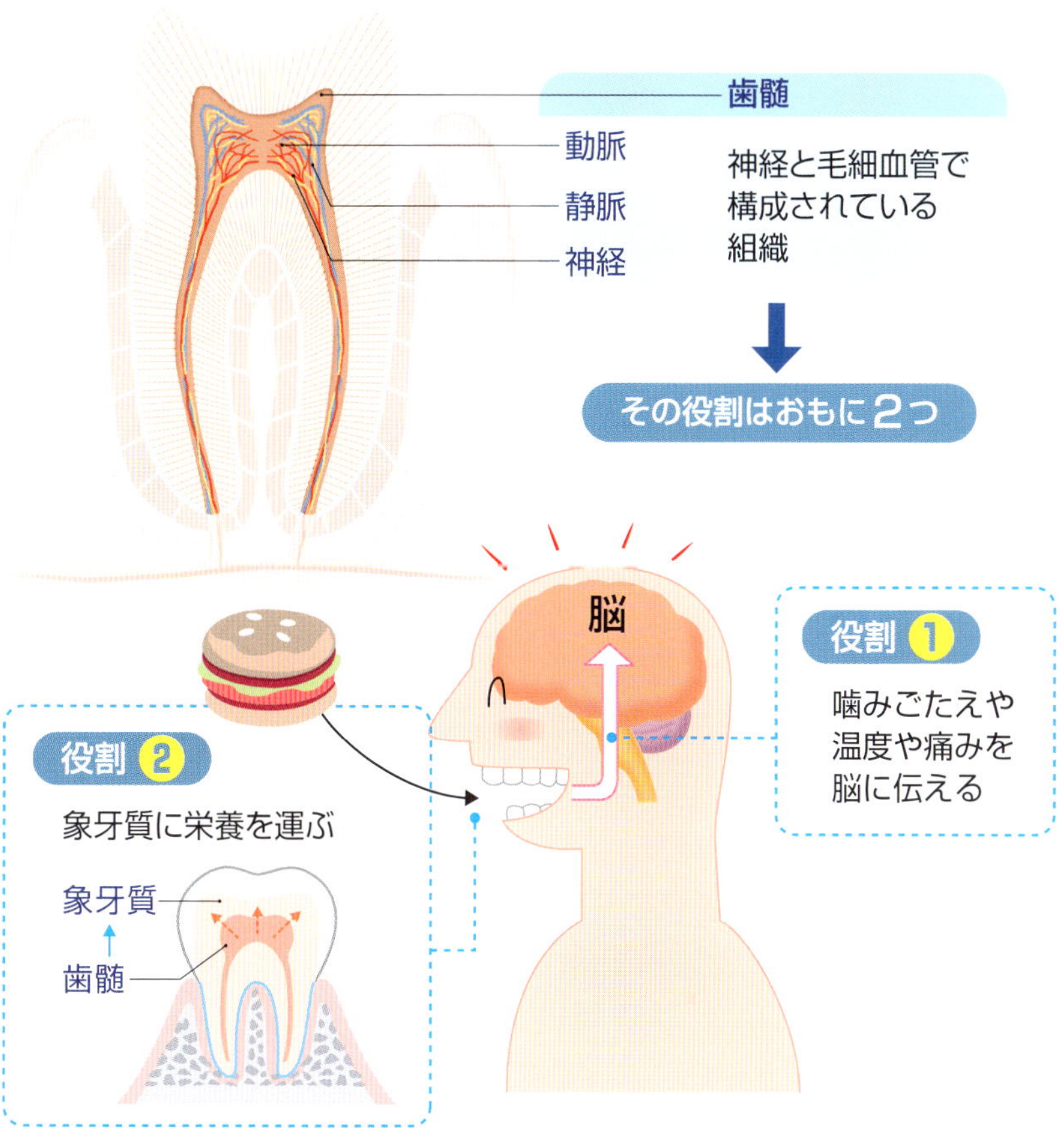

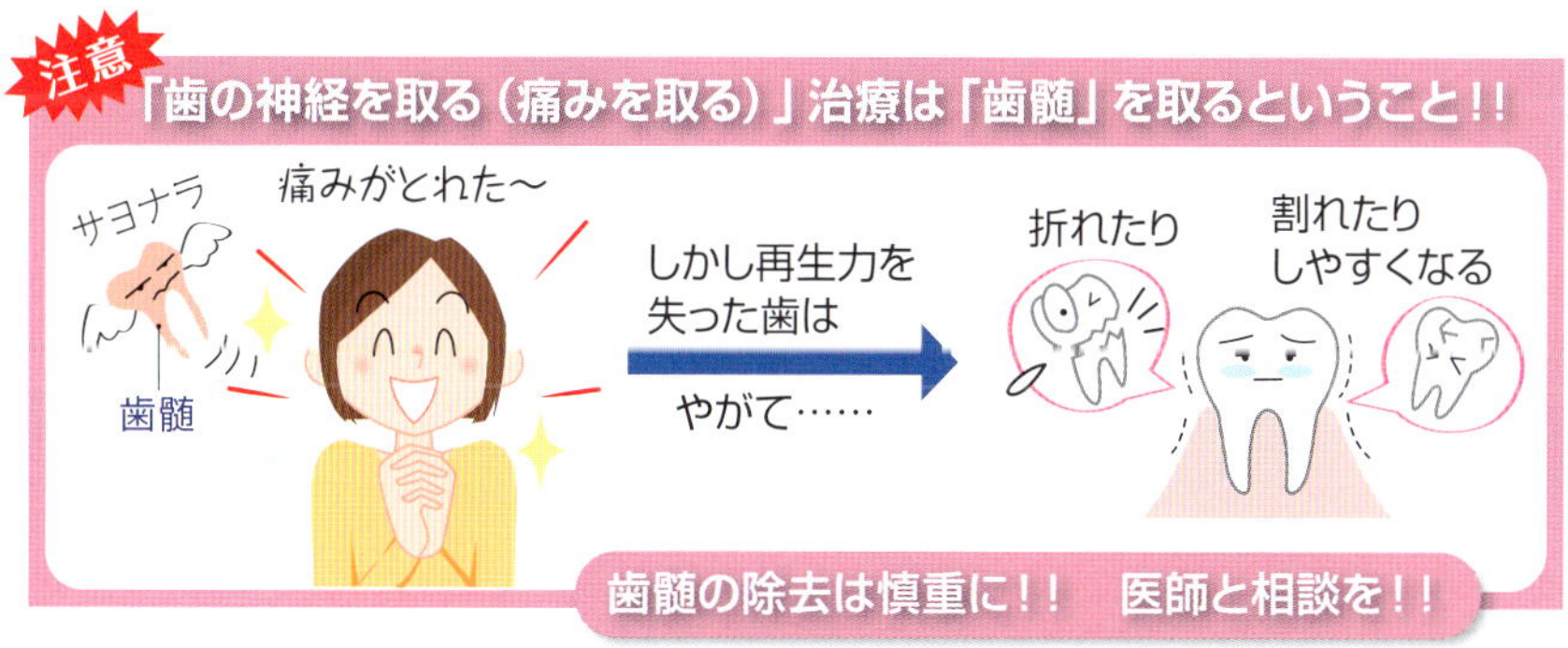

歯を守る組織「歯肉」と「歯槽骨」

歯を支える周辺の組織に注目してみましょう。

前述したように、歯には噛むたびに自分の体重に匹敵する圧力がかかります。その圧力に耐えるために、〝土台〟が歯をしっかり支えなくてはなりません。

土台となる歯の周辺組織は、歯肉とその下にある歯槽骨《しそうこつ》の2つです。

中心となるのが、歯槽骨。顎骨の一部で、特に歯を支える部分をこう呼びます。

歯槽骨はほかの骨と同様に、常に*破骨《はこつ》細胞による骨の組織の破壊と、*造骨《ぞうこつ》細胞による再生が繰り返されています。

歯肉は、歯槽骨を覆う粘膜組織で、歯槽骨とともに歯を支え、食べカスが歯と歯槽骨の隙間に入るのを防いでいます。歯肉は、健康な状態では淡いピンク色をしていますが、たくさんの毛細血管が通っており、血管により運ばれた免疫細胞が、口内にある細菌や毒素を退治しています。つまり、歯肉は歯や歯槽骨を守る〝バリア〟の働きをしているのです。

歯が、いくら硬く丈夫であっても、それを支える歯槽骨と歯肉がしっかりしていなくてはなりません。歯周病になった場合、歯肉が赤く腫れたり、紫色に変色して、ブヨブヨになってしまいます。これは、歯肉に炎症が起きている状態であり、バリア機能が落ちてしまいます。

歯肉で炎症が起きると、サイトカインという物質がつくられ、歯槽骨の破骨細胞の働きを促進します。すると、破骨細胞による破壊と造骨細胞による再生のバランスが崩れ、骨の吸収ばかりが進んでしまいます。これが、「歯周病で歯槽骨が溶けてしまう」状態です。

そうなると、歯槽骨がやせてしまい、歯をしっかりと支えることができません。これが、歯周病により歯を失う原因なのです。

次項では、歯根膜を取り上げます。

用語解説 破骨細胞・造骨細胞　新たな骨を形成するために働く細胞。破骨細胞が酸や酵素を出して古い骨の破壊を行い、造骨細胞がコラーゲンを作り、そこにカルシウムが付着することで新しい骨が形成される。

歯周病が歯のバランスを崩してしまうメカニズムとは？

正常な場合

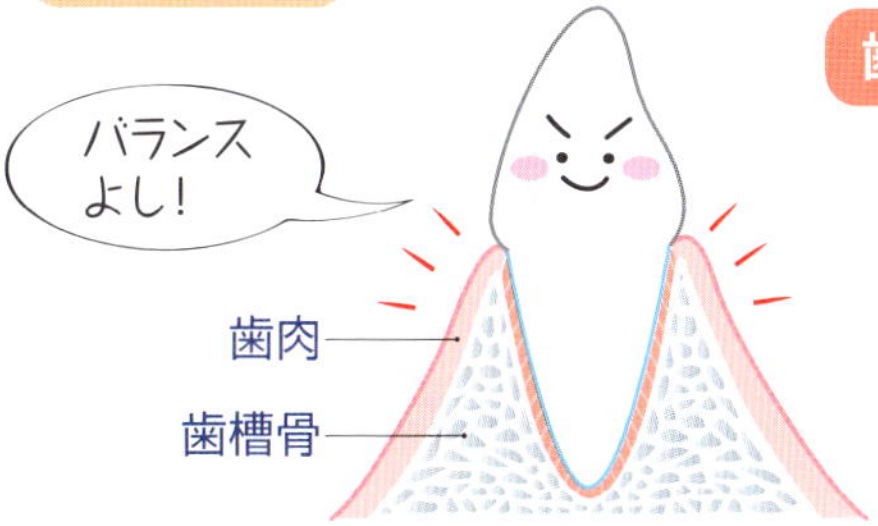

歯肉と歯槽骨の関係

歯のバランスを保つ土台となるのが歯肉と歯槽骨。歯槽骨は健康な歯肉の免疫細胞のバリアにより守られている

しかし

歯周病の場合

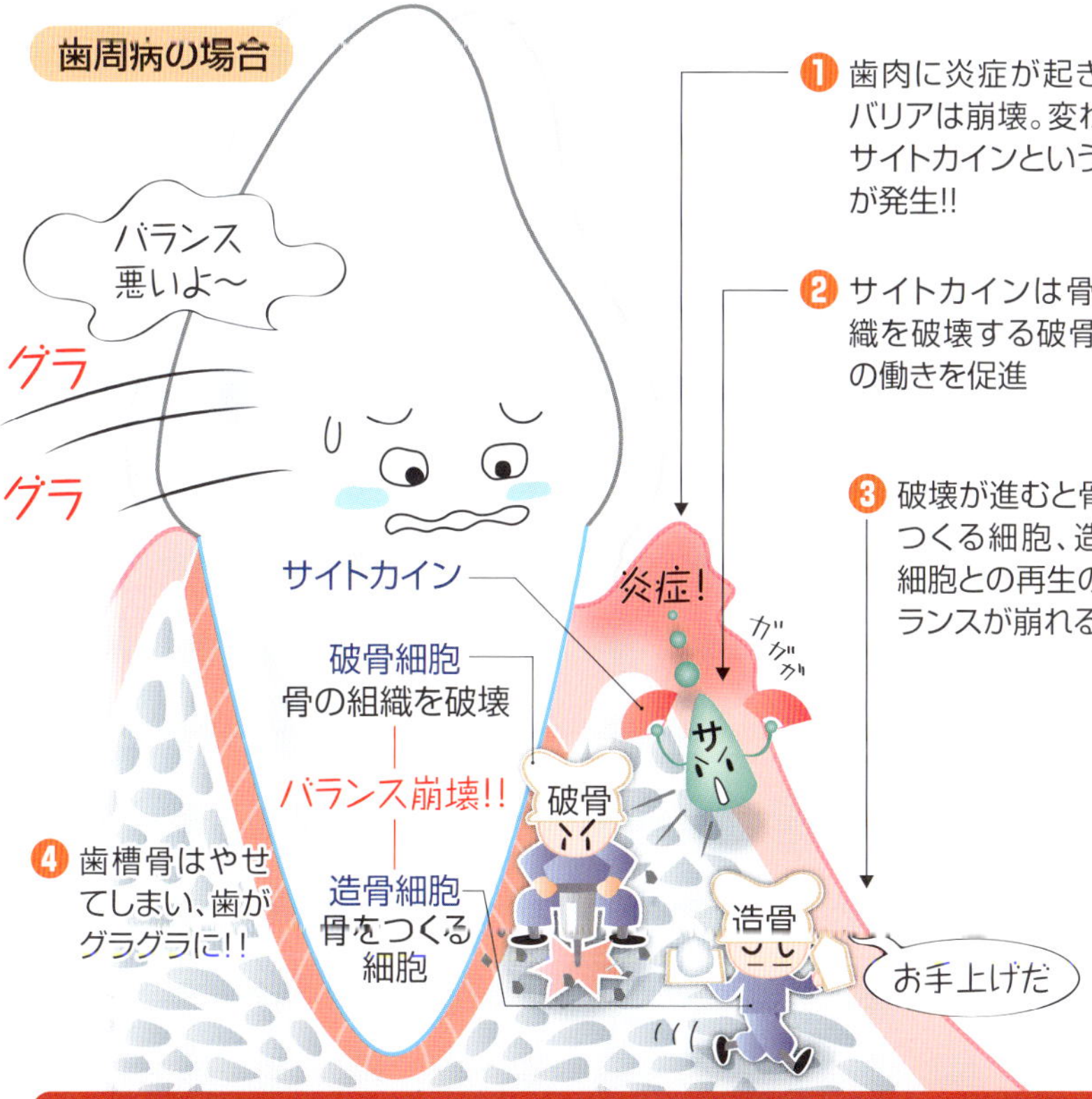

❶ 歯肉に炎症が起きるとバリアは崩壊。変わりにサイトカインという物質が発生!!

❷ サイトカインは骨の組織を破壊する破骨細胞の働きを促進

❸ 破壊が進むと骨をつくる細胞、造骨細胞との再生のバランスが崩れる

❹ 歯槽骨はやせてしまい、歯がグラグラに!!

これが歯周病による歯を失う原因だ!!

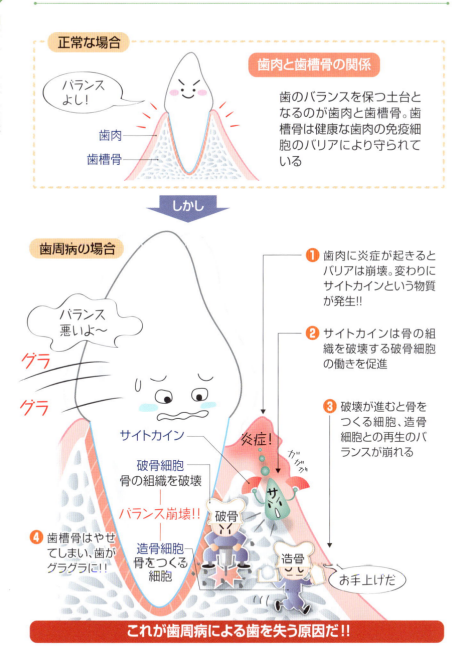

歯肉と歯槽骨をつなぐ「歯根膜」

歯根と歯槽骨のわずかな間（歯根膜腔《しこんまくくう》）には、歯根膜があります。厚さがわずか0・15〜0・38㎜のごく薄い膜ですが、歯の健康を守るために欠かせない役割を果たしています。

歯根膜は、「歯周靭帯《ししゅうじんたい》」とも呼ばれるように、コラーゲン線維などの丈夫な線維組織が集まってできている「線維性結合組織」です。ただし、線維は40〜50％程度であり、細胞や血管も含んでいます。

歯根膜は、歯根のセメント質を覆うようにしてあります。細かく見ると、さまざまな方向に向かう線維が集まって、歯と歯槽骨をつないでいます。歯槽骨の穴のなかで、ちょうどハンモックのように、歯を吊り下げて支えているのです。

歯が簡単には抜けないのは、歯根膜がつないでいるためでもあります。

また、歯根膜には歯根と歯槽骨のクッションの役割もあります。

噛むときに硬い歯と硬い歯槽骨が直接ぶつかると衝撃が強く、お互いに傷つけあってしまいます。弾力のある歯根膜があることで、噛むたびにわずかに歯が上下して、衝撃を和らげているのです。

歯根膜は噛みごたえとも関係しています。

歯根膜に、「歯根膜受容体」という神経の端があり、ここが食べ物を噛んだときの刺激をキャッチして、脳へ伝えます。この刺激により、私たちは無意識のうちに食べ物の硬さを判断して、噛む力を調整しているのです。

歯周病は、歯槽骨とともに歯根膜も損なってしまう病気であり、歯を失うと、歯根膜も失われてしまいます。どんなによい義歯でも、現在の技術では歯根膜の完全な代用となるものはありません。インプラント*などでは、歯根膜がないために、噛みすぎてしまうという弊害も指摘されています。

用語解説

インプラント　失った歯を補うために、顎の骨に外科手術で人工歯根を埋め込み、それを土台として人工歯を付ける治療法。または、埋め込む人工歯根のこと。

歯根膜のおもな３つの働き

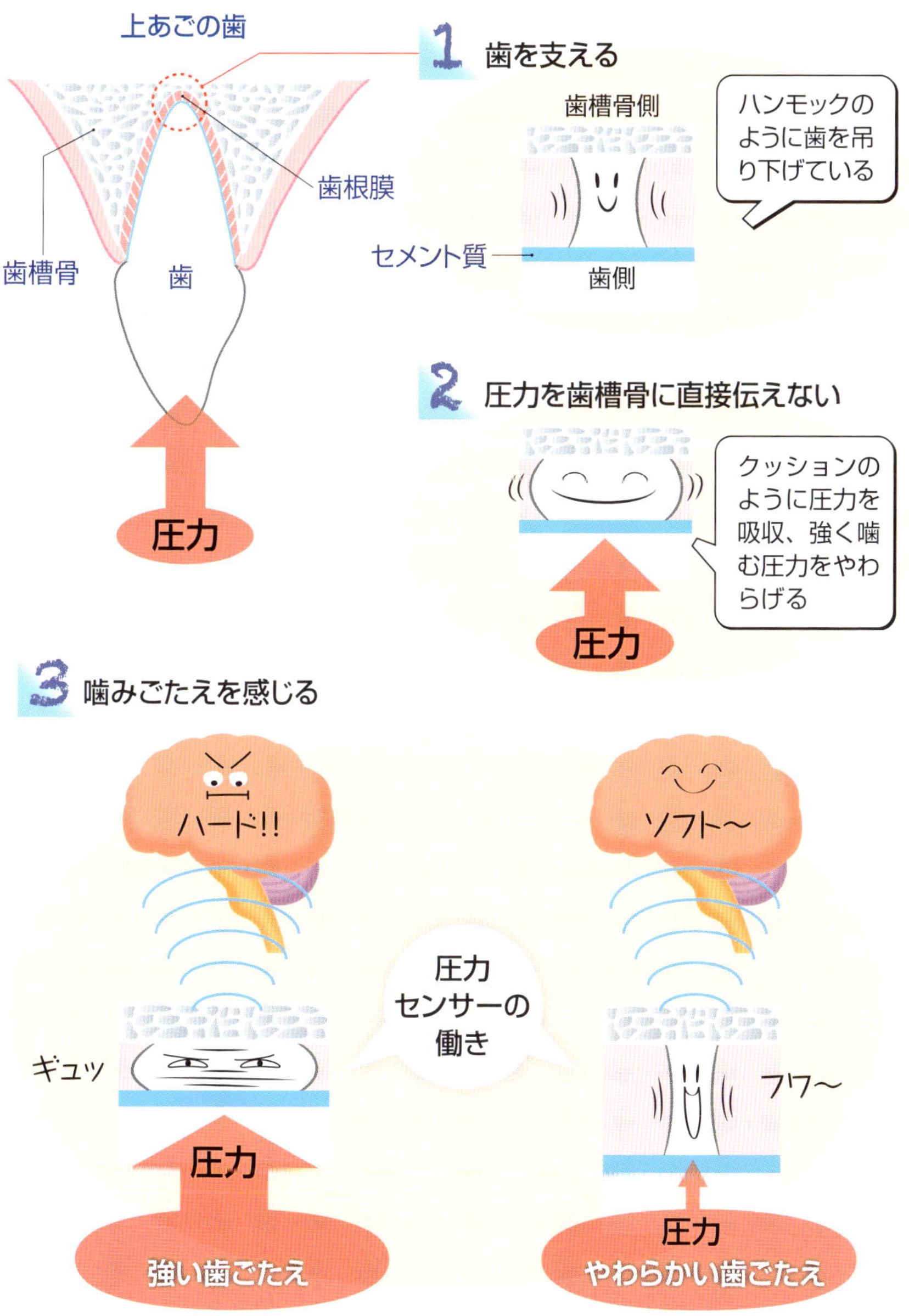

唾液は歯の洗浄と再石灰化をもたらしている

歯と歯の周辺について取り上げてきましたが、これらの健康のために欠かせないものがあります。「唾液」です。

梅干しを見ると唾液が分泌されるように、食べ物を食べるときには当然ながら唾液が分泌されます。唾液は食事のとき以外も常に分泌されており、その量は1日で1〜1・5Lとされています。

唾液の役割は、飲食のときに大量に分泌されることで、水分を与えて粘膜が傷つくのを防ぎ、食べ物を飲み込みやすくすること、唾液に含まれる消化酵素*により、消化を促進することなど、〝食事〟にかかわることがよく知られています。

しかし、唾液は食事以外のときにも分泌されており、口の中を洗い流す作用を果たしています。ストレスなどから唾液の分泌が減るドライマウスになると、洗浄作用が落ち、口臭などのもとになります。

また、口の中は通常中性に近い弱酸性なのですが、食事をした後は、食べ物のカスなどをエサにした細菌の働きで口内が酸性に傾きます。唾液には、これを中性に戻そうとする働きがあります。

口内が酸性に傾くと、歯の結晶が分解されてカルシウムなどのミネラルが抜け出す「脱灰《だっかい》」が起きます。唾液には、これらを再び歯に沈着させる作用もあります。これを歯の「再石灰化」といいます。

食事のたびにエナメル質からカルシウムが抜け出しますが、唾液の作用により再石灰化し、修復されているのです。エナメル質は、自らは再生しない組織のため、再石灰化による修復はとても重要です。

この脱灰と再石灰化のバランスが崩れ、脱灰が進むことで歯が溶かされてしまうのが、虫歯です。

逆にいえば、虫歯を防ぐためにも、唾液は欠かせないものなのです。

次項からは、歯の再石灰化を妨げる原因の1つでもあるプラークについて、詳しく説明しましょう。

用語解説　消化酵素　唾液や消化液に含まれ、炭水化物・タンパク質・脂肪などを分解して、栄養を消化器で吸収しやすくする酵素。

歯と唾液の密接な関係

唾液は耳下腺・顎下腺・舌下腺から分泌されている。
唾液が歯にもたらす役割は「再石灰化」

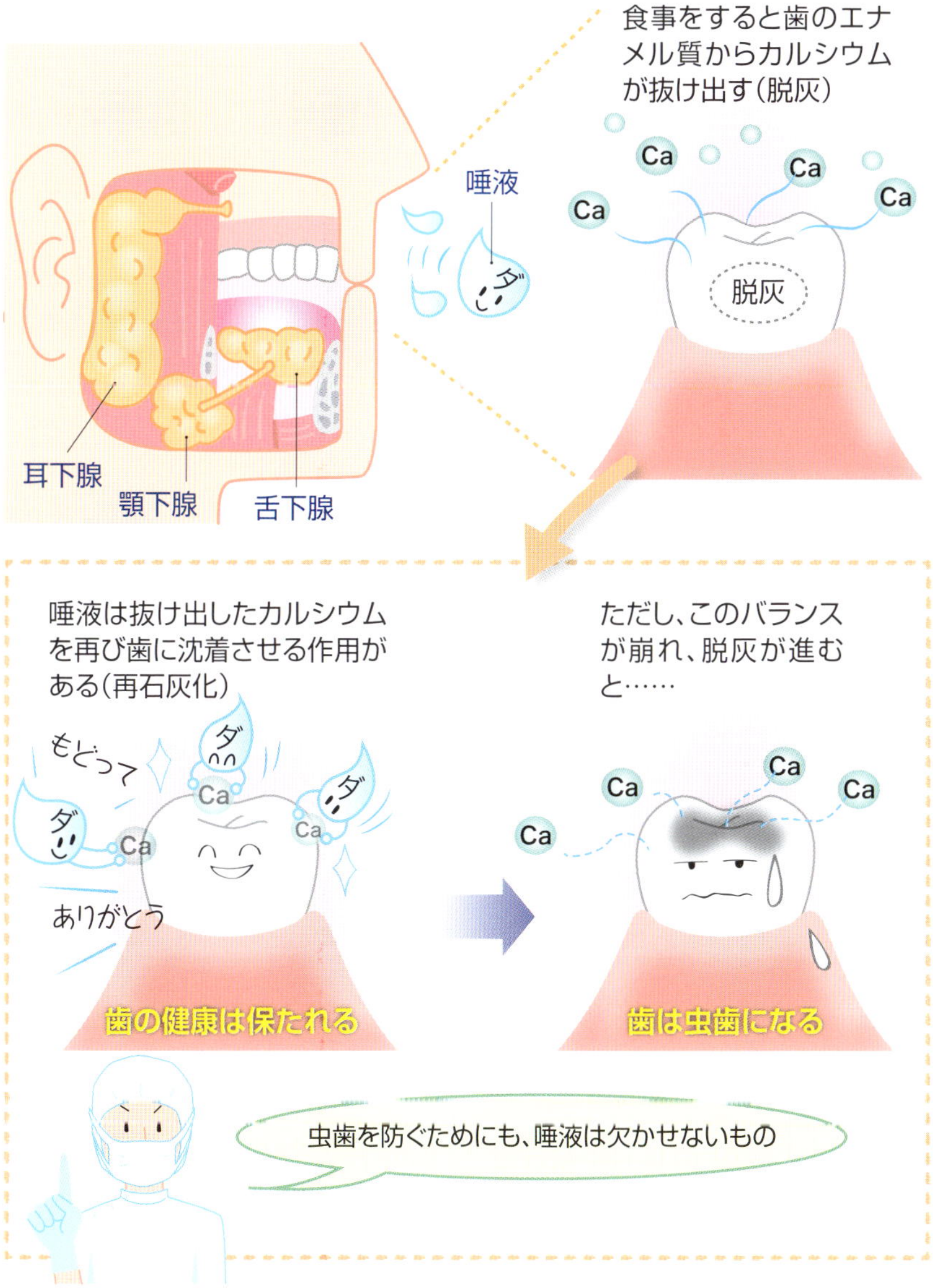

口の中の細菌が歯の健康を脅かす

プラークは巨悪な細菌集団

プラークは、歯の表面をこすったときについてくる白色、または黄白色のネバネバした物質です。「歯垢《しこう》」ともいいます。プラークは、歯の健康を脅かす元凶です。

プラークは、食べカスのように見えますが、正体は細菌のかたまり。プラークの約70～80％が細菌で、残りはグルカンなどのネバネバ物質です。

プラークは、食事のあとに口内に残ってしまった食べカスをエサにして増殖した細菌が集まったもの。1㎎（1千分の1g）のプラークには、1億個以上の細菌が存在するとされています。

口内に存在する細菌が歯に付着しても、通常は唾液により洗い流されます。しかし、歯と歯肉の境目や歯の隙間、奥歯の噛み合わせなど、唾液の流れが悪い場所では付着しやすく、増殖してしまいます。

プラークには500種類もの細菌がいるとされていますが、虫歯の原因菌として知られるミュータンス菌*は、歯につきやすくプラークを形成しやすい細菌です。プラークは歯にネバネバとこびりつき、唾液やうがいでは落とせません。歯ブラシやデンタルフロスなどで取り除く必要があります。

歯についたプラークは、2日ほどで唾液中のカルシウムやリン酸などと結びついて硬くなりはじめ、2週間ほどで「歯石《しせき》」になります。歯石は表面に細かな凹凸があり、細菌のすみかとなります。プラークは、歯磨きで取り除けますが、歯石になると歯科医院などで除去してもらわなくてはなりません。

プラークの問題は、歯周病や虫歯と深くかかわっていることにあります。

次項では、そのメカニズムを説明しましょう。

用語解説 ミュータンス菌　虫歯の原因となる球状の菌。歯の表面に付着して、食べ物の糖質から酸を作りだし、歯に含まれるカルシウムやリンを溶かして歯をもろくする。

歯の健康を脅かす元凶――プラーク

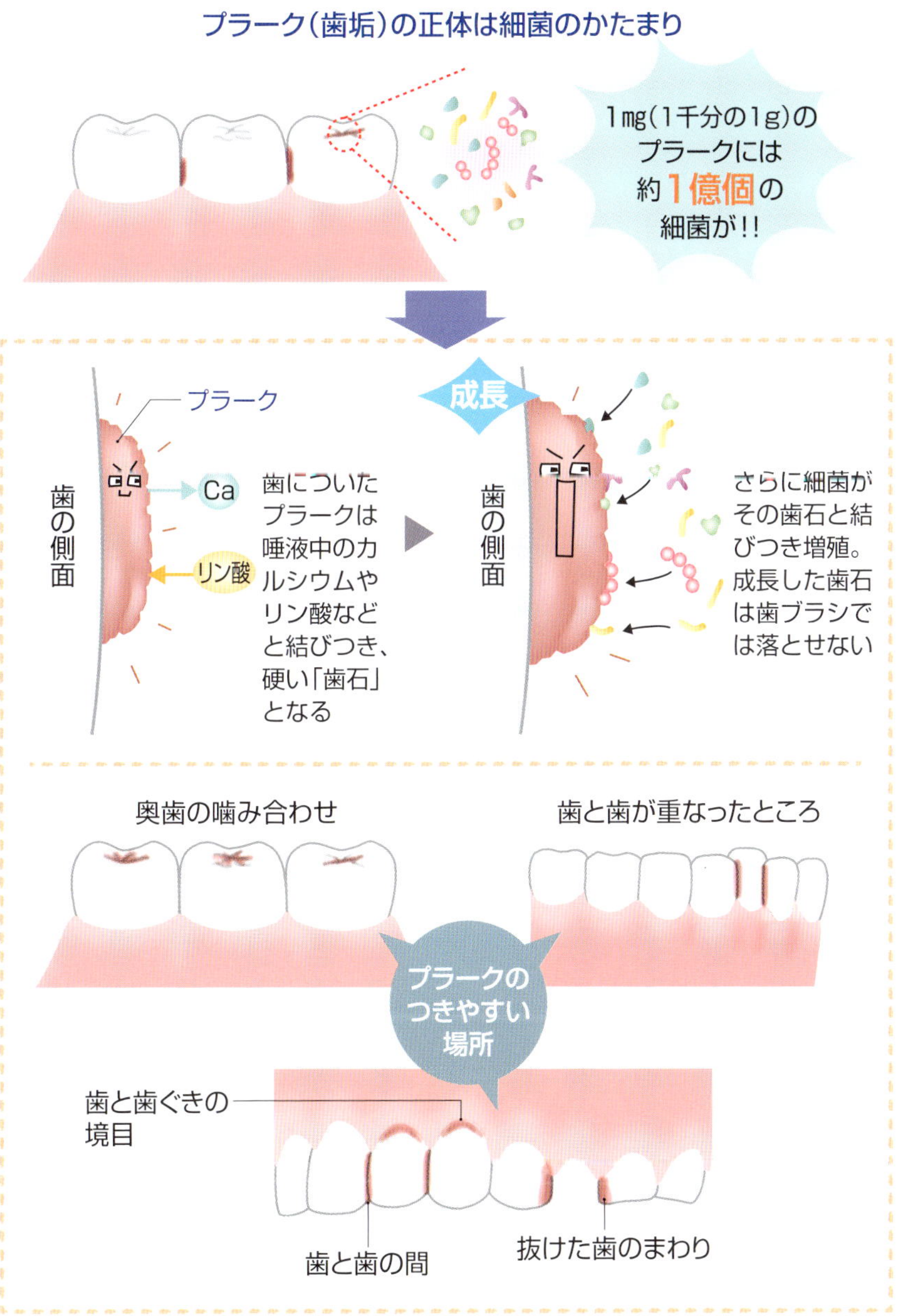

プラークの集合体「バイオフィルム」が病気の原因

「バイオフィルム」という言葉を聞いたことがあるでしょうか。

バイオフィルムとは、さまざまな細菌が集まって、何かの表面に付着した状態のものをいいます。たとえば、キッチンやバスルームの排水溝につく、ぬめりのある膜もバイオフィルムです。

前項で取り上げたプラークが増殖して膜状になったものがバイオフィルムです（プラークをバイオフィルムの1種としてとらえることもあります）。

プラークは、歯磨きなどで物理的に取り除くことができると説明しましたが、プラークの段階で落とさないでいると細菌が増殖して、より付着力の強いバイオフィルムになってしまうのです。

問題なのは、バイオフィルムが抗菌剤や抗生物質、白血球などの免疫細胞も通さない強固な性質をもっていることです。

通常、歯や周辺組織は、唾液に含まれる抗菌物質や血液で運ばれてくる免疫細胞などで守られているのですが、バイオフィルムになると、そのシステムが働かなくなってしまいます。

その結果、歯周病や虫歯の原因となる細菌が増殖する温床となってしまうのです。つまり、バイオフィルムこそ病気の原因と言えます。

もう一つの問題点は、歯にバイオフィルムが付着したからといって、それだけでは痛くもかゆくもなく、すぐに何かの症状が出るわけではないことです。

そのため放置されがちで、歯周病や虫歯が進行し、歯や歯肉が蝕まれてからの治療になることが多いのです。

バイオフィルムは、歯石と同じように早めに歯科医院で除去してもらうことが大切です。

次項からは、歯周病がどのように発症し、悪化していくのか、詳しく説明していきましょう。

細菌の巣窟——バイオフィルム

プラークが増殖することによりできる薄い膜がバイオフィルム。
膜の中は細菌の巣窟となっている

バイオフィルムが生まれるメカニズム

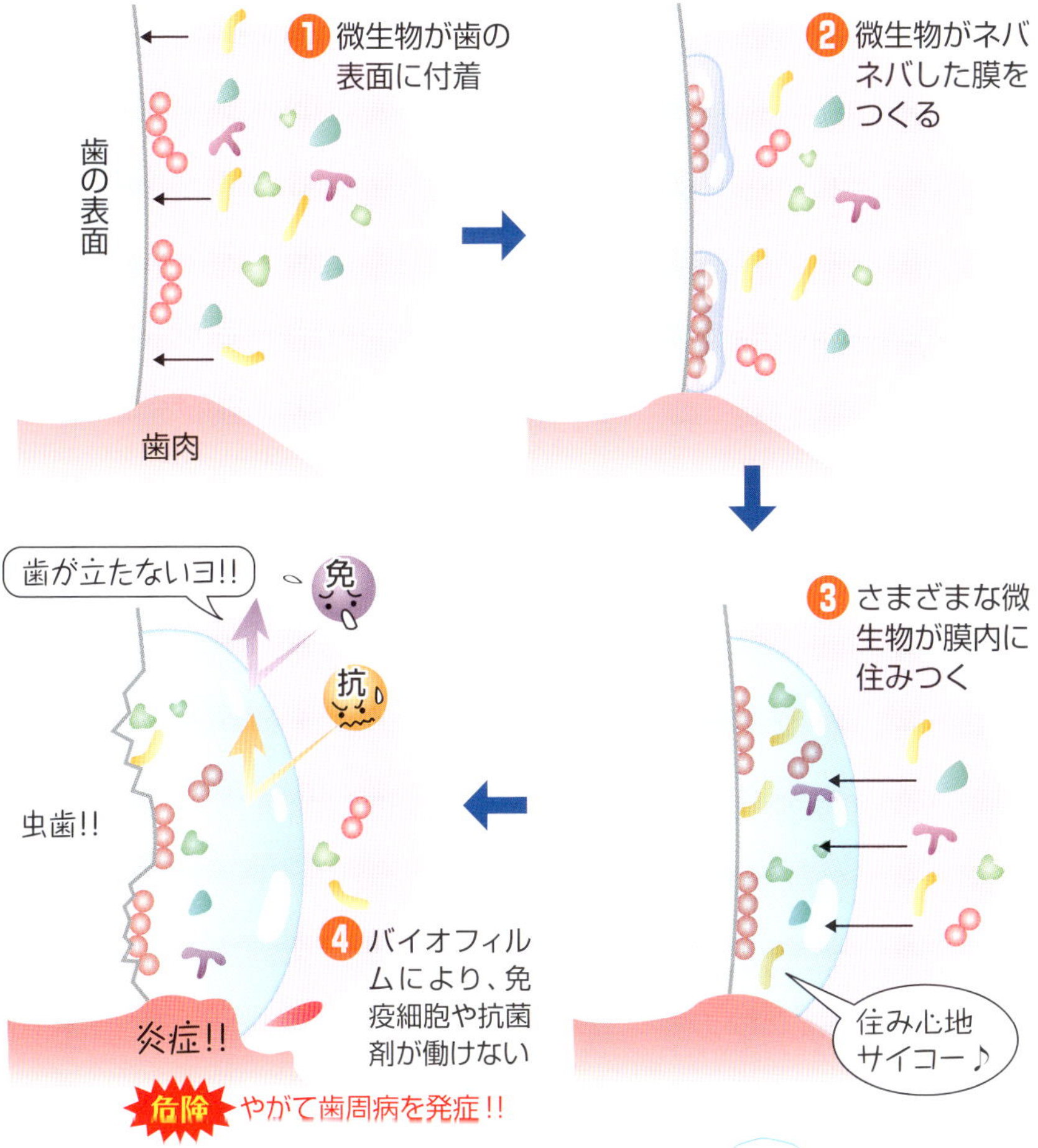

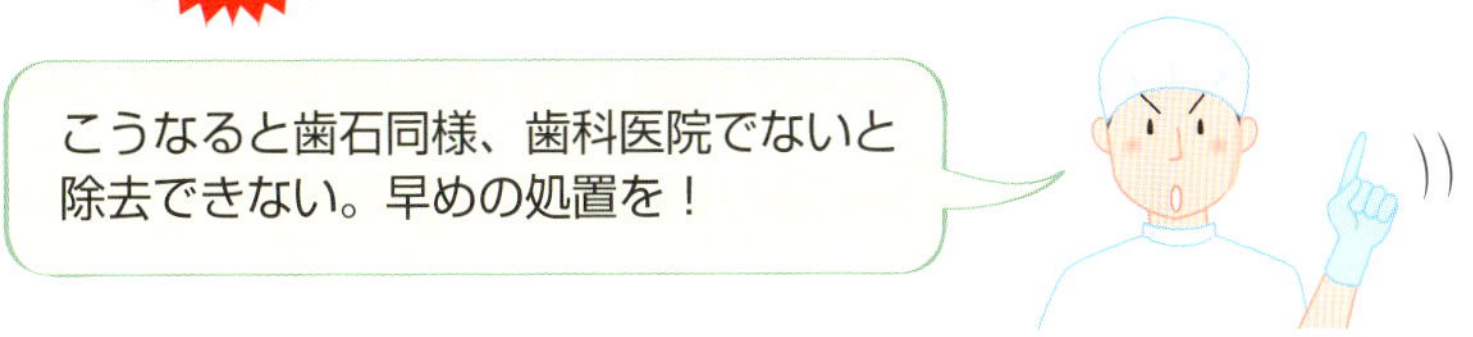

column

歯周病が認知症の原因に⁉

歯の状態が、高齢者のQOL（クオリティオブライフ=生活の質）に大きな影響を与えることは、昔から経験的に知られていました。

第一は、歯周病などで歯を失ってしまうことの影響です。

歯を失うと食べられる物が限られて栄養に偏りが生じ、食事の楽しみも損なわれるため、悪影響があるというものです。また、噛むことによる刺激が脳に伝わって神経伝達物質が産生されることが、認知能力を保つのに役立つとされています。歯を失うことで、その刺激も減ってしまいます。

近年は、歯周病そのものが認知能力に影響しているのではないかと考えられています。

歯周病は、常に歯肉に炎症が起きている状態になる病気です。炎症で発生した毒性物質は、歯肉の血管から侵入し、血液にのって脳にまで運ばれます。それが脳細胞に何らかの悪影響を与えて、認知能力を下げてしまうというのです。

実際にマウスを使った実験からは、歯周病が認知症の一つであるアルツハイマー病の悪化因子であることが示唆されました。

歯周病と認知症の関係は、まだ解明されていない部分があります。しかし、歯周病を予防した方がいいことは明らかでしょう。

マウスでの「歯周病と認知機能」の実験

- アルツハイマー病の原因とされるたんぱく質（アミロイドベータ）を測定
- 歯周病のマウスでは、アミロイドベータが沈着面積で約2.5倍、量で約1.5倍

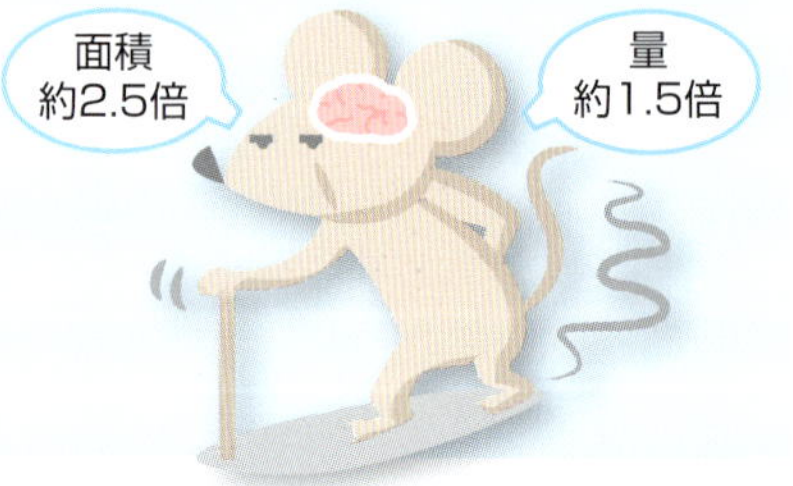

名古屋市立大学大学院・道川誠教授ら研究チーム

第２章

「歯周病」って、どんな病気？

歯周病の実態と予防法

この章からは、いよいよ歯周病について説明します。なにが原因で起き、どのように進行するのか。また、予防はどうしたらよいのか、説明していきましょう。

歯周病は「感染症」

細菌が歯肉や歯槽骨を破壊する

歯周病は、日本人が歯を失う原因の第1位であり、現在日本人の80％が歯周病にかかっているとされています。誰もがかかっているおそれがある身近な病気といえますが、健康や生活に大きな影響を与える可能性があるのです。

歯周病は、歯の周囲で歯を支えている組織「歯周組織」が、炎症によって侵され、破壊されていく病気です。

その原因となるのは、細菌です。「歯周病菌」とまとめて呼ばれることが多く、原因となる細菌は30種類程度あるとされています。歯周病は、これらの細菌に感染することで起きる病気なのです。

歯周病菌は、性質から大きく2つに分けられます。歯肉の表面に付着して、炎症を起こすグループと、歯と歯肉の溝部分の「歯周ポケット」で増殖するタイプです。

前者の細菌グループは歯肉の炎症「歯肉炎」を起こします。歯肉炎の起きた歯肉は赤くなったり、紫色に変色します。

歯肉炎を放置していると、歯と歯肉に隙間ができて、歯周ポケットになります。すると、歯周ポケットのなかを好んですむタイプの歯周病菌が増殖し、毒素や酵素を分泌して、歯槽骨を攻撃し破壊してしまうのです。

歯周病菌の多くは、酸素を嫌う*嫌気性菌《けんきせい》であるため、歯周ポケットにすみついた歯周病菌はより増殖しやすくなり、奥へ奥へと進んで歯槽骨を破壊してしまいます。

次項では、この歯周病菌と戦う自己免疫細胞について取り上げます。

用語解説　嫌気性菌　酸素がないところで生息する菌。酸素がなくても生育できるものから、酸素が少ないところを好む菌、酸素がないところでしか生育できない菌などがある。

歯周病は細菌が歯肉や歯槽骨を攻撃する病気

攻撃をする歯周病菌は約30種類。その性質から大きく2つのタイプに分けられる

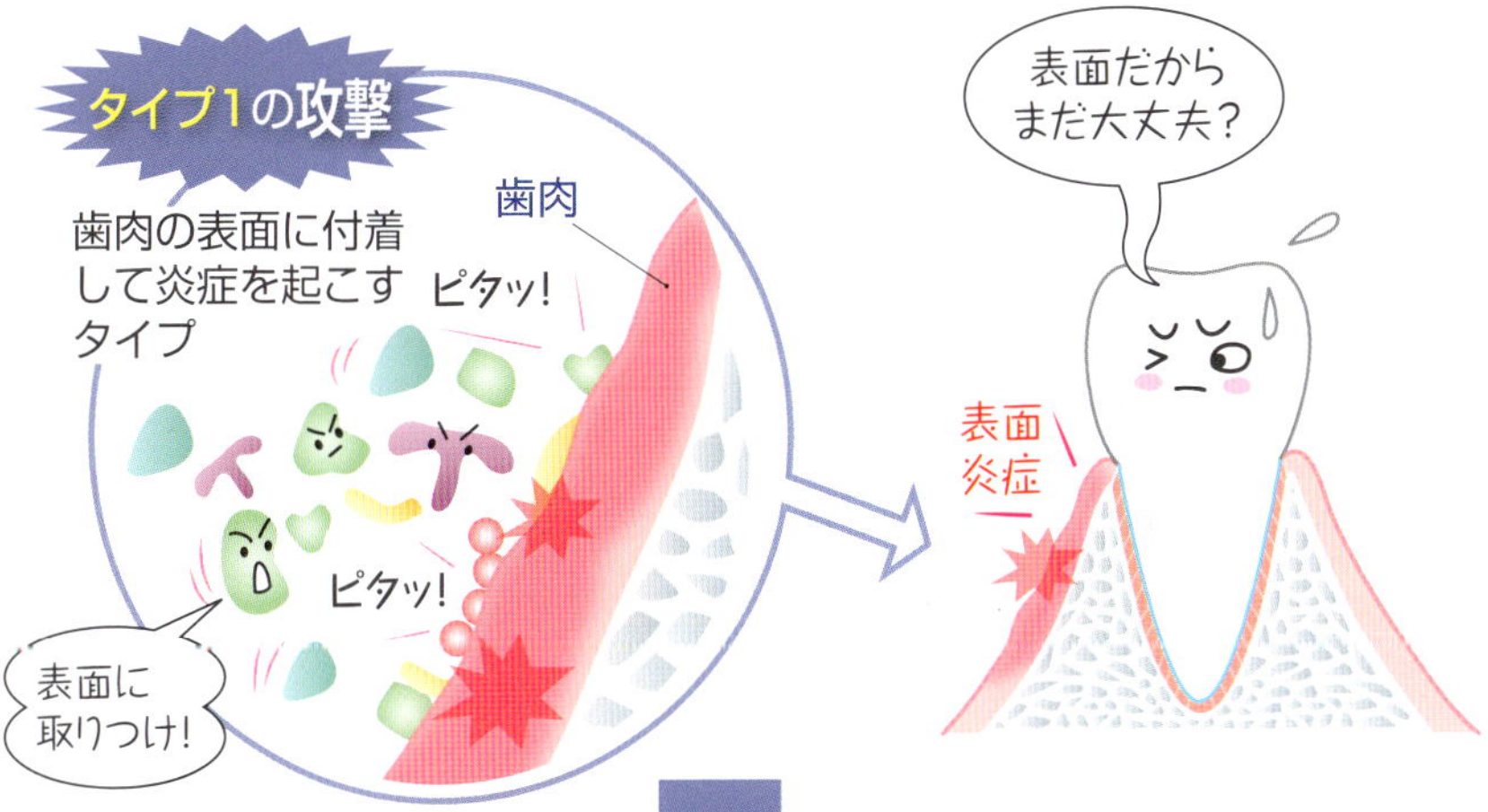

しかし、歯肉炎を放置していると歯周病菌の連続攻撃が……!!

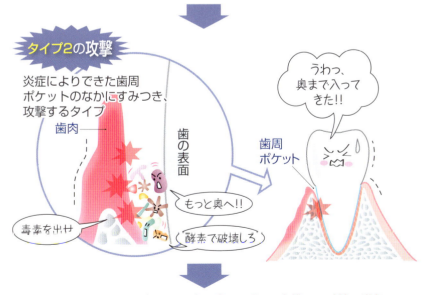

さらにこの連続攻撃が歯周ポケットの奥へ奥へと進み、歯槽骨の破壊へ進行する

歯周病菌と戦う自己免疫細胞

歯周病の原因となる細菌が歯についてから、歯槽骨を溶かしてしまうまで、私たちの体も何もしないわけではありません。

人体には、病原菌などの異物が体内に侵入したときに、それを撃退する「免疫」というシステムがあります。免疫システムが、体を守るために起こすさまざまな働きを「免疫反応」といいます。

歯周病で歯肉に炎症が起きるのは、免疫反応によるものなのです。

歯についた細菌は酵素や毒素をつくり出します。これらは歯肉を刺激し、炎症を起こします。通常は、唾液によって洗い流されたり、歯肉表面のバリア機能が働くのですが、炎症で弱ったところから、酵素や毒素、細菌の一部が、歯肉内部に侵入します。

すると、それを退治しようとして白血球の1つであるマクロファージや好中球が集まり、侵入した異物を食べてしまいます。

ところが、細菌の数が増えすぎて退治しきれなくなると、細菌は歯肉の細胞のなかに入り込みます。細菌の毒素で細胞が死ぬと、さらなる毒素が放出されます。これに対抗しようと、マクロファージと好中球に加え、リンパ球が応援に駆け付け細菌を攻撃するための「抗体」や「サイトカイン」を出します。

サイトカインは、体にとって異物を攻撃するための武器なのですが、症状が進んだ歯周病ではサイトカインが多くなりすぎます。

これが刺激となり、破骨細胞（30頁参照）が過剰に活性化され、歯槽骨が破壊されてしまうのです。また、歯肉でも同様にバランスが崩れ、組織が破壊されます。

つまり、歯周病菌から歯周組織を守っていた免疫システムが働きすぎて、逆に歯周組織を破壊してしまうのです。

歯周病菌VS免疫システムが、歯周組織を壊すまで

人体には病原菌を撃退する「免疫」というシステムがある。歯周病による炎症はこの免疫反応によるもの

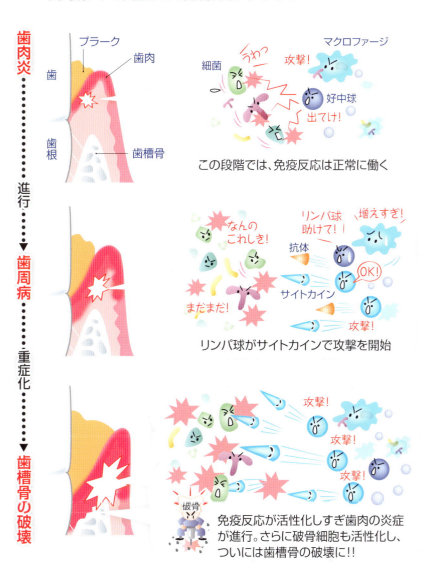

この段階では、免疫反応は正常に働く

リンパ球がサイトカインで攻撃を開始

免疫反応が活性化しすぎ歯肉の炎症が進行。さらに破骨細胞も活性化し、ついには歯槽骨の破壊に!!

歯周病の発症と進行

炎症で歯肉が腫れる「歯肉炎」

歯周病の進行により、どのような症状が現れるのでしょうか。

歯周病ではじめに起きるのが「歯肉炎」です。

歯周病菌のうち、歯肉炎の原因となるのは、酸素を好む「*好気性菌《こうきせい》」です。歯と歯肉の境目など、比較的空気に触れやすいところでも増殖します。

この菌がつくり出す酵素や毒素により、歯肉が刺激され炎症を起こします。

健康な歯肉はピンク色ですが、炎症を起こした歯肉は赤く腫れてきます。鏡で見て、歯肉の縁のみが他よりも赤くなっていたら、そこが歯肉炎です。

炎症が進むと歯肉の腫れもひどくなり、ブヨブヨしてきます。起床時の口のなかにネバつきや口臭を感じたり、歯磨きなどのちょっとした刺激で出血するのも特徴です。ただ、歯肉炎の段階では炎症を起こすのは歯肉のみ。痛みもほとんどありません。

歯肉炎の段階で「自分は歯周病」だと気づくことができれば、歯科医院を受診してプラークや歯石を除去するケアを行ってもらい、正しい歯磨きをして、健康な歯肉を取り戻すことができます。

ただ、痛みなど自覚症状が軽いために、歯肉炎は無視されがちです。また、一度歯肉炎に気づいてケアしても、比較的簡単に治るので軽視されやすいのです。歯肉炎は再発しやすく、それを放置して悪化してしまうケースもよくあります。

歯肉炎を放っておくと、歯周ポケットがしだいに深くなっていきます。深い歯周ポケットは、歯周病菌のなかでも酸素を嫌う嫌気性菌《けんきせい》が増殖しやすく、歯周病が悪化していきます。次項では、歯肉炎の次の段階の歯周炎について説明します。

用語解説　好気性菌　酸素のあるところで生息する菌。酸素がないと生育できないもの、酸素がなくても増殖できるが、効率が悪くなる菌などがある。

歯肉炎を見つけよう!

健康な歯肉

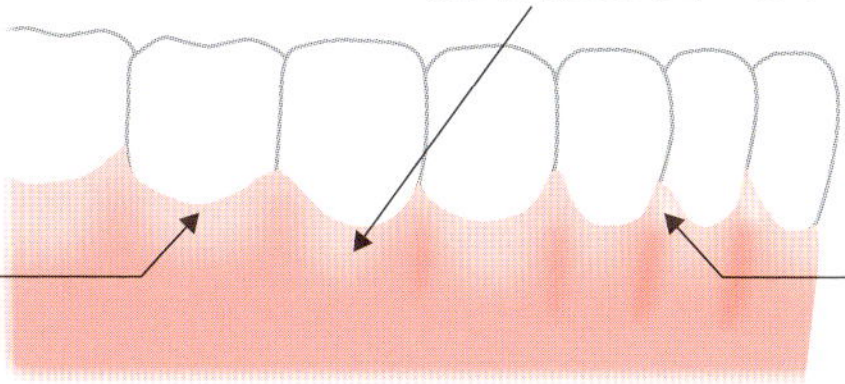

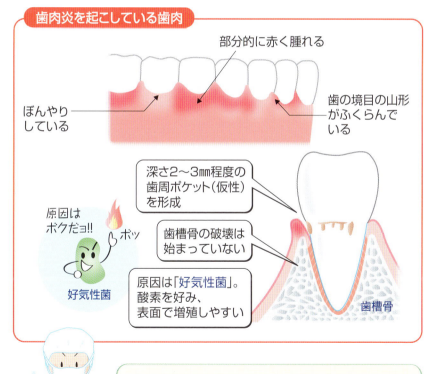

歯肉炎を起こしている歯肉

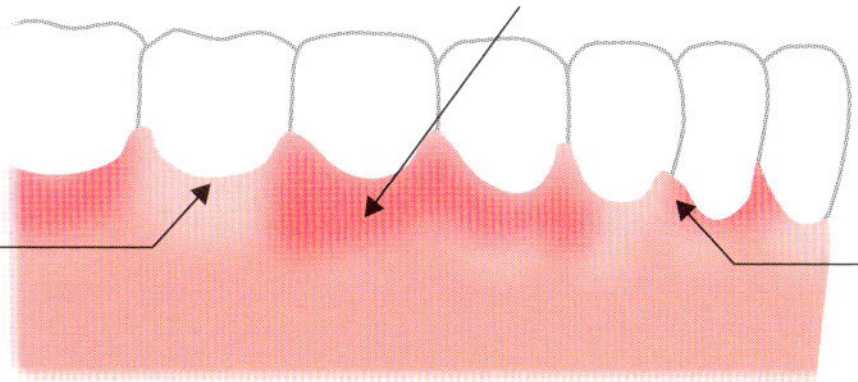

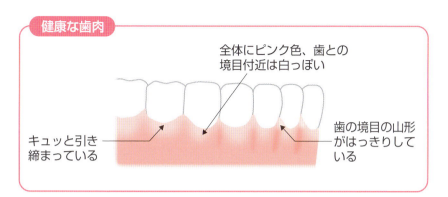

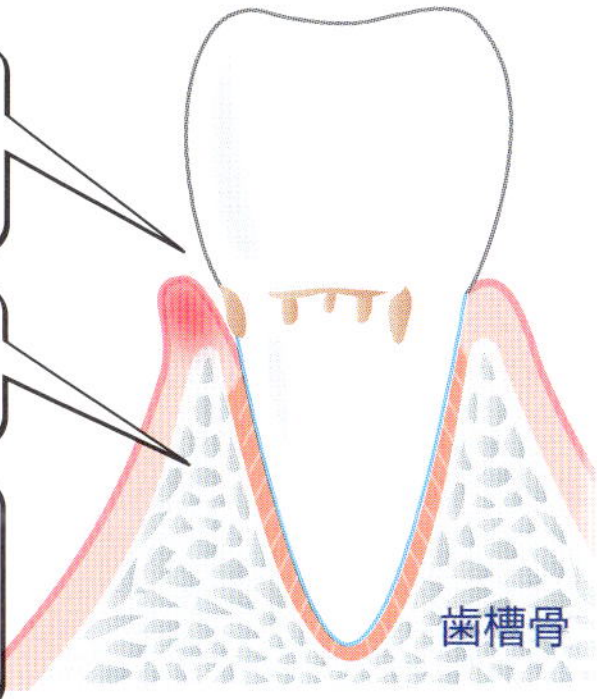

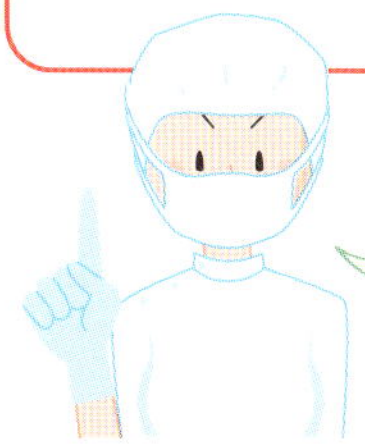

ここで治療や正しいケアを行えば、健康な歯肉を取り戻すことが可能です。治療はここで行うのがベスト!

炎症が歯槽骨にまで広がる「歯周炎」

歯周炎とは、炎症やその影響が、歯肉から歯のセメント質や歯根膜、歯槽骨などの歯周組織に広がった状態をいいます。

歯周炎の主な原因となるのは、酸素を嫌う嫌気性菌です。歯周ポケットが深くなると、プラークや歯石の除去が難しくなり、フタをしたような状態になります。深い位置の酸素濃度は1％以下になるとされ、嫌気性菌が活動しやすい環境です。

歯周炎が進むにつれ、歯槽骨が溶けて歯周ポケットも深くなります。そのため、歯周ポケットの深さは、歯周病の進行具合を知る目安になります。

歯周炎は進行により「初期歯周炎」「中期歯周炎」「末期歯周炎」の3段階に分かれます。

初期歯周炎は、歯肉の炎症が広がり、歯槽骨や歯根膜も破壊されはじめます。歯周ポケットの深さは3～5㎜程度、プラークや歯石が溜まっています。歯にむずがゆさを感じたり、歯肉を触るとブヨブヨしているのがわかります。

中期歯周炎は、炎症がさらに深く広がり、歯肉の色も赤に紫が混じりはじめます。

歯周ポケットの深さが4～7㎜になり、膿が出てきます。膿は役目を果たした好中球の死骸なのですが、歯周病独特の口臭のもととなります。歯槽骨は歯根の半分近くまで破壊が進み、歯がグラつきはじめます。歯が動くようになると、その物理的な刺激も加わり、歯周組織の破壊が進んでしまいます。

末期歯周炎は、歯槽骨がほとんど破壊された状態で、歯周ポケットの深さが6㎜以上になります。

歯はグラグラして、歯肉が前後左右、上下に揺れます。出血や膿、口臭がひどくなります。さらに、歯並びが悪化し、発音が悪くなることもあります。

ここまでくると、本人もかなりつらい状態です。それでも放置して終末期になるとどうなるのか、次項で説明しましょう。

「歯周炎」の進行

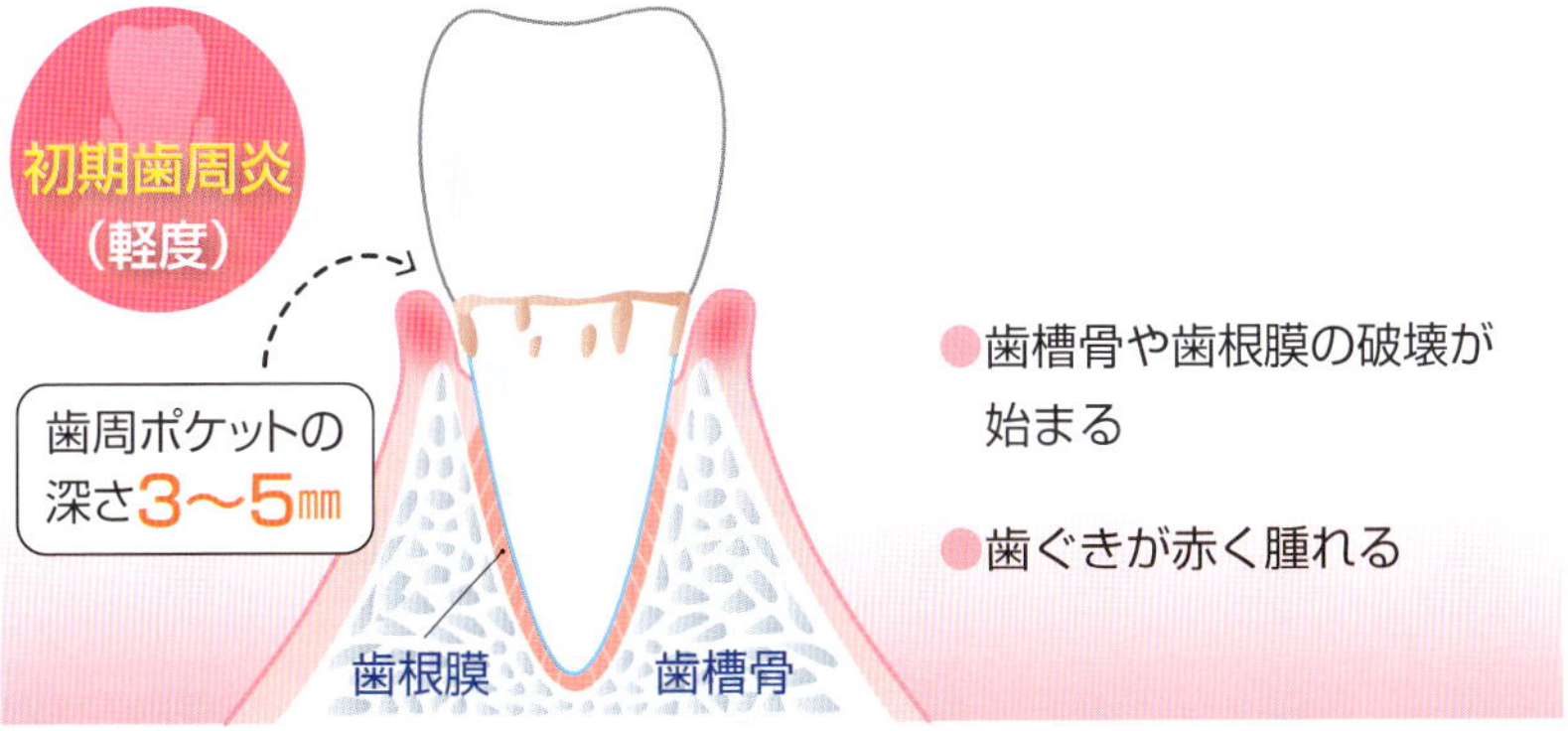

- 歯槽骨や歯根膜の破壊が始まる
- 歯ぐきが赤く腫れる

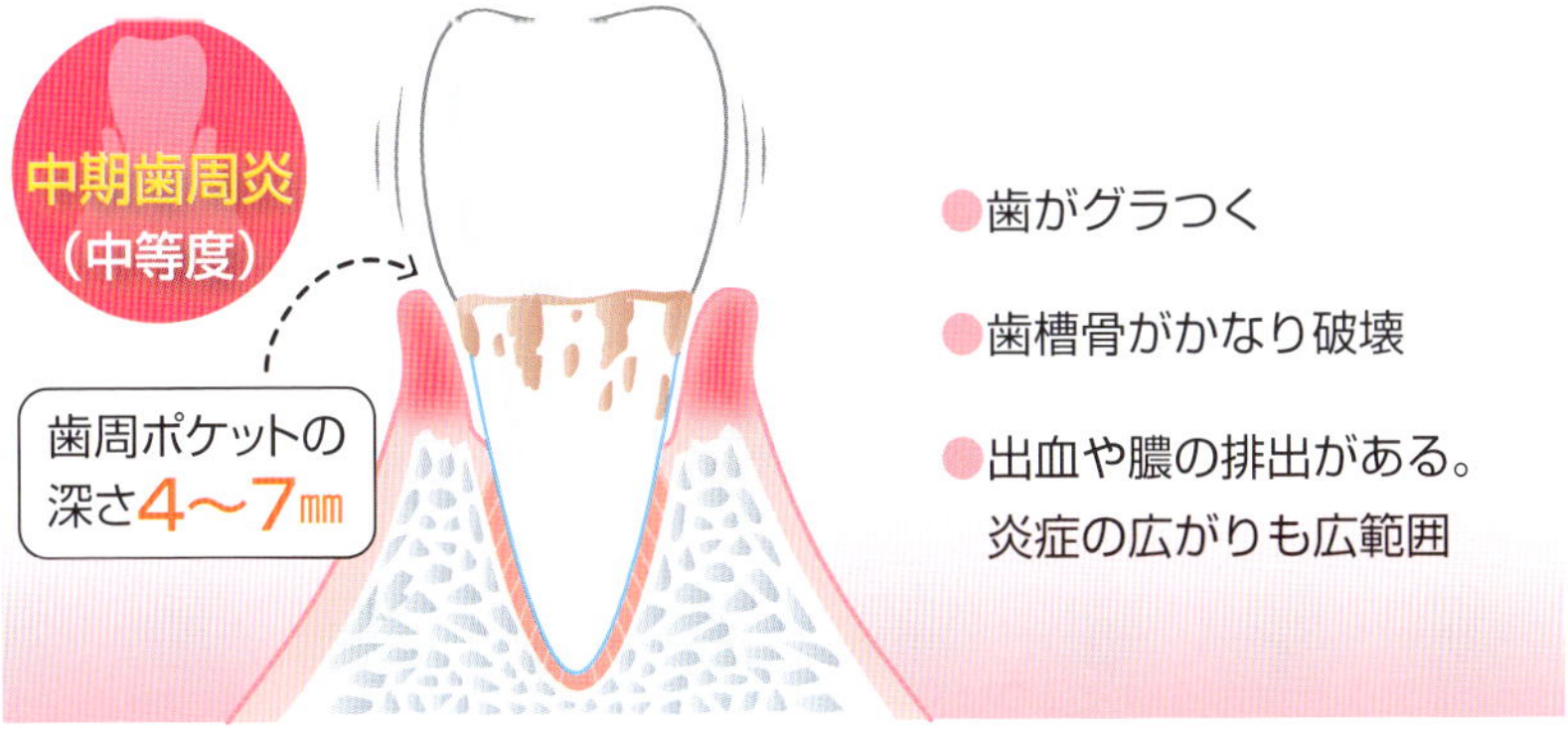

- 歯がグラつく
- 歯槽骨がかなり破壊
- 出血や膿の排出がある。炎症の広がりも広範囲

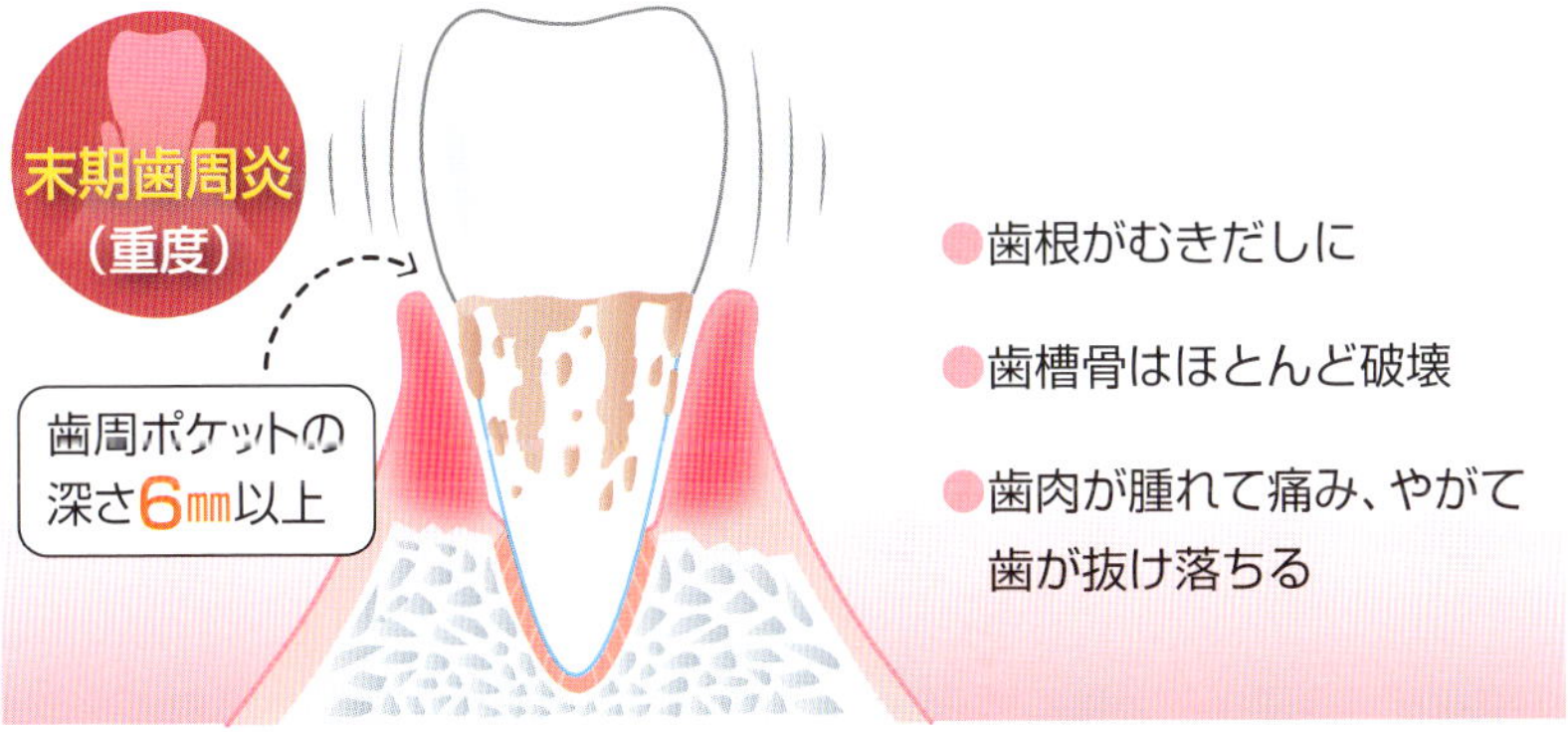

- 歯根がむきだしに
- 歯槽骨はほとんど破壊
- 歯肉が腫れて痛み、やがて歯が抜け落ちる

歯を失う歯周病の終末期

重度の歯周炎になると、誰もが自分の口内に不調を感じるようになります。

一番困ることは、歯がグラグラして、ものを噛むと痛みを感じるようになり、食事に支障をきたすことでしょうか。

歯肉はぐずぐずの状態になり、歯と接する部分が濃い赤、あるいは紫色に変色しています。腫れもひどく、膿が出るために、口臭もかなり強くなります。

歯肉と歯の境のラインは、健康な状態に比べて極端に下がってしまい、歯根部分がだいぶ露出しています。飲み物を飲んだときなど、痛みを感じることも多くなります。

レントゲン写真で患部を見ると、歯槽骨が溶けて下がっており、歯根と歯槽骨の間に隙間が見える状態です。

歯が不安定になるために、噛む圧力などでずれてしまい、歯並びが悪くなることもあります。周囲の歯にも悪影響を及ぼします。

ここまでくると、ほとんど歯としての機能は使えません。歯槽骨の破壊がどんどん進んでいき、支えられなくなった歯が抜け落ちるのも時間の問題です。

これが、歯周病の恐ろしさです。

歯周病は、はじめはちょっとした歯肉の腫れや赤みでしかありません。しかし、気づくことができなかったり、軽く考えて治療を先延ばしにしたりしているうちに重症化してしまい、二度と生えてこない歯を失ってしまうのです。そして歯槽骨、つまり顎の骨も深刻なダメージを受けてしまいます。

さらに問題なのは、歯周病で失われるのは、歯や口内の健康だけではないことです。

次項からは、歯周病と全身の病気との関係について説明していきましょう。

歯を失う歯周病の終末期

あれっと思ったときに、治療していれば……

初期

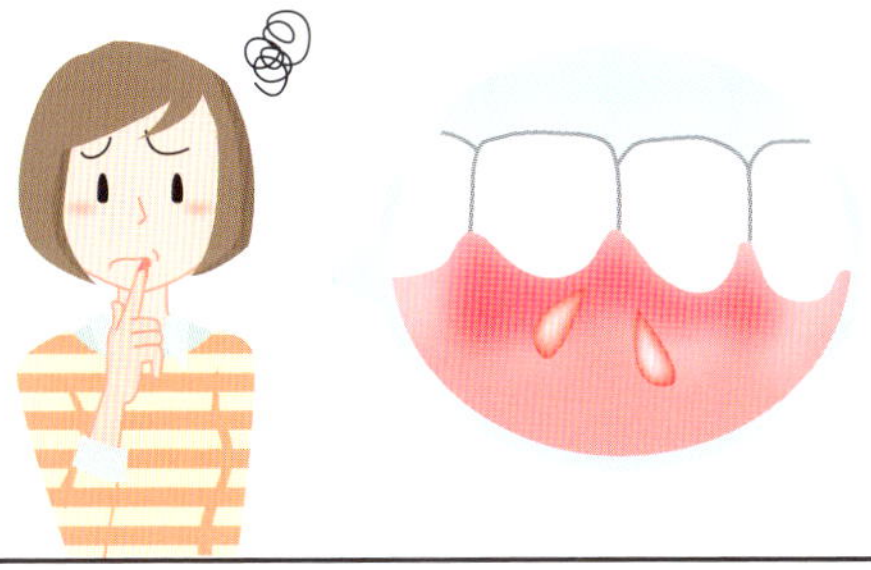

- 歯肉に赤い腫れ
- 歯磨きのときなどに出血
- 口臭がある場合も

中期

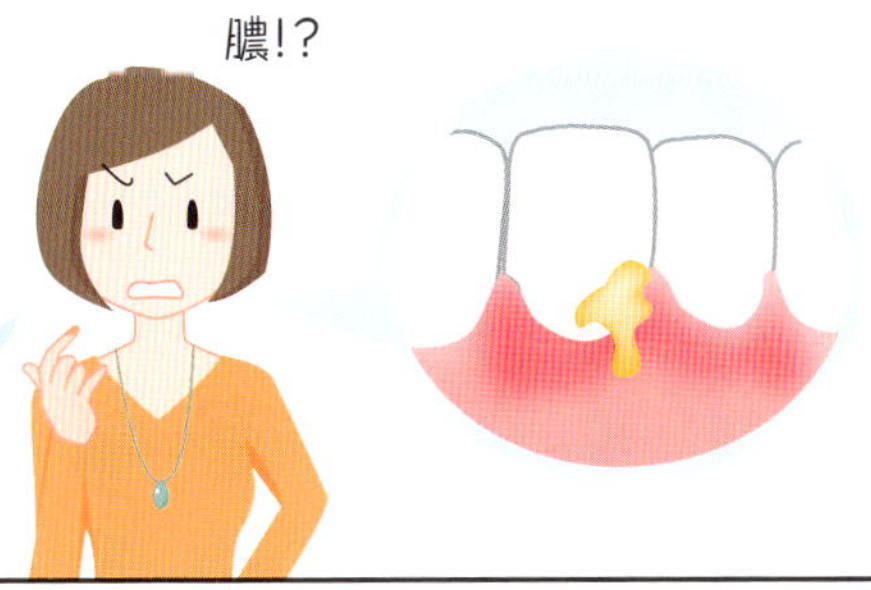
膿!?

- 歯肉がやせて、歯が長く見える
- 歯がグラつきはじめる
- 膿が出て、口臭がする

後期

痛っ!!
噛めない

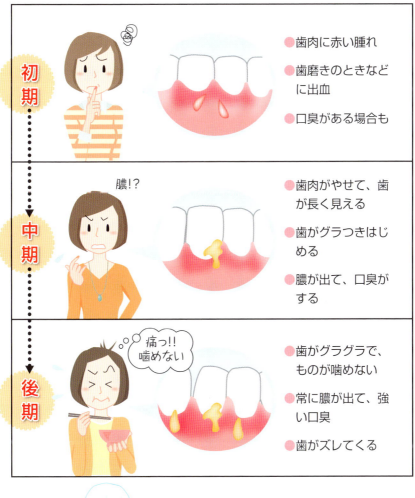

- 歯がグラグラで、ものが噛めない
- 常に膿が出て、強い口臭
- 歯がズレてくる

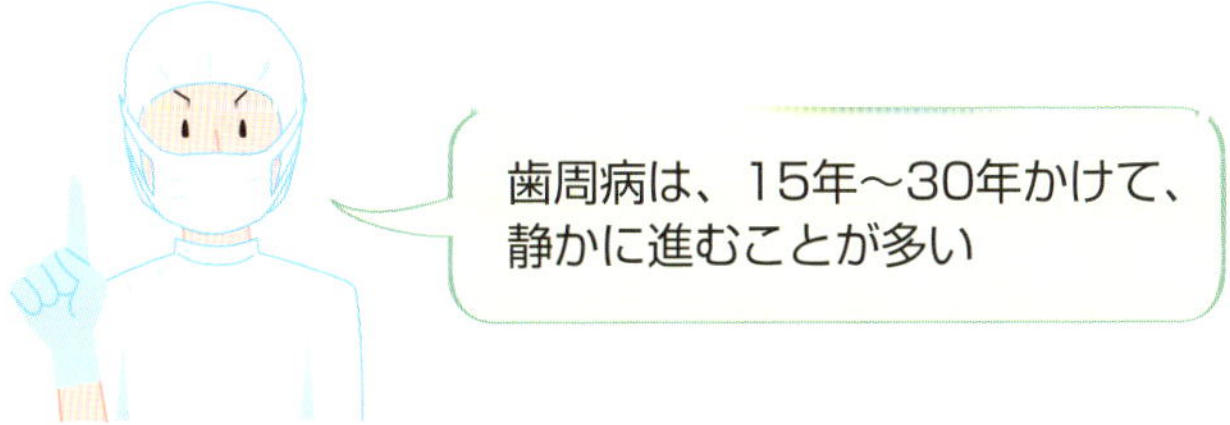
歯周病は、15年～30年かけて、静かに進むことが多い

歯周病は全身の病気にかかわっている

糖尿病と歯周病

歯周病と関係のある病気としてまず挙げられるのが、糖尿病です。

食べ物から分解された栄養分は、グルコース（ブドウ糖）という形で血液によって体のあらゆるところに運ばれ、エネルギー源として使われます。血液中のグルコースの濃度が「血糖値」です。

糖尿病は、グルコースのコントロールを行うホルモンであるインスリンが正常に働かなくなり、血糖値が異常に高くなってしまう病気です。

血糖値が高い状態は血管にとってダメージとなり、全身の血管、特に毛細血管*が詰まったり流れが悪くなる「血管障害」が起き、さまざまな臓器に悪影響が出ます。糖尿病網膜症《もうまくしょう》や糖尿病腎症《じんしょう》、糖尿病神経障害などの糖尿病の合併症です。

最近では、歯周病も糖尿病の合併症の一つとして考えられています。

糖尿病になると、口内にも血流障害が起きます。歯肉の血流が悪くなると酸素や栄養が十分に届かず、細胞が弱ってしまいます。唾液の分泌も減って、洗浄作用が落ちたり、唾液中に含まれ歯肉周辺に供給されていた抗菌物質も減ってしまいます。

つまり、糖尿病により歯周病菌への防御が弱くなり、歯周病を発症しやすく、進行も早くなるのです。

逆に、歯周病が糖尿病を悪化させてしまうこともあります。歯周病の炎症を抑えようと、好中球やリンパ球などの免疫細胞からサイトカインという物質がつくられます。これが血液によって全身に運ばれ、インスリンの働きを邪魔してしまうのです。

歯周病と糖尿病は、お互いに危険因子であり、病状を悪化させあう関係にあるのです。

用語解説　毛細血管　動脈と静脈の間にある血管のなかで最も細い血管。網目状になっていて、ここから各組織に酸素や栄養が行き、炭酸ガスや老廃物が血液に回収される。

糖尿病と歯周病の関係

歯周病と糖尿病はお互いに危険因子。病状を悪化させあう関係にある

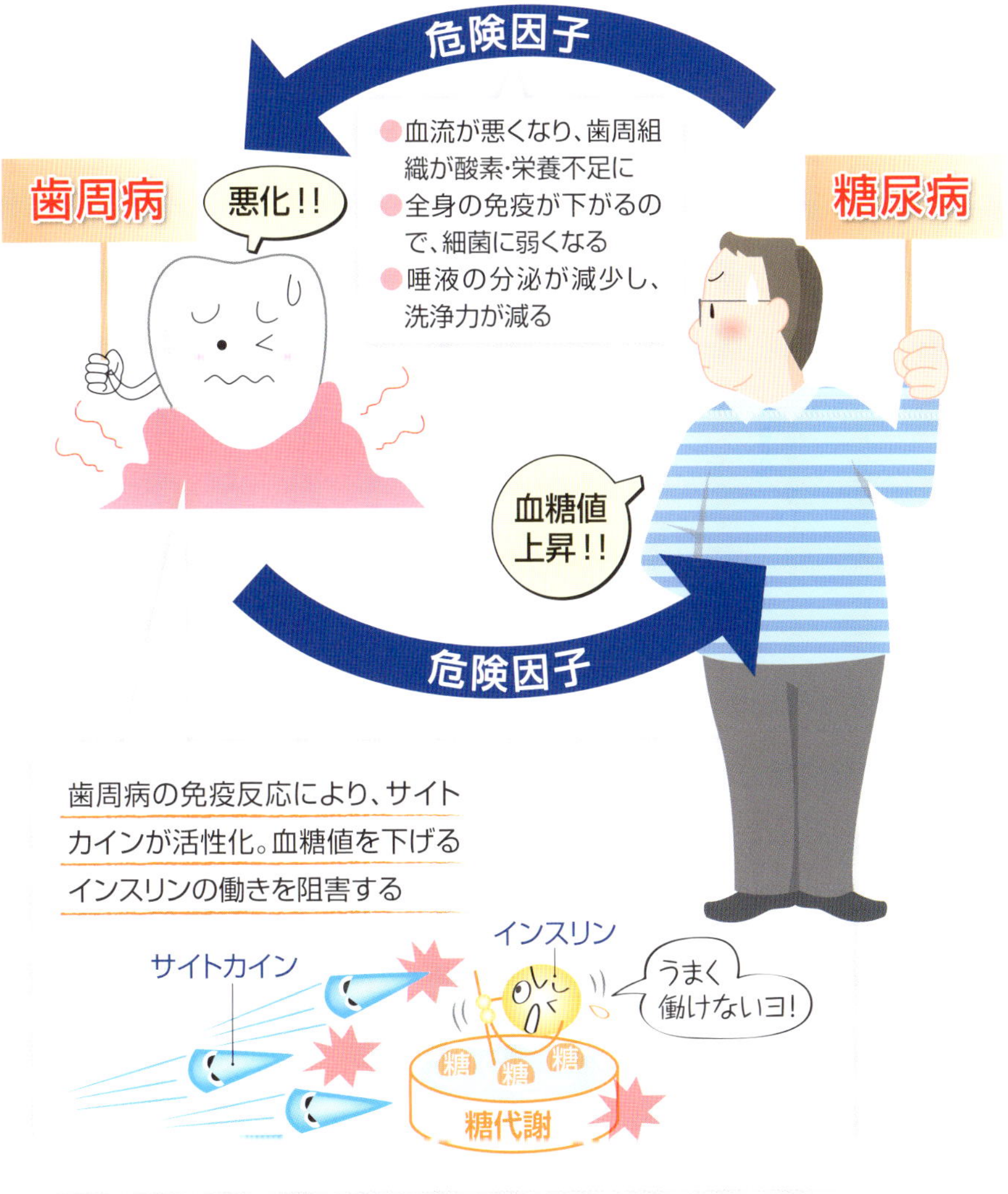

心筋梗塞・脳卒中と歯周病

歯周病を放置していると、心筋梗塞《こうそく》や脳卒中にかかるリスクが高くなることが注目されています。

なぜ、歯の周囲で起きているはずの歯周病が、心臓や脳に影響を与えるのでしょうか。

鍵は、歯周病が細菌による感染症である（42頁参照）ことと、血管にあります。

動脈の血管が厚みを増して弾力を失ってしまう状態を「動脈硬化」といいます。血流が悪くなり、血管がつまったり、破れる原因となります。

「心筋梗塞」とは、心臓に血液を送る冠状動脈が動脈硬化を起こし、血流が完全に止まって酸素や栄養が届かず心筋が壊死《えし》してしまう病気です。その前段階が「狭心症《きょうしんしょう》」と呼ばれます。

同様のことが脳で起きるのが「脳卒中」で、脳の血管が動脈硬化を起こして破れる「脳出血」と、血管がつまり、脳細胞が壊死する「脳梗塞」があります。

動脈硬化を引き起こす原因には、高血圧や血液中のカルシウムの増加などがありますが、ウイルスや細菌により引き起こされることもあります。

ウイルスや細菌に感染すると血管の内壁に炎症が起こります。そこにマクロファージが張り付いて悪玉コレステロール*を取り入れてしまい、血管の内壁が狭くなったり、つまったりするのです。

歯周病にかかると、歯周病菌が歯周ポケットから血中に入り、全身に広まります。血管壁に感染すると動脈硬化を起こし、心筋梗塞や脳卒中などの動脈性疾患を引き起こすのです。

動脈硬化を起こした血管壁を調べると歯周病菌が発見されたり、歯周病の治療を行って口のなかの細菌が減ると、血管の内側の細胞の状態がよくなるといった報告もあります。

歯周病は命を落とす病気とも関係があるのです。

次項は、やはり歯周病菌が口外で悪さをすることで起きる誤嚥《ごえんせい》性肺炎・感染性心内膜炎についてです。

用語解説　悪玉コレステロール　コレステロールのうち、低比重リポたんぱく質に包まれたもの。肝臓からコレステロールを血中や組織に運ぶ役割をしている。ＬＤＬコレステロール。

歯周病から心筋梗塞・脳卒中に！？

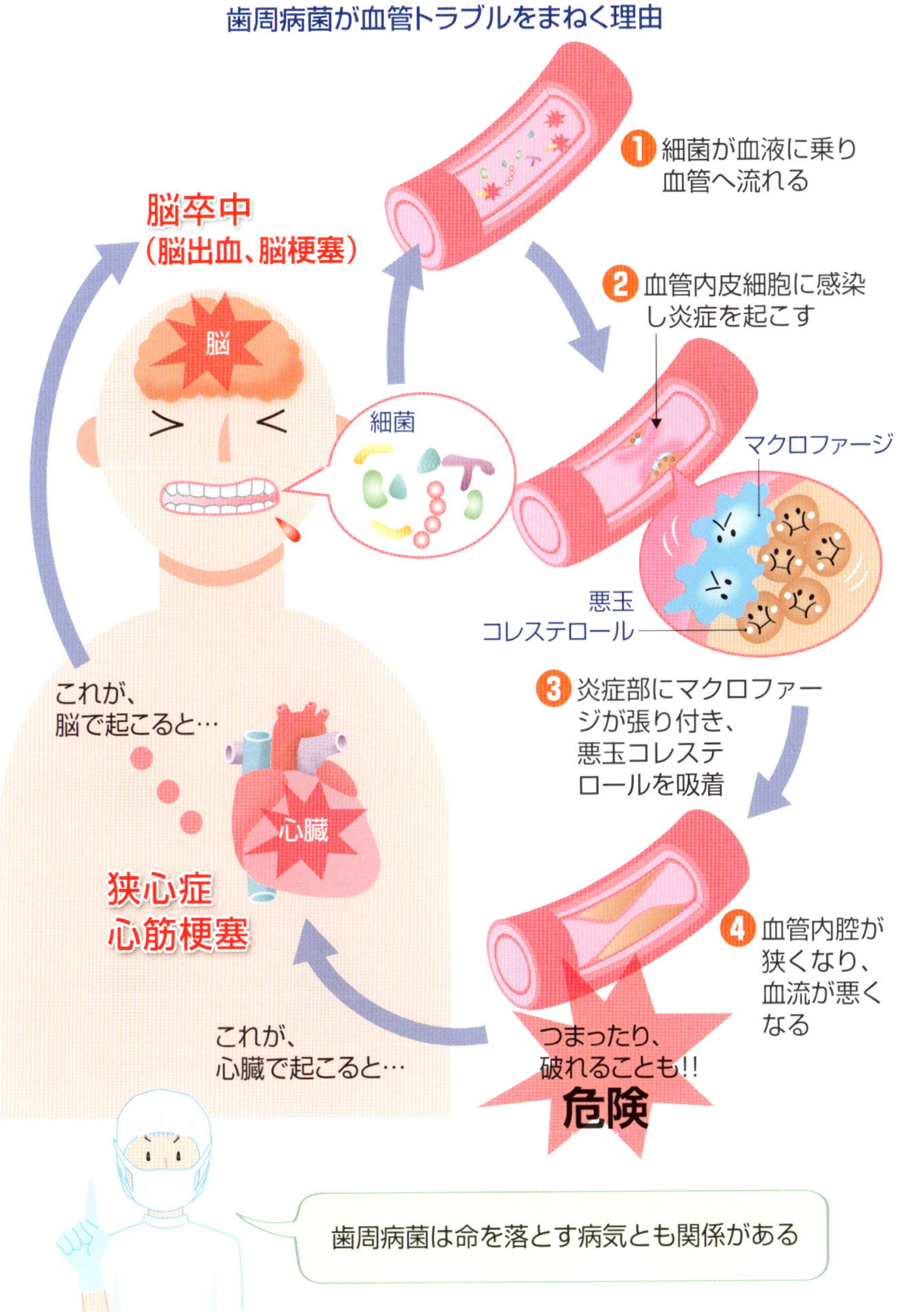

誤嚥性肺炎・感染性心内膜炎と歯周病

歯周病菌が、歯周以外の場所にも広がって引き起こされる病気には、「誤嚥性肺炎《ごえんせい》」と「感染性心内膜炎」もあります。

誤嚥性肺炎とは、食べ物や唾液が飲み込まれるときに、誤って食道ではなく気道に入り、肺で細菌が増殖することで起きる肺炎です。

誤嚥性肺炎の原因となる細菌の多くは、歯周病菌だと考えられています。唾液は口内の環境を守る役割を果たしているのですが（34頁参照）、歯周病が進行している場合、増殖した細菌を運び出す役割をしてしまうわけです。

肺炎は日本人の死因の第4位ですが、中でも飲み込む力や免疫力が低下している高齢者に、誤嚥性肺炎の発症が多く見られます。誤嚥性肺炎は、再発を繰り返すことも多く、それにより薬が効かなくなる耐性菌が発生し、治療が困難になることもあります。

感染性心内膜炎とは、心臓の内側を覆っている膜「心内膜」や心臓の拍動に合わせて開閉している「心臓弁膜」に細菌が感染し、炎症を起こす病気です。

歯周病では、歯周ポケットで増殖した歯周病菌が血液に入り、全身に運ばれることを説明しましたが、これが心臓に到達して感染した場合に、感染性心内膜炎が発症するのです。

ただ、歯周病菌が血液に侵入したからといって、必ずしも心内膜炎にかかるわけではありません。

血流の乱れなどにより、心内膜や心臓弁膜の表面が傷つくことがあります。傷を治そうと付着した血小板やフィブリン*の塊に歯周病菌がつき、増殖してしまうのです。

もともと心臓の弁に障害があったり、ペースメーカーや人工弁をつけている人は血流が乱れやすく、また高齢者や透析患者は心内膜がもろくなっていることが多いので注意が必要です。歯科医院で治療を受ける際には、必ず伝えましょう。

用語解説 フィブリン　たんぱく質の一種で、網状につながって赤血球や白血球をからめとり、血液を固めたり、傷口をふさぐ働きをする。線維素。

唾液の流れと血流の乱れが引き起こす２つの歯周病トラブル

歯周病と誤嚥性肺炎の関係

歯周病菌が増殖

↓

唾液に細菌が含まれる

↓

誤って気道に入り、
肺に流れ込む

↓

肺炎を発症

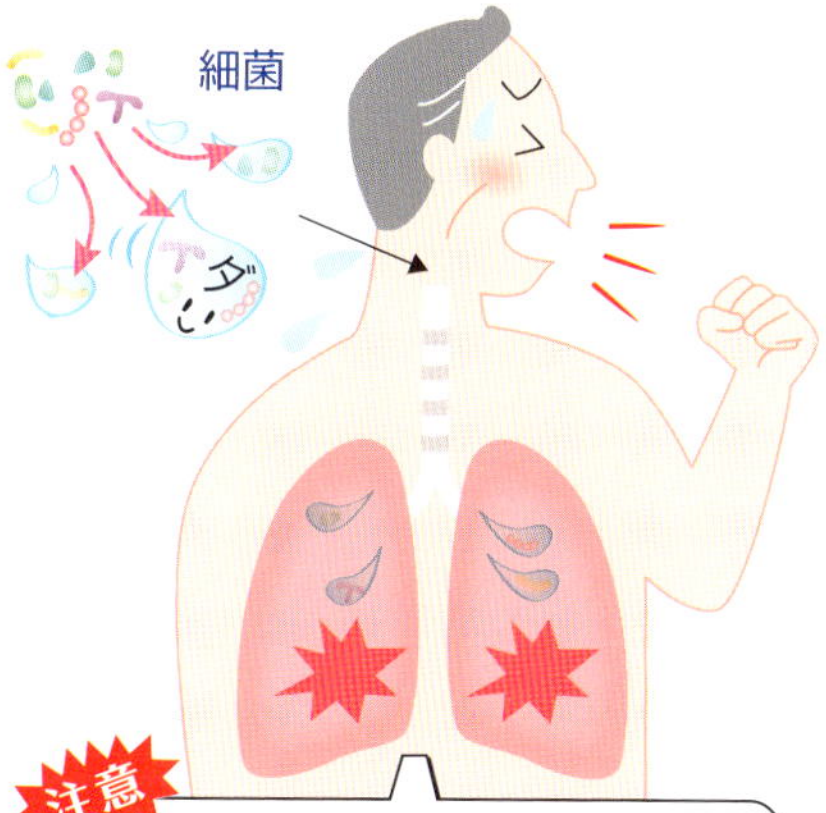

注意
嚥下（飲み込む）力・免疫力が
低下している高齢者に多い!!

歯周病と感染性心内膜炎の関係

歯周病菌の増殖

↓

血液に細菌が含まれる

↓

血流の乱れにより
心内膜や心臓弁膜
が傷つく

↓

傷を治そうと血小
板やフィブリンが
集まる

細菌がつき
炎症を引き起こす

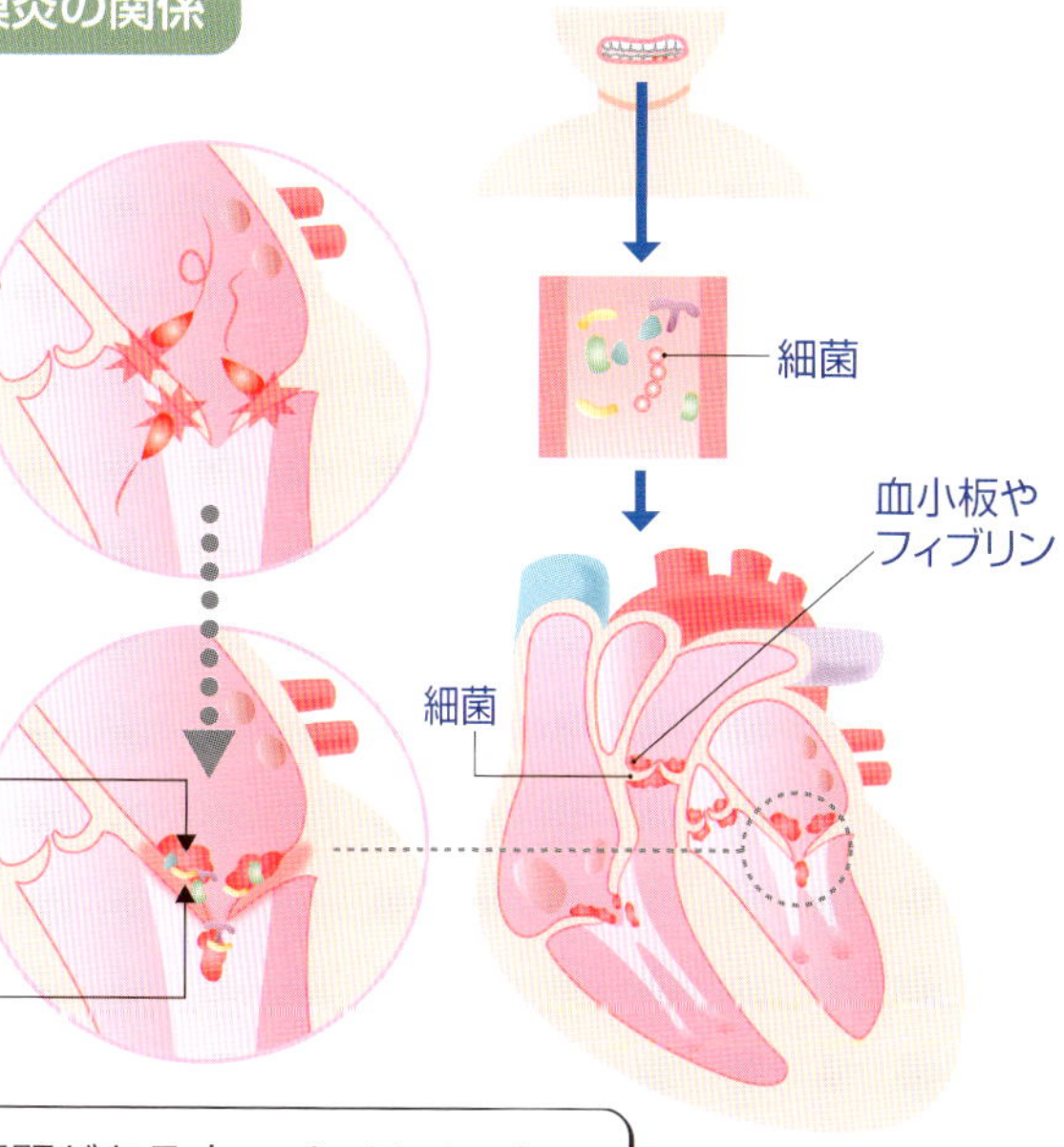

注意
心臓に何らかの問題がある人・ペースメーカー
や人工弁をつけている人は注意を！ 高齢で内膜
がもろくなっていることも！

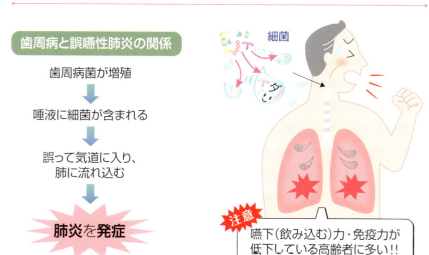

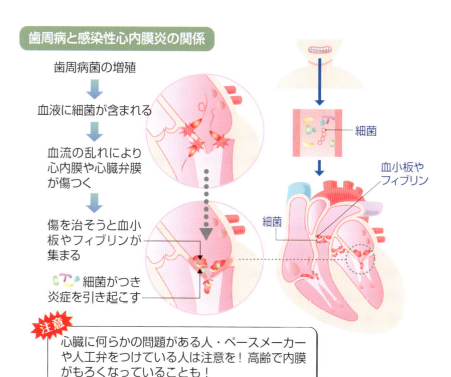

そのほかの病気と歯周病

歯周病と関係しているそのほかの病気に、「骨粗鬆症《こつそしょうしょう》」「関節リウマチ」「腎臓病」があります。

骨粗鬆症とは、骨密度*が下がり、スカスカのもろい状態になる病気です。

骨は、骨吸収と骨形成を繰り返して、常に新しく生まれ変わっています。ところが、ホルモンのアンバランスや加齢、服薬などにより代謝が正しく行われなくなると、骨量が下がってしまいます。骨粗鬆症の人は、歯槽骨ももろくなっているため、歯周病の進行がはやくなってしまうのです。

また、歯周病の炎症で発生するサイトカインが、骨の代謝のサイクルに影響して、骨粗鬆症を進行させてしまうケースもあります。

関節リウマチとは、免疫異常により関節に腫れや痛みをともなう炎症が起きる病気です。

関節リウマチの進行には、サイトカインが関係しています。そのため、関節リウマチのある人は歯周病を発症・重症化しやすく、また歯周病の人も関節リウマチを悪化させやすい関係にあります。

また、関節リウマチと歯周病の両方を発症している人が歯周病の治療を行うと、関節リウマチの腫れや痛みなどに改善が見られることもわかっています。

腎臓は、血液をろ過して尿をつくり、余分な塩分や老廃物を体外に捨てる役割を果たしています。しかし、この機能が低下すると、免疫力が下がり細菌に感染しやすくなるため、歯周病が進みやすくなります。また、腎臓は骨の材料となるカルシウムの吸収を助けるビタミンDを活性化しているため、腎臓が悪いと、歯周病が重症化しやすくなります。

逆に、歯周病菌やそれがつくる毒素が血液に入り込むと、腎臓病に悪影響があります。

このように、歯周病は全身の病気と密接な関係があるのです。次は、妊娠時の影響を取り上げます。

用語解説　骨密度　骨の強さを表す指標。骨に含まれているカルシウムやマグネシウムなどの無機質の量で、骨粗鬆症などの診断に使われる。骨量。

歯周病が骨粗鬆症・関節リウマチ・腎臓病に与える影響とは

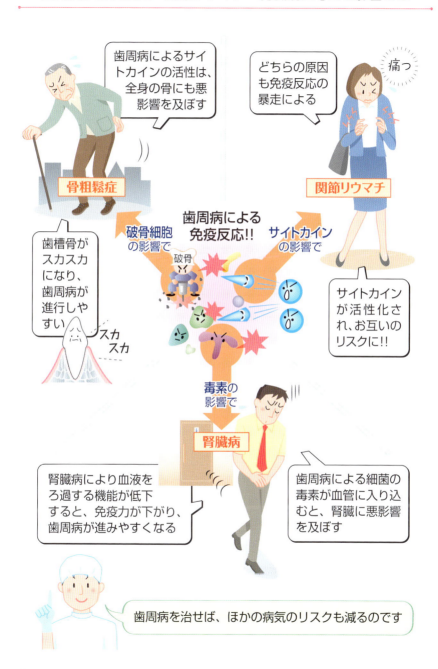

妊婦にも影響を及ぼす歯周病

早産や低体重児出産のリスクが高まる

歯周病は出産にも影響を与えます。

妊娠中に母親が中等度以上の歯周病にかかっている場合、そうでない母親よりも早産や低体重児を出産するリスクが高いという報告があります。

妊娠しているときは、プロスタグランジン*という子宮を収縮させる作用のあるホルモンのような物質が分泌されます。これは陣痛促進剤としても使われるほど強力な作用があり、胎児が十分に育つとこの分泌が増え、分娩を促すこととなります。

歯周病で炎症を抑えようとつくり出されたサイトカイン（44頁参照）が過剰になると、血液に入り込み、胎盤《たいばん》や子宮に運ばれます。

サイトカインにはプロスタグランジンの分泌を促す作用があり、胎児が十分に育っていないのに子宮収縮がはじまって、早産となってしまうのです。

早産は、妊娠期間22～36週で生まれることですが、十分に育つ前に生まれた赤ちゃんは、後で重篤な障害が出現する可能性が高くなってしまいます。

早産のリスクを高めるとして、妊娠中の喫煙やアルコールが厳禁とされていますが、歯周病の影響はこれらと比べても高く、決して軽視できないものなのです。たとえ早産にまで至らなくても、サイトカインの影響で子宮の収縮が頻繁に起きてしまいます。すると胎盤から胎児への栄養や酸素の供給がうまくいかず、発育を妨げるおそれがあります。

妊娠中は、つわりなどで歯磨きが難しくなるケースもあります。妊娠を考える女性は、あらかじめ歯周病の予防や治療を行っておきましょう。

次項では、歯周病への生活習慣の影響について取り上げます。

用語解説　プロスタグランジン　ホルモンと似たような働きをする不飽和脂肪酸。体の組織や器官に含まれていて、血管拡張、血圧の上昇と降下、子宮などの筋収縮に関わる。

歯周病が妊婦に影響を及ぼす理由は

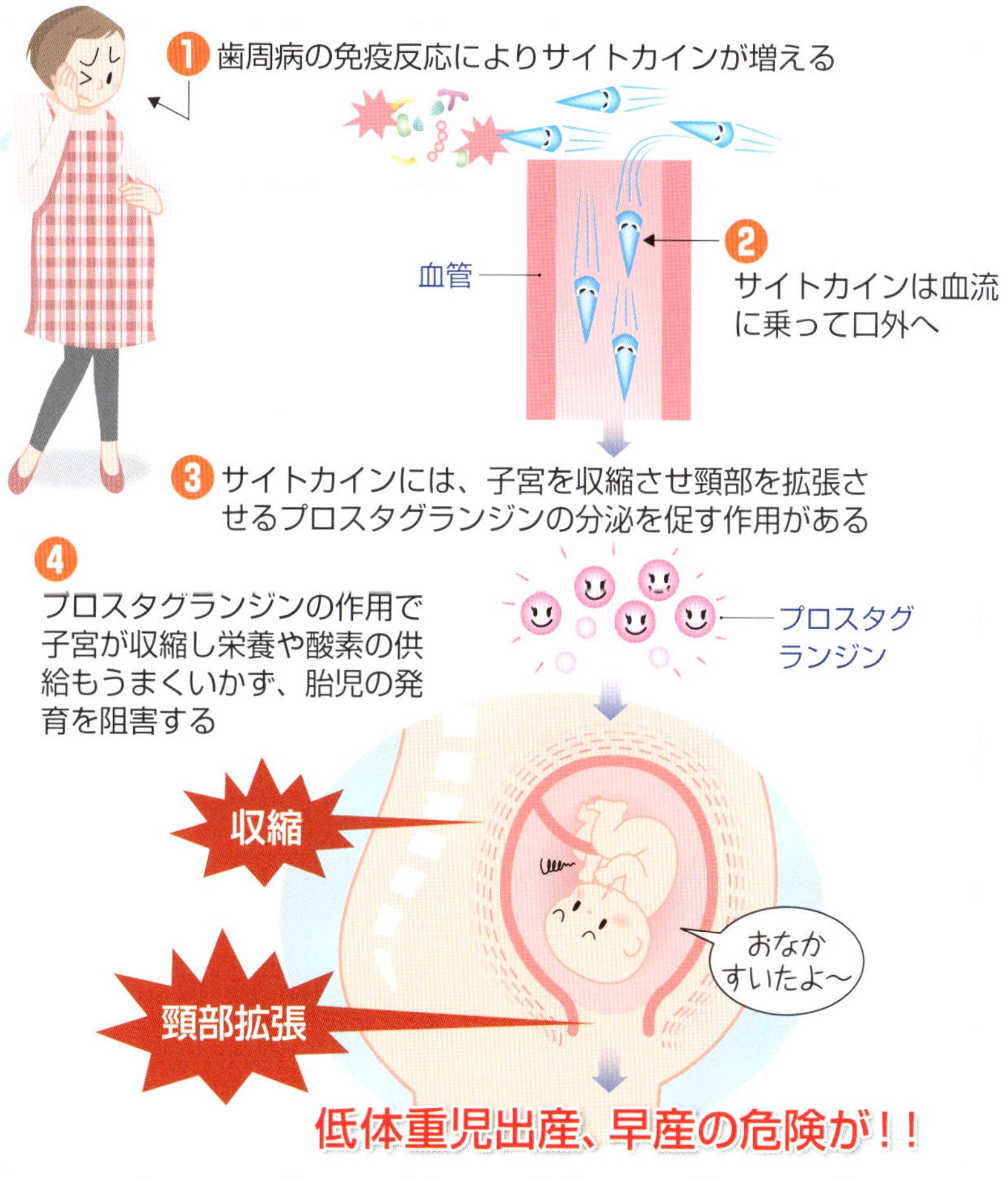
1 歯周病の免疫反応によりサイトカインが増える
血管
2 サイトカインは血流に乗って口外へ
3 サイトカインには、子宮を収縮させ頸部を拡張させるプロスタグランジンの分泌を促す作用がある
4 プロスタグランジンの作用で子宮が収縮し栄養や酸素の供給もうまくいかず、胎児の発育を阻害する
プロスタグランジン
収縮
おなかすいたよ〜
頸部拡張
低体重児出産、早産の危険が!!

正期産妊婦と早産妊婦における歯周状態および炎症性サイトカイン量

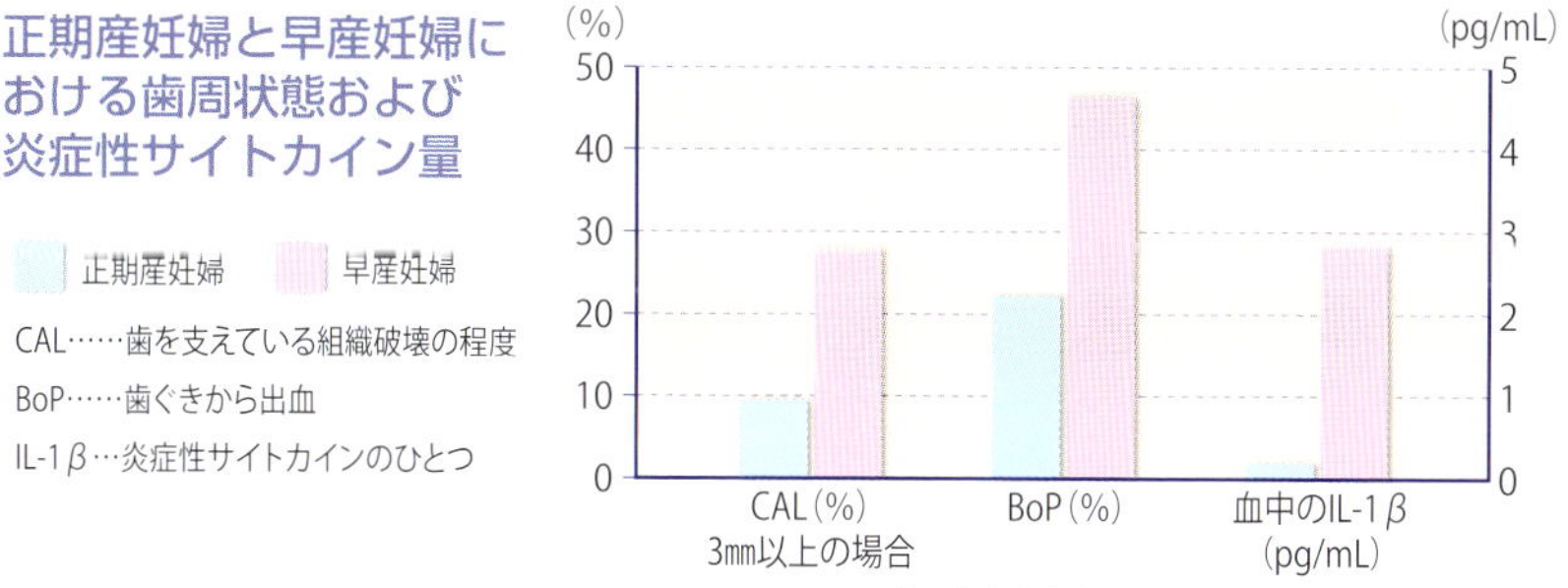
正期産妊婦
早産妊婦
CAL……歯を支えている組織破壊の程度
BoP……歯ぐきから出血
IL-1β…炎症性サイトカインのひとつ
(%)
50
40
30
20
10
0
(pg/mL)
5
4
3
2
1
0
CAL(%)
3㎜以上の場合
BoP(%)
血中のIL-1β
(pg/mL)

※鹿児島大学病院歯周病科の報告による(2003年)

歯周病と生活習慣のかかわり

メタボリックシンドロームが歯周病の後押しをする

歯周病に影響を与えるのは、病気だけではありません。生活習慣も深くかかわってきます。

メタボリックシンドロームとは、内臓脂肪型肥満*に加え、高血糖、高血圧、脂質異常などの動脈硬化の危険因子が2つ以上重なり合った状態をいいます。たとえそれぞれが軽症であっても、複数が重なることで動脈硬化が進みやすくなり、心筋梗塞などの心臓病のリスクが10～30倍になるとされています。そして、メタボリックシンドロームは、歯周病のリスクも高めてしまうのです。

例えば、肥満で脂肪が増えると、脂肪組織からアディポサイトカインという物質が分泌されます。これが歯周病の炎症を悪化させてしまうのです。

肥満の人は、そうでない人に比べて歯周病のリスクが1・5倍になります。メタボリックシンドロームの判定基準が多く当てはまるほど、歯周病のリスクも高くなることがわかっています。

また、歯周病は、心筋梗塞や脳卒中などに関係する（54頁参照）ため、メタボリックシンドロームと歯周病両方の状態であれば、ますますリスクは高くなります。

歯周病が血液中のインスリンの働きを悪くして、糖尿病を悪化させることを説明しましたが、これは肥満を引き起こすものでもあります。歯周ポケットが深い人は、数年後にメタボリックシンドロームになりやすいとも考えられています。

このように、メタボリックシンドロームと歯周病は複雑に悪影響を与えあう関係です。ここに陥らないよう、メタボリックシンドロームを食事や運動で予防していくことが大切です。

用語解説　内臓脂肪型肥満　皮下組織よりも、内臓のまわりに脂肪がついているタイプの肥満。見た目ではわかりづらい「かくれ肥満」のもとで、男性や閉経後の女性に多い。

メタボリックシンドロームと歯周病

メタボリックシンドロームとは、内臓脂肪型肥満に加え、高血糖、高血圧、脂質異常などの動脈硬化の危険因子が2つ以上重なり合った状態をいう

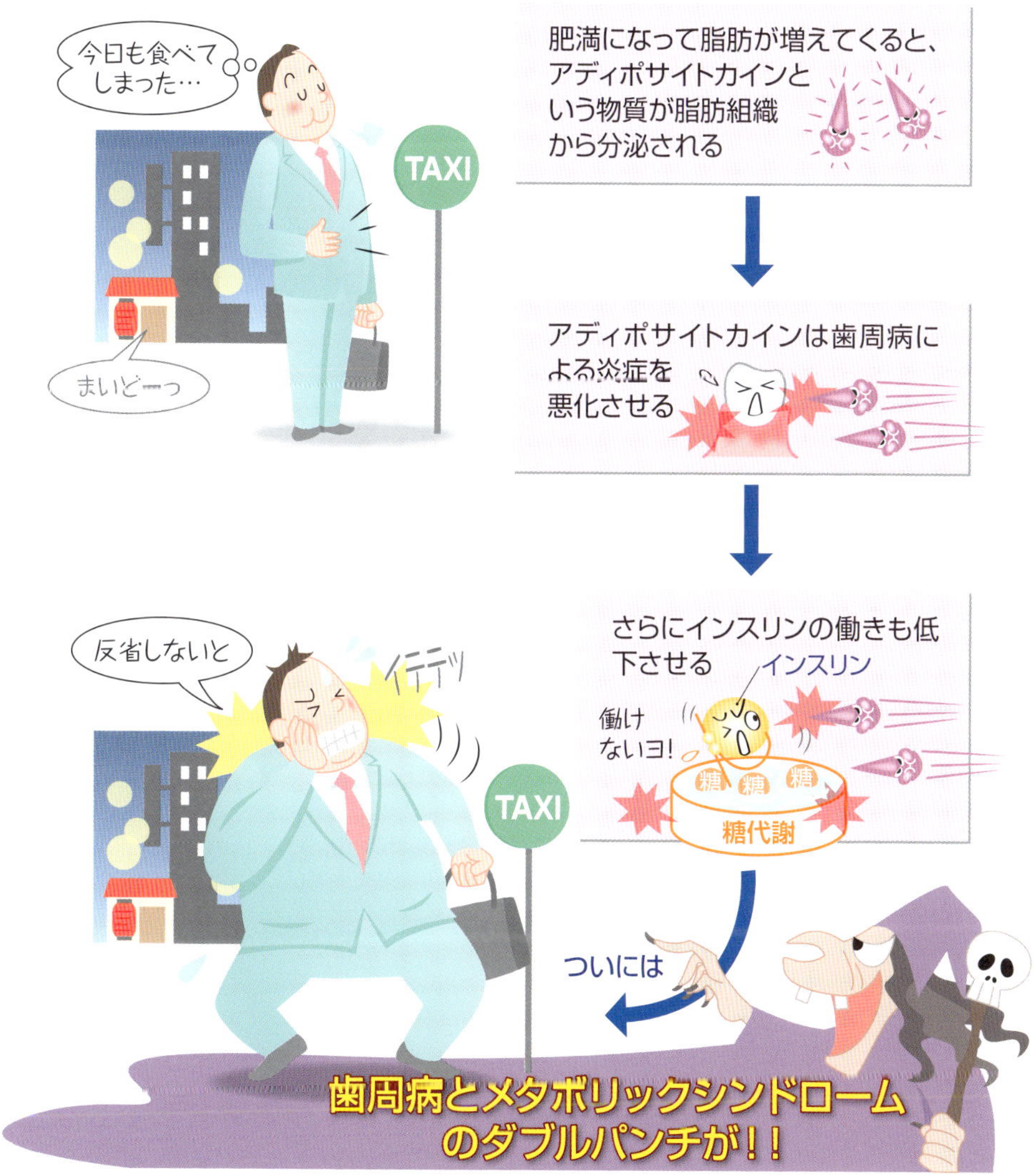
今日も食べてしまった…
まいど一っ
TAXI
肥満になって脂肪が増えてくると、アディポサイトカインという物質が脂肪組織から分泌される
アディポサイトカインは歯周病による炎症を悪化させる
さらにインスリンの働きも低下させる
インスリン
働けないヨ!
糖
糖
糖
糖代謝
反省しないと
イテテッ
TAXI
ついには
歯周病とメタボリックシンドロームのダブルパンチが!!

喫煙は口の中の環境を悪化させる

「百害あって一利なし」と言われるたばこですが、喫煙の習慣は歯周病にもよくありません。

喫煙すると、口内では何が起きるのでしょうか。

たばこの煙の中には、約4000もの化学物質が含まれ、そのうち約200種類がニコチンなどの人体に有害な物質です。しかも、約70種類もの発がん物質を含んでいます。

たばこを吸うことにより、これらの物質や一酸化炭素が、肺からだけではなく口内の粘膜からも吸収され、血液に入ります。そして毛細血管を収縮させ血流量を減らすのです。

喫煙を続けるうちに、歯肉の血流が日常的に悪くなり、免疫機能が低下して細胞の抵抗力が弱まり、歯周病菌が増殖しやすくなります。

また、唾液の分泌も抑えられるため、洗浄作用や唾液に含まれる抗菌物質の効果が減り、やはり歯周病が進みやすくなります。

ニコチンなどは、線維芽《が》細胞の働きも抑えてしまうため、歯肉の再生も悪くなり、歯周ポケットが深くなりやすくなります。

しかし、ニコチンなどの作用で血流が悪くなっていることにより、歯周病の症状である歯肉からの出血は減ります。また、歯肉にメラニン色素の沈着が起こって歯肉が赤黒く変色するため、歯周病による赤みが目立たなくなります。

つまり、たばこの影響で歯周病の進行は速くなっているにもかかわらず、歯周病を発見しにくい状態になるのです。

医師によっては、喫煙を歯周病の一番の危険因子に挙げるくらい、喫煙の悪影響は大きいものです。歯周病のためには、「すぐ禁煙」が正しい選択といえます。

次項は、ストレスが歯周病に与える影響について取り上げます。

「喫煙」は口内環境を悪化させ、歯周病を促進する

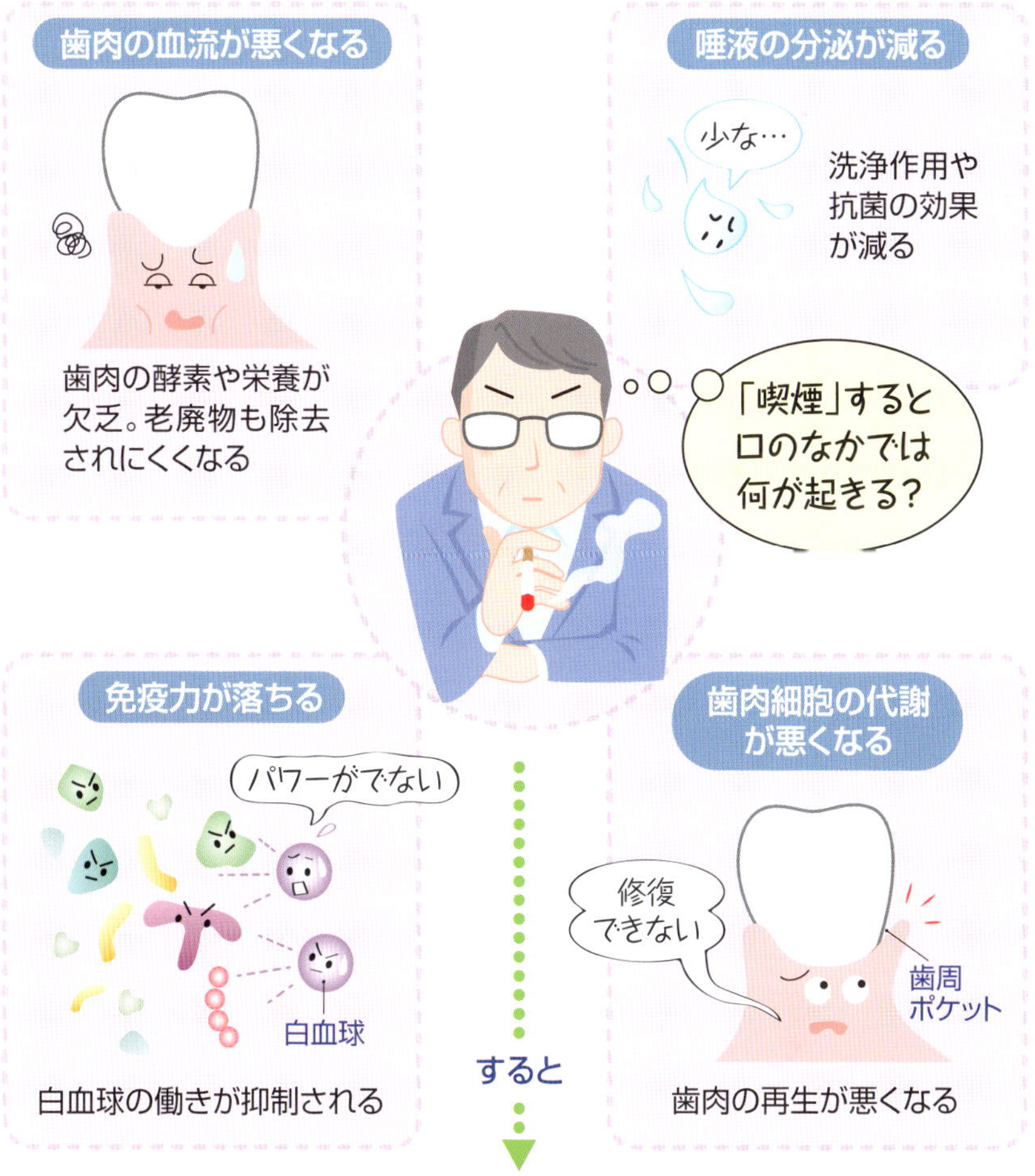

歯周ポケットは深くなり、その影響は歯槽骨まで!?

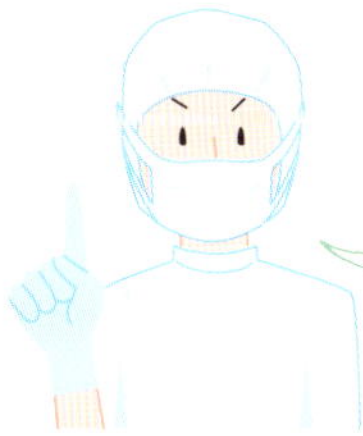

「喫煙」すると、歯肉からの出血が減ったり、歯肉が赤黒くなる。歯周病は進んでいるのに、発見されにくくなるので、すぐに禁煙を!!

過度なストレスも歯周病の要因になる

歯周病は歯周病菌による感染症だと説明しましたが、ストレスもその要因となります。

昔から「病は気から」という言葉がありますが、ストレスがさまざまな病気に影響するものであることは、医学の現場でも重要視されています。

過度なストレスがかかると、体全体を統括している自律神経が乱れます。

自律神経には、盛んに活動するときに優位になる交感神経と、リラックスするときに優位に働く副交感神経があります。これは、必要に応じてゆらぎながらバランスを取り、またホルモン系や免疫系などとともに体全体を整えています。

ところが、過度のストレスがかかると交感神経が強く働く状態が続きます。

すると、唾液の分泌が減少して、歯の周囲の洗浄作用や殺菌作用が落ちてしまいます。

また、免疫系が乱され、歯肉での歯周病菌への抵抗力が落ちて、歯周病が進みやすくなります。

さらに、大きな影響を与えるのが、物理的な影響です。

人はストレスがあると、無意識に歯をくいしばってしまったり、就寝中に歯ぎしりをするようになります。歯のくいしばりや歯ぎしりが歯に与える圧力はかなり大きく、歯槽骨まで圧迫して破壊が進んでしまうのです。

また、噛み締めが強いと歯自体に小さな破折を起こすこともあります。この隙間に歯周病菌がついて歯周病が発症したり、悪化しやすくなります。

このようにストレスの歯周病への影響は、小さくありません。

歯の周囲に腫れや痛みを感じたら、それはストレスから来るものかもしれません。自分なりのリラックス法を見つけ、上手に解消していきましょう。

次項は、噛むバランスについてです。

「過度なストレス」も歯周病の原因に!?

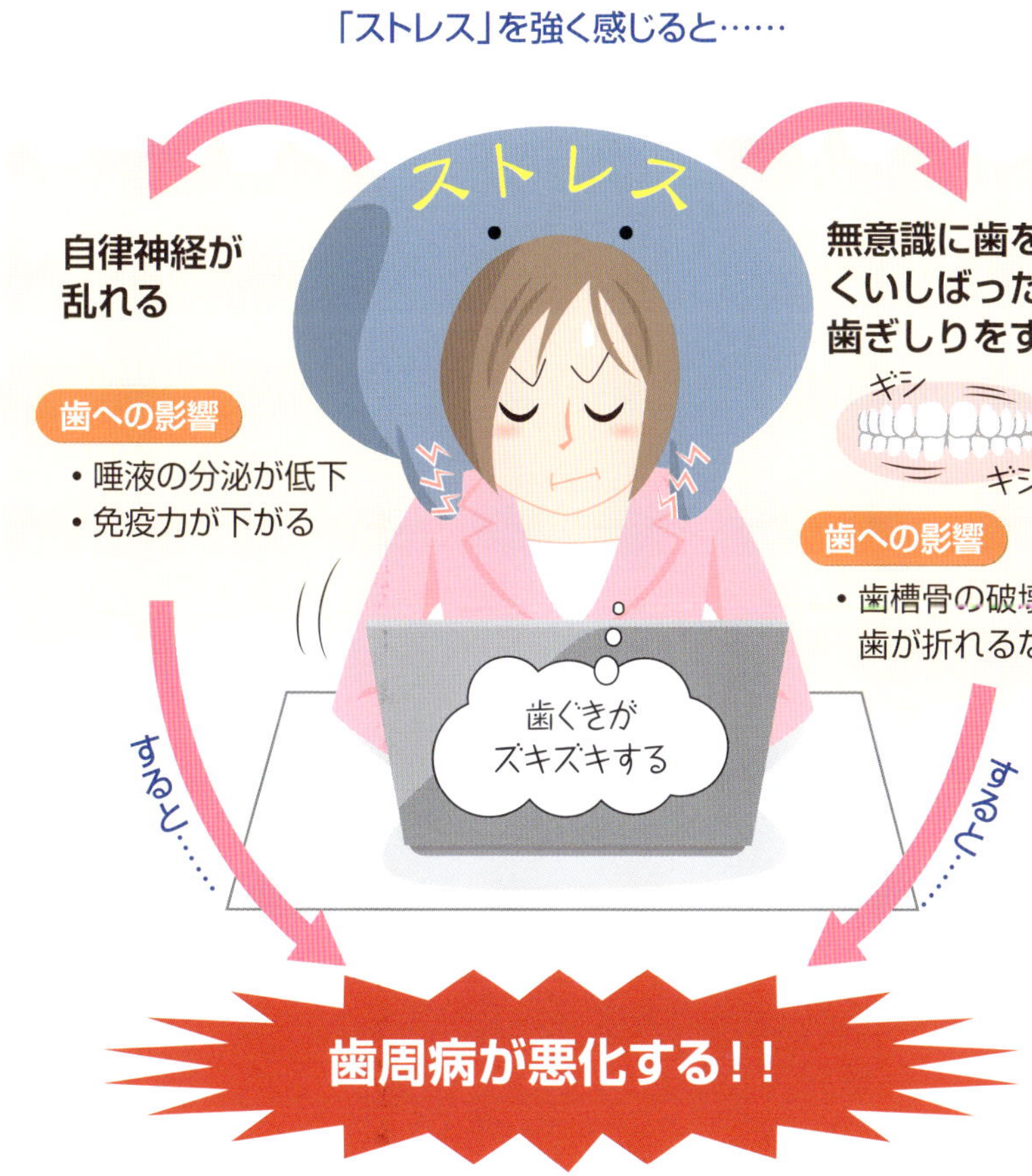
「ストレス」を強く感じると……
ストレス
自律神経が乱れる
歯への影響
・唾液の分泌が低下
・免疫力が下がる
無意識に歯をくいしばったり、歯ぎしりをする
ギシ
ギシ
歯への影響
・歯槽骨の破壊や歯が折れるなど
歯ぐきがズキズキする
すると……
すると……
歯周病が悪化する!!

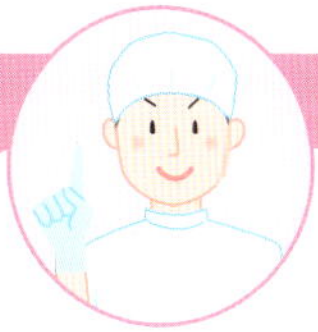

自分なりのストレス解消法を探そう♪

- 散歩やストレッチなど軽い運動
- ガーデニングや音楽などを楽しむ
- 友人との会話
- 美術館や観劇に出かける
- お風呂などリラックスタイムをつくる

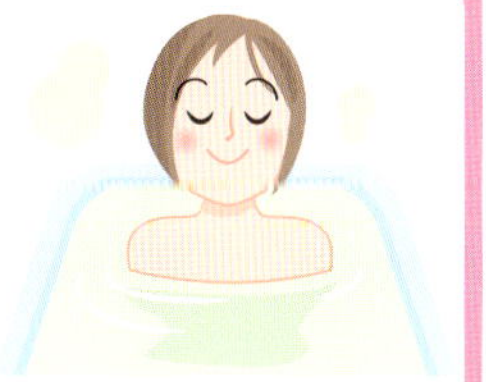

歯並び、噛み合わせの不具合と歯周病の悪化

噛む力のバランスが崩れると

自分の歯並びや歯の噛み合わせについて考えたことはあるでしょうか。

これらの不具合を「不正咬合《ふせいこうごう》」といいます。不正咬合は、歯周病のリスクを高めてしまいます。

歯並びが悪いと歯磨きで汚れを落としづらくなります。唾液が絶えず分泌されることで、口内を洗浄していると説明しましたが、歯並びが悪いと、唾液により洗い流されにくい部分もできます。歯周病菌が付着したり、増殖しやすくなり、歯周病が発症しやすくなります。

さらに問題なのは、噛み合わせが悪いと、食べ物を噛むときにバランスが悪くなることです。不正咬合では、特定の歯ばかりに過度の力が加わったり、噛み合わせがずれている歯に、ゆがんで力が伝えられたりします。噛むたびに、斜めに歯に当たることで、歯に揺さぶりをかけてしまっているケースもあります。

これらは、歯を支えている歯周組織*の不正な圧迫となり、血流が滞《とどこお》る原因となります。すると歯根膜などの歯周組織が弱り、歯がグラつきます。これが歯槽骨への刺激となり、破壊が進みます。

さらに、噛み合わせの悪さをカバーしようと、無意識に顎をずらして噛む癖がついてしまうことがあります。そうなると、顎の筋肉が常に緊張し、顎を支える首や肩の筋肉の負担となります。そのため頭痛や肩こり、耳鳴り、顎関節症などを引き起こす原因にもなります。

噛んだときにすべてが同時に噛み合わない、噛み合うときに歯がぶつかるなどするときは、不正咬合の可能性があります。歯科医に相談しましょう。

用語解説　歯周組織　歯のまわりにある組織。歯肉、歯根膜、セメント質、歯槽骨などがあり、歯を支えて顎の骨とつなぐ役割を果たしている。

歯並び、噛み合わせも歯周病の原因に

歯並びや噛み合わせの不具合を「不正咬合」という

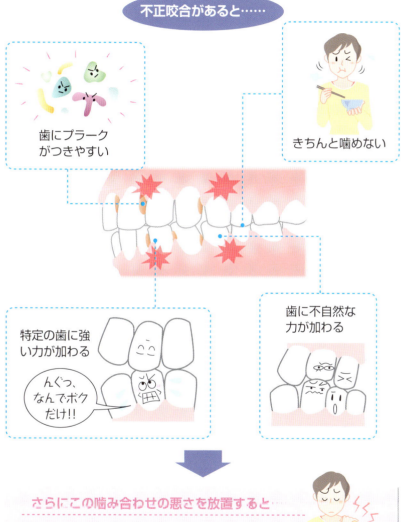

不正咬合があると……

歯にプラークがつきやすい

きちんと噛めない

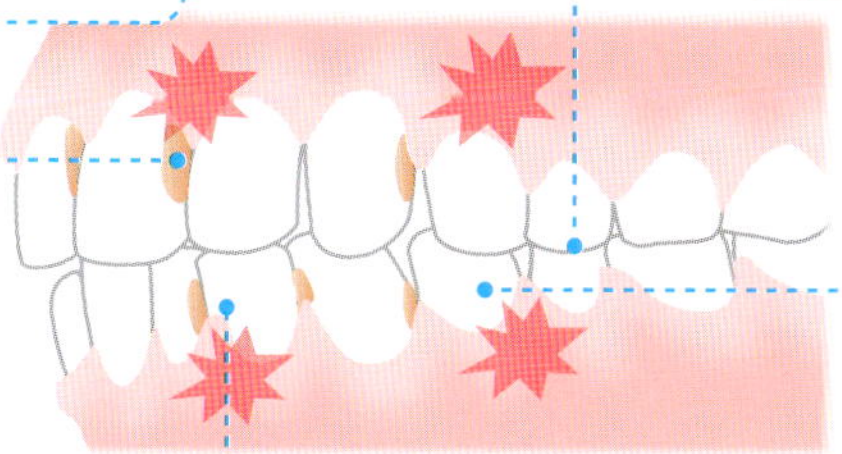

特定の歯に強い力が加わる

歯に不自然な力が加わる

さらにこの噛み合わせの悪さを放置すると……

歯周病が進行しやすくなる。さらに、頭痛や肩こり、耳鳴り、顎関節症などを引き起こす原因にも!!

歯周病の予防と進行を抑えるためには

全身の病気と生活習慣のリスクを減らす

年齢や性別などの条件が近く、同じ時期に歯周病を発症しても、進行がはやい人と遅い人がいます。その違いは何なのでしょうか。

歯周病は、細菌が増殖することで起きる感染症です。しかし、その発症は必ずしも歯の周辺の歯周病菌の多さによるものではありません。

ここまで見てきたように、歯周病菌の増殖する条件や歯周病の進行には、さまざまな要因が関係しています。歯周病が進行しにくい人というのは、それらの要因が少ない人なのです。

これは、要因となるものを一つひとつ改善していけば、歯周病の予防や進行を抑えることが可能なことを示しています。

はじめに取り組みたいのが、全身の病気の治療です。糖尿病やメタボリックシンドローム、つまり高血圧や高血糖、脂質異常症、そして腎臓病などが持病にある場合は、きちんと治療を受け、症状を改善していくことが大切です。

生活習慣の改善も、効果的です。

すぐに止めるべきなのが、喫煙です。これは歯周病のみならず、多くの病気のリスクとなってしまうことを忘れてはいけません。

不規則な食事や暴飲暴食など、肥満につながる食生活は、歯周病のリスクも高めます。

ストレスは全身の免疫機能を下げてしまうので、適切に解消していくのが大事です。

さらに口内環境を改善することで、歯周病のリスクを下げることができます。

次項から、不正咬合やプラークの除去について、詳しく説明しましょう。

歯の健康を守る取り組みは?

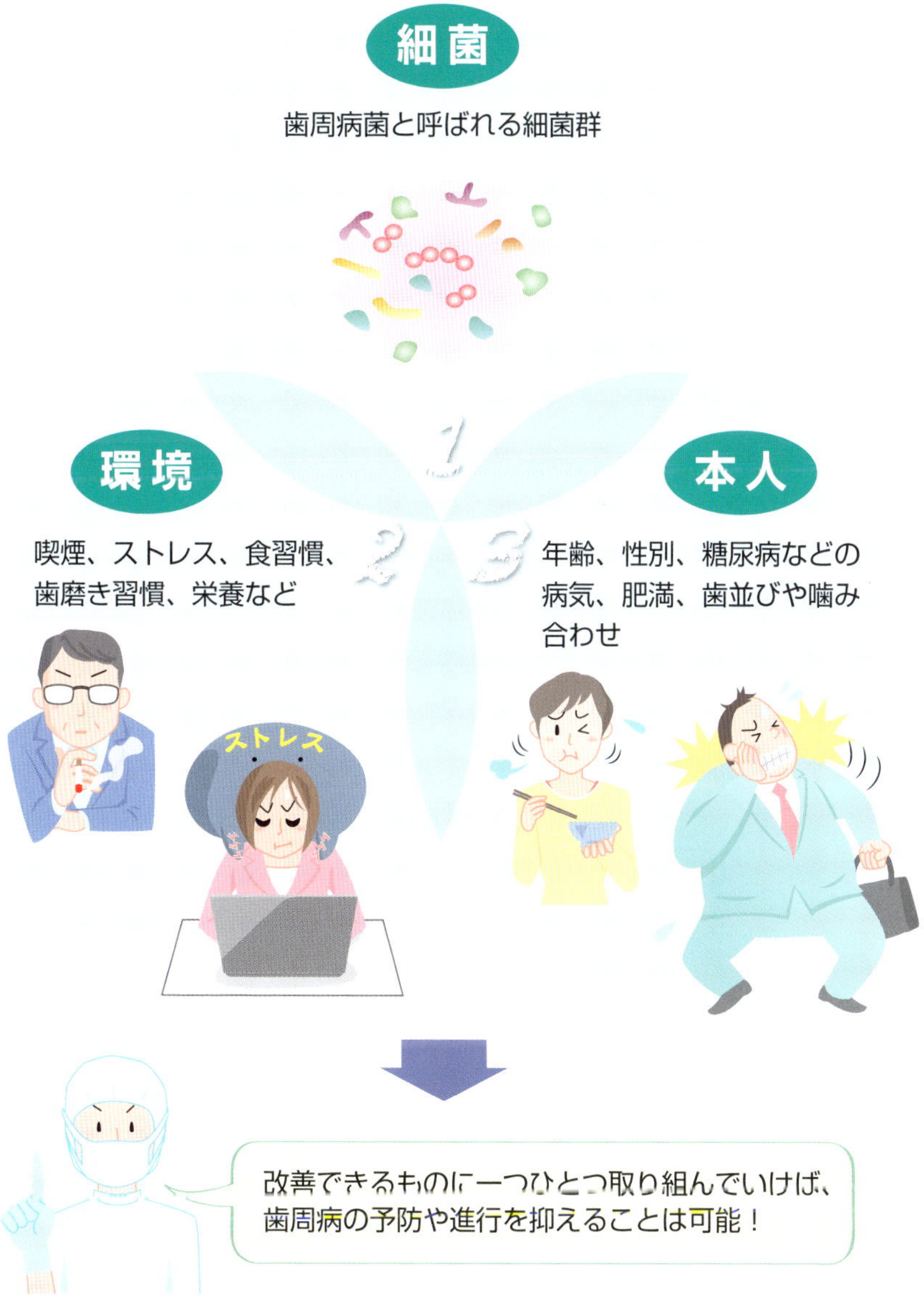
細菌
歯周病菌と呼ばれる細菌群
1
2
3
環境
喫煙、ストレス、食習慣、
歯磨き習慣、栄養など
ストレス
本人
年齢、性別、糖尿病などの
病気、肥満、歯並びや噛み
合わせ
改善できるものに一つひとつ取り組んでいけば、
歯周病の予防や進行を抑えることは可能!

口のなかのリスクを減らす

口のなかの歯周病のリスクを減らすためには、口内環境を整えることが重要です。

口内環境に大きく影響を与えるものの1つが、不正咬合です。歯並びや噛み合わせの悪さなどの不正咬合が、歯周病を悪化させる要因となることは説明しました（68頁参照）。不正咬合を引き起こす原因にもなる〝癖〟に、「ブラキシズム」があります。

ブラキシズムとは、歯ぎしりのことです。

上下の歯を左右にすり合わせる「グラインディング」、一箇所でギュッと噛みしめる「クレンチング」、上下の歯をカチカチ合わせる「タッピング」があります。

実は、ブラキシズムは、誰もが行っているものです。問題となるのは、強い力で行っていたり、頻度が高かったり、力を入れている時間が長い場合です。顎の筋肉を緊張させ、歯根膜や歯槽骨などの歯周組織に圧力がかかり、歯周病を進行させてしまうからです。

特に就寝時のブラキシズムは、本人も気づかずに、非常に強い力で行っていることが多く、歯を砕いてしまうケースもあるほどです。

対策としては、歯科医院で、就寝時に装着するマウスピース「ナイトガード」を作成したり、不正咬合を直します（くわしくは100頁参照）。

歯周病にならない口内環境をつくるためには、プラークの除去も大切です。これは、歯周病治療の一番の基本です。

プラークコントロールなしに歯周病治療は行えません。たとえ、手術などで歯周病への処置を行ったとしても、プラークが溜まった状態でいれば、やがて歯石となり、歯周病菌が増殖しやすい環境をつくり、歯周病が再発してしまうからです。

次項では、プラークの除去の基本である、正しいブラッシングを解説します。

口内環境を整えて、歯周病のリスクを減らす

口内環境を整える対策

1 ブラキシズム

ブラキシズムとは「歯ぎしり」のこと。おもに3つのタイプに分けられる。不正咬合の原因ともいわれている

グラインディング

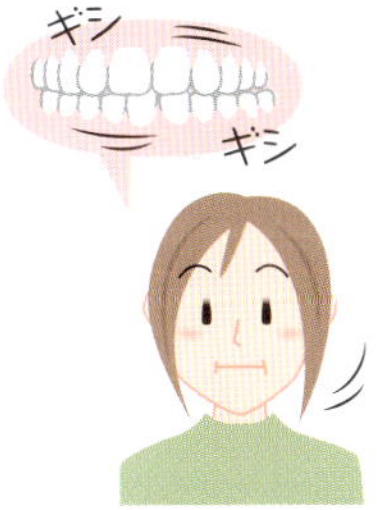
ギシ
ギシ

上下の歯を左右にギシギシすり合わせる

クレンチング

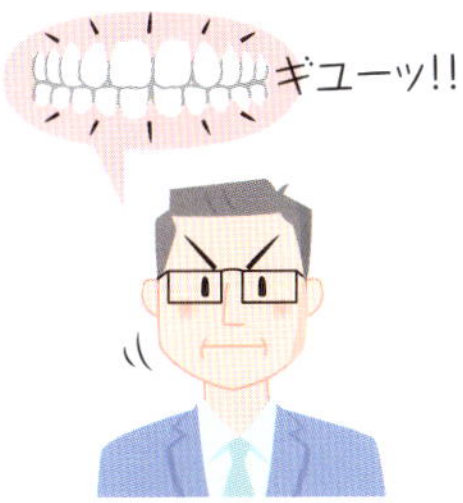
ギューッ!!

一箇所でギュッと噛みしめる

タッピング

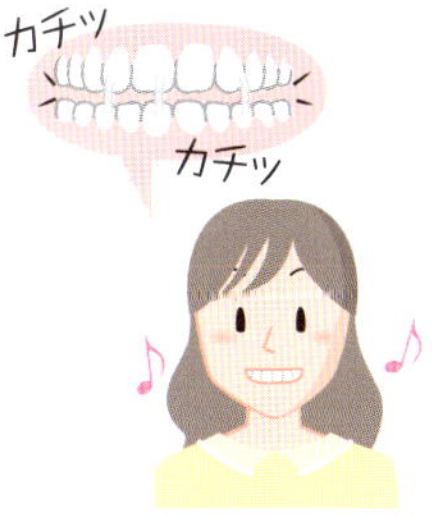
カチッ
カチッ

上下の歯をカチカチと合わせる

対策 就寝時にマウスピースを装着する。不正咬合の治療など

2 プラークコントロール

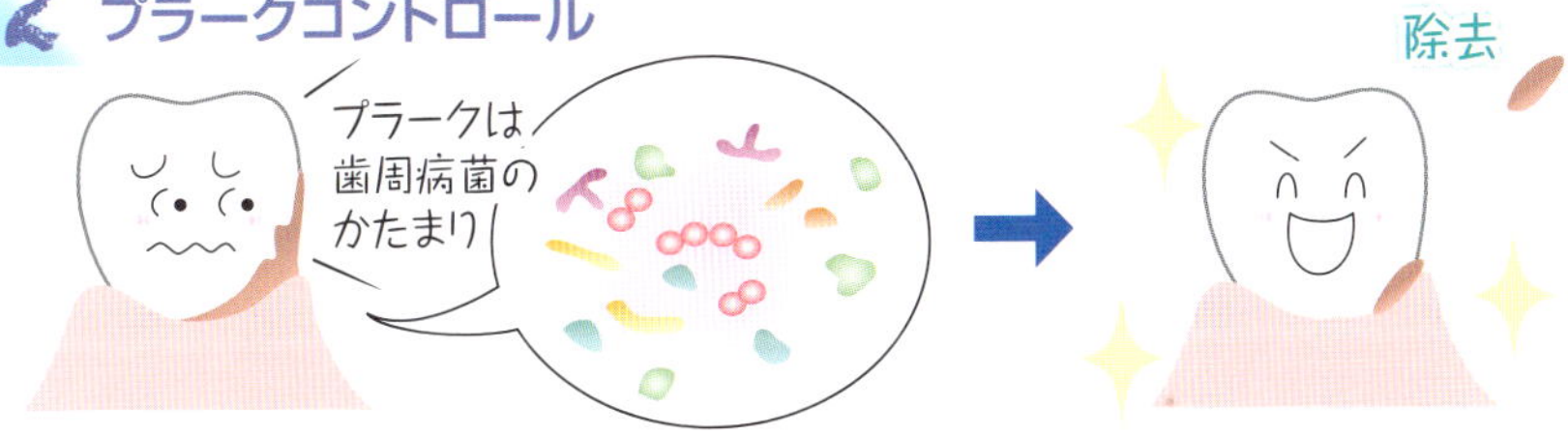
プラークは
歯周病菌の
かたまり
除去

対策 プラークを除去し、溜めない

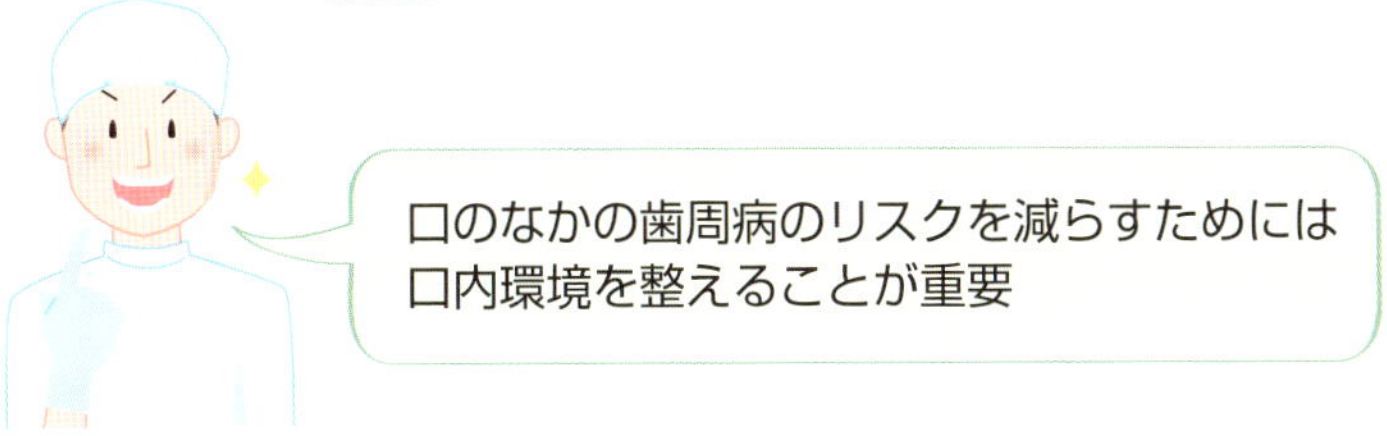
口のなかの歯周病のリスクを減らすためには
口内環境を整えることが重要

歯垢・プラークを除去するための正しいブラッシングと歯間清掃

歯周病はプラークが溜まることからスタートする病気です。

歯周病予防は、プラークを除去することから。基本となるのは、歯ブラシによるブラッシングです。奥歯の噛み合わせや歯と歯のすき間など、細かいところのプラークもしっかり落としましょう。

ブラッシングには、歯肉へのマッサージの効果もあります。刺激で血流がよくなり、歯肉の表面のバリア機能が強化されます。

歯ブラシで磨きにくい位置は、デンタルフロスや歯間ブラシなどを使います。

正しいブラッシング

歯磨きをしないと、2～3日で歯にプラークがつき、歯周病菌が増加してしまいます。歯磨きは、毎食後が理想ですが、不十分な歯磨きを3回行うよりも、1日1回就寝前に、時間をかけてすみずみまで磨くのが効果的です。

歯ブラシの選び方

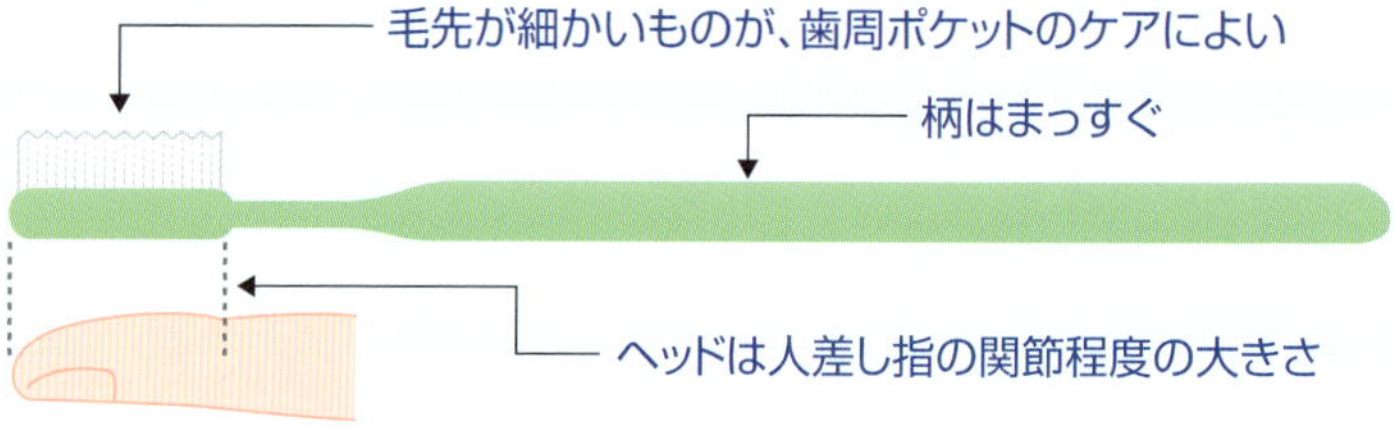
毛先が細かいものが、歯周ポケットのケアによい
柄はまっすぐ
ヘッドは人差し指の関節程度の大きさ

ただし、合う歯ブラシは人それぞれ。歯肉の状態によっても、適切な硬さなどが違うので、歯科医師や歯科衛生士に相談しよう

歯磨き剤

歯磨き剤は過度に使いすぎないように注意しましょう。

歯磨き剤に含まれる成分の効果はあくまで補助。ブラッシングでしっかりプラークを落とすことが大切

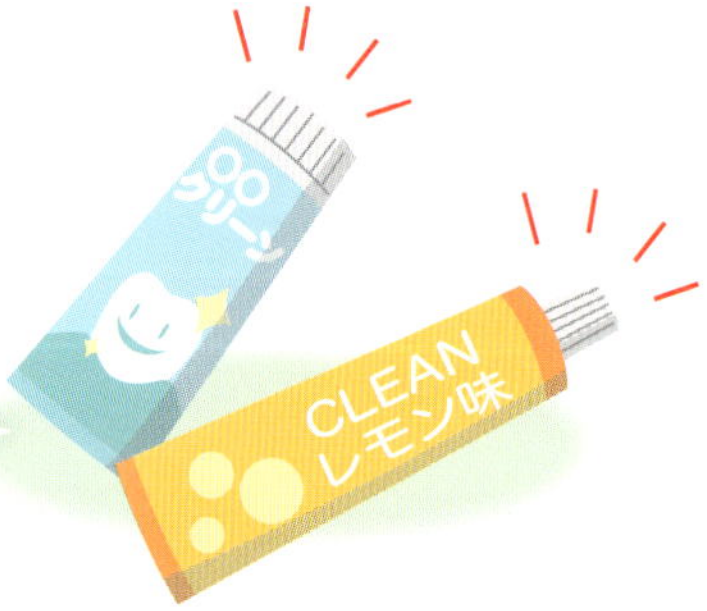
CLEAN
レモン味

歯ブラシの持ち方

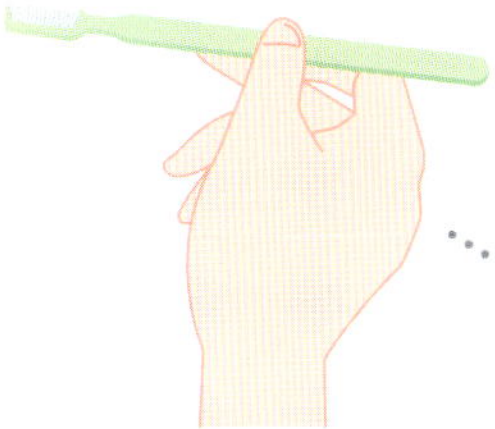

鉛筆を持つように軽く持つと、無駄な力が入らず、毛先を細かく動かせる

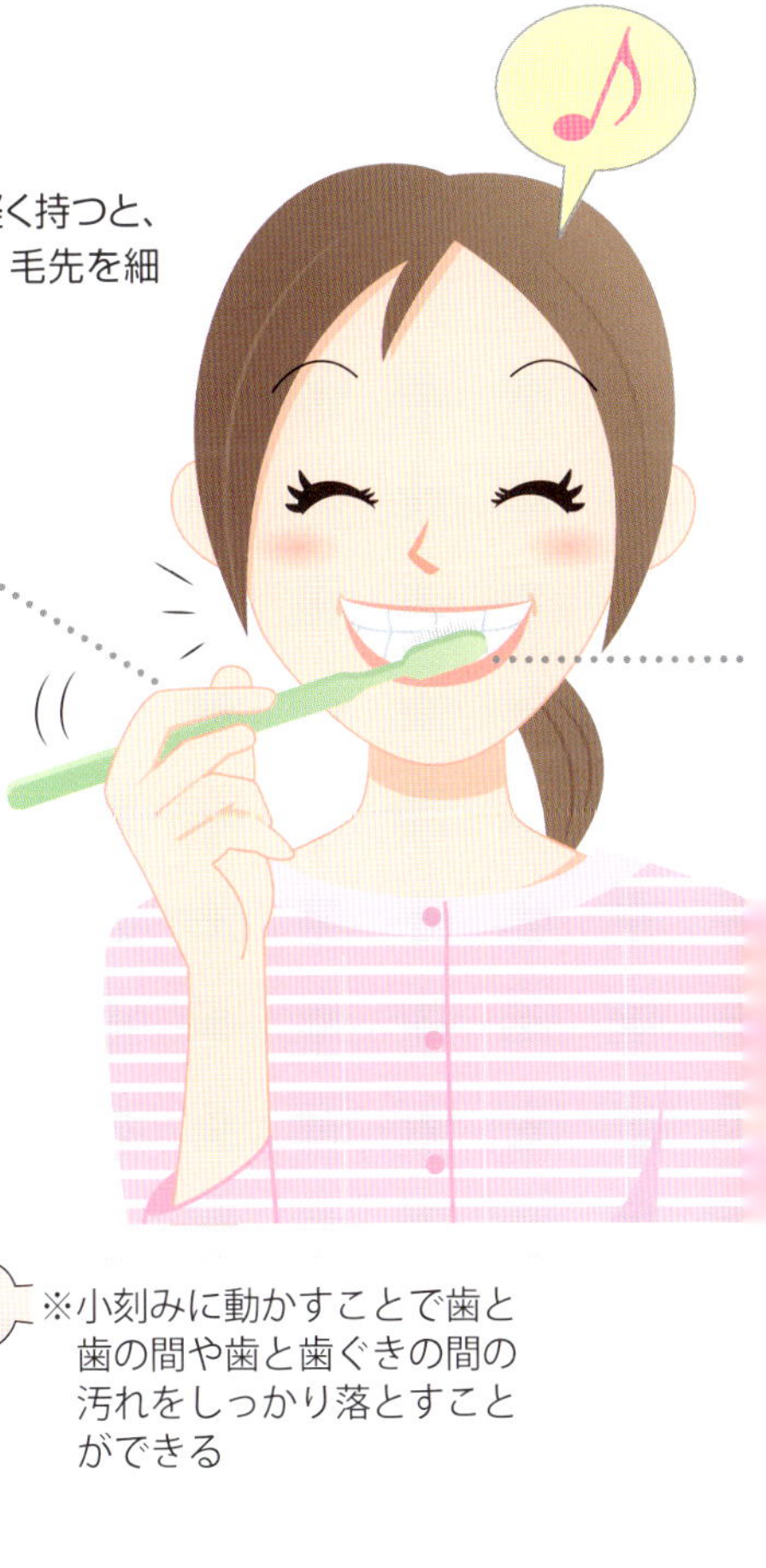

ブラッシングのポイント

[スクラッビング法]

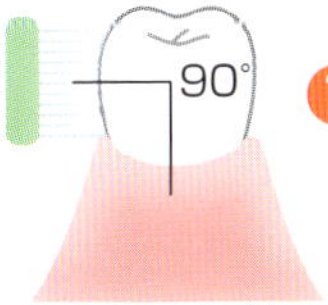

❶ 歯ブラシの毛先を歯面に対して直角(90°)に当てる

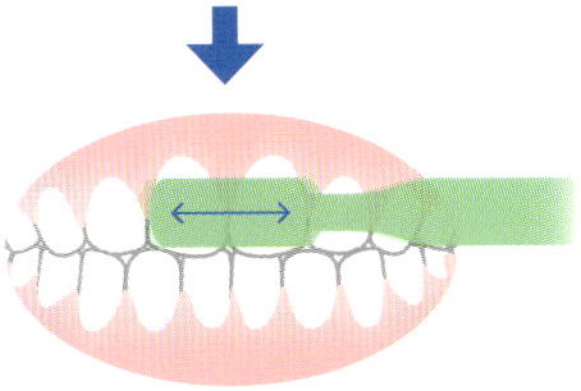

❷ 1～2歯ずつ磨く感じで小刻みに歯ブラシを左右に動かす

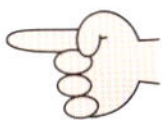

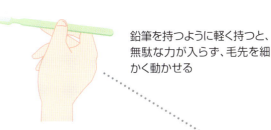

※小刻みに動かすことで歯と歯の間や歯と歯ぐきの間の汚れをしっかり落とすことができる

[歯の裏を磨くポイント]

前歯の裏側は、歯ブラシを縦にして磨く

前歯の裏側▶

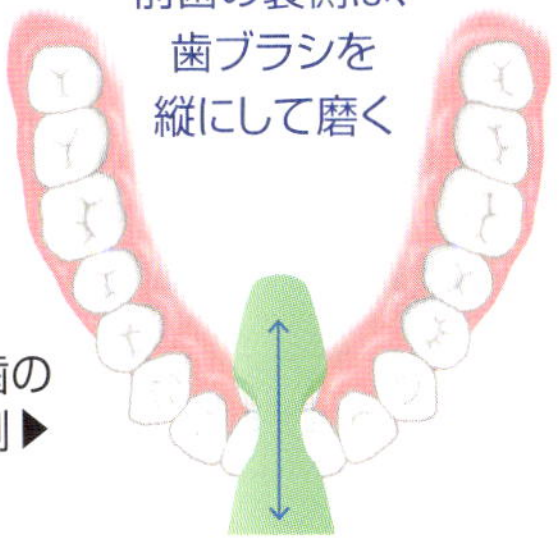

奥歯の裏側は、歯ブラシの先端やかかとで磨く

奥歯の裏側▶

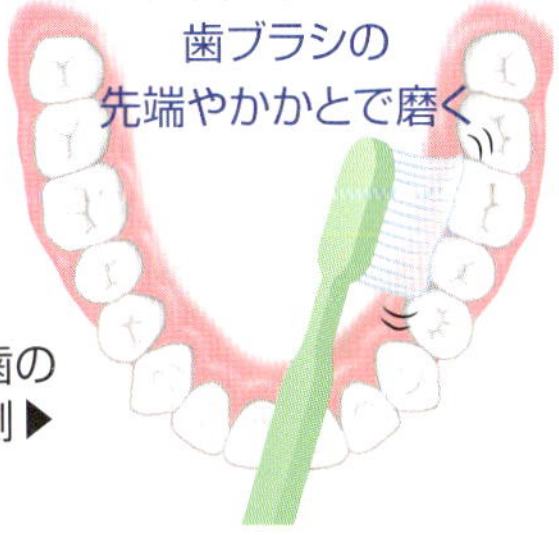

磨きにくい位置もしっかり

歯ブラシでは届かない細かい場所は、デンタルフロスや歯間ブラシを使います。

電動歯ブラシの使い方

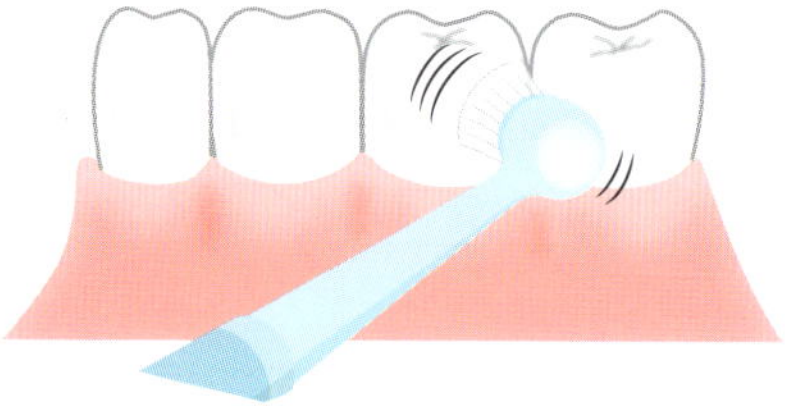

電動歯ブラシでも、当たったところのプラークを落とすのは同じ

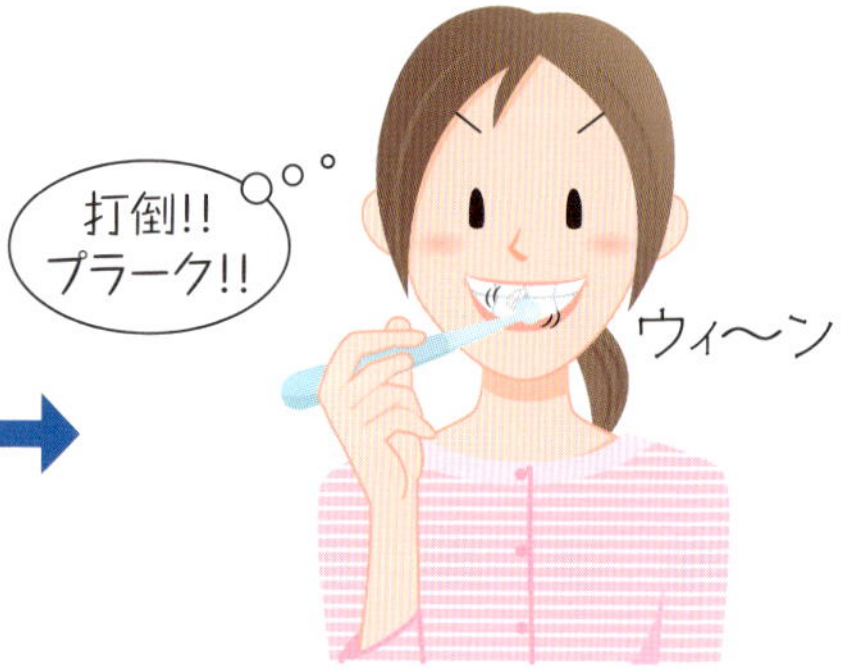

長期にわたり強く当てすぎると歯肉がすり減る危険があるので注意

歯間ブラシの使い方

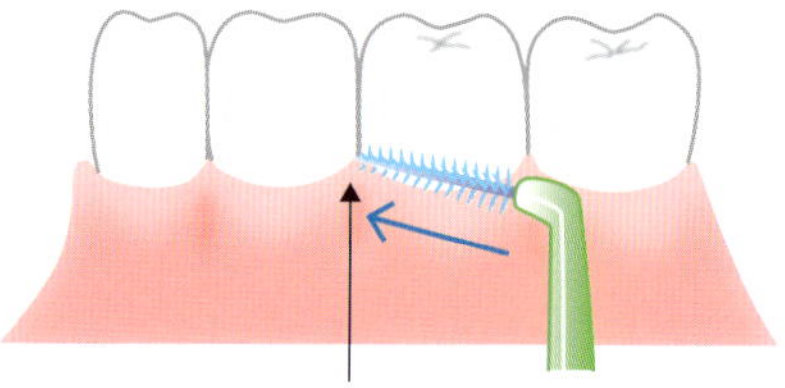

歯肉を傷つけないよう歯間に入れる

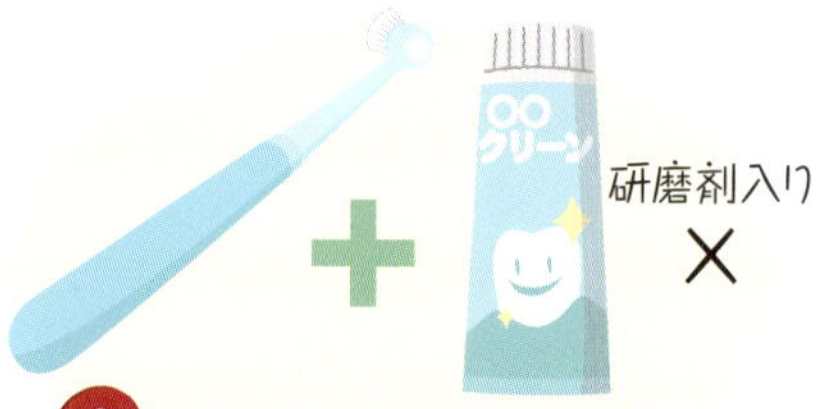

注 歯磨き剤を併用するときは、研磨剤入りは避ける

歯肉に炎症がある場合、出血することも。使っていくうちに、おさまる

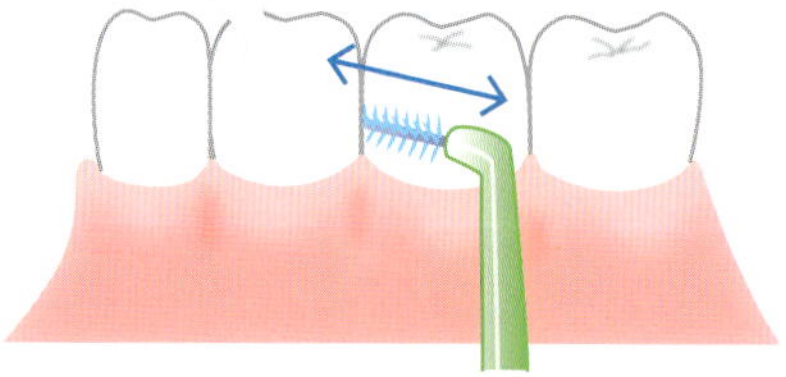

数回往復してプラークを除去する

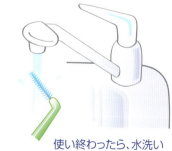

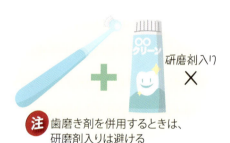

使い終わったら、水洗いして乾燥させる

フロスの使い方

❶ フロスの長さは、指さきからひじ程度

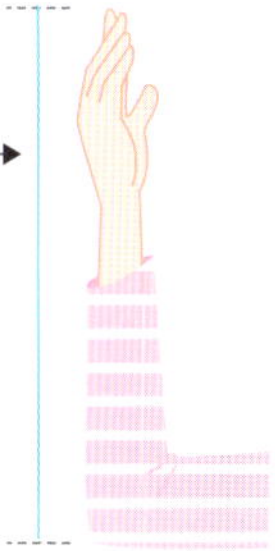

❷ 片方の中指に2、3回軽く巻き、もう片方の中指に残りのフロスを軽く巻く

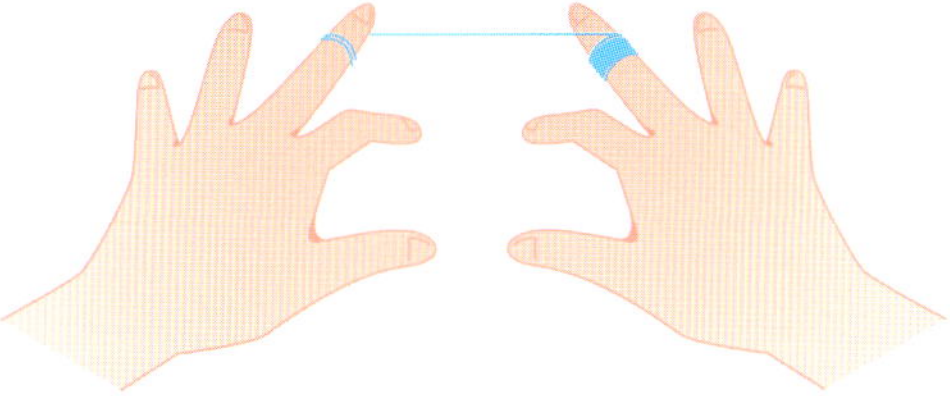

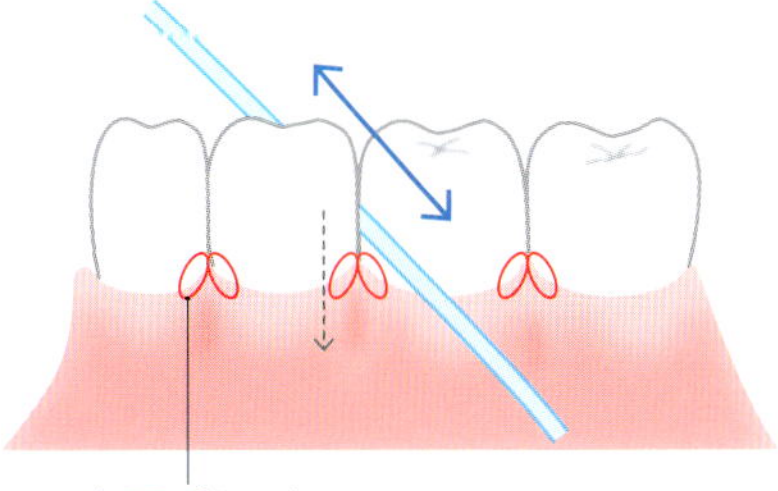

❸ 前後にゆっくり動かしながら歯のすき間に入れる（歯周ポケットの中にも入れる）

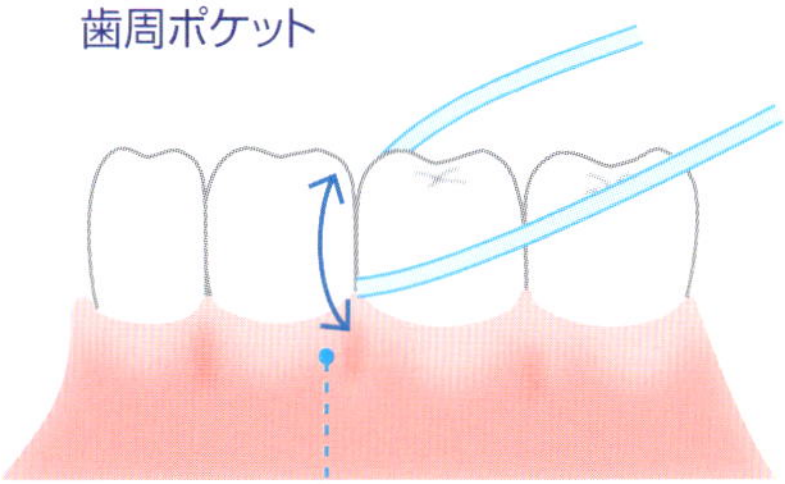

❹ 磨く側の歯にひっかけるようにして、上下に数回動かす
※反対側も同様に磨く

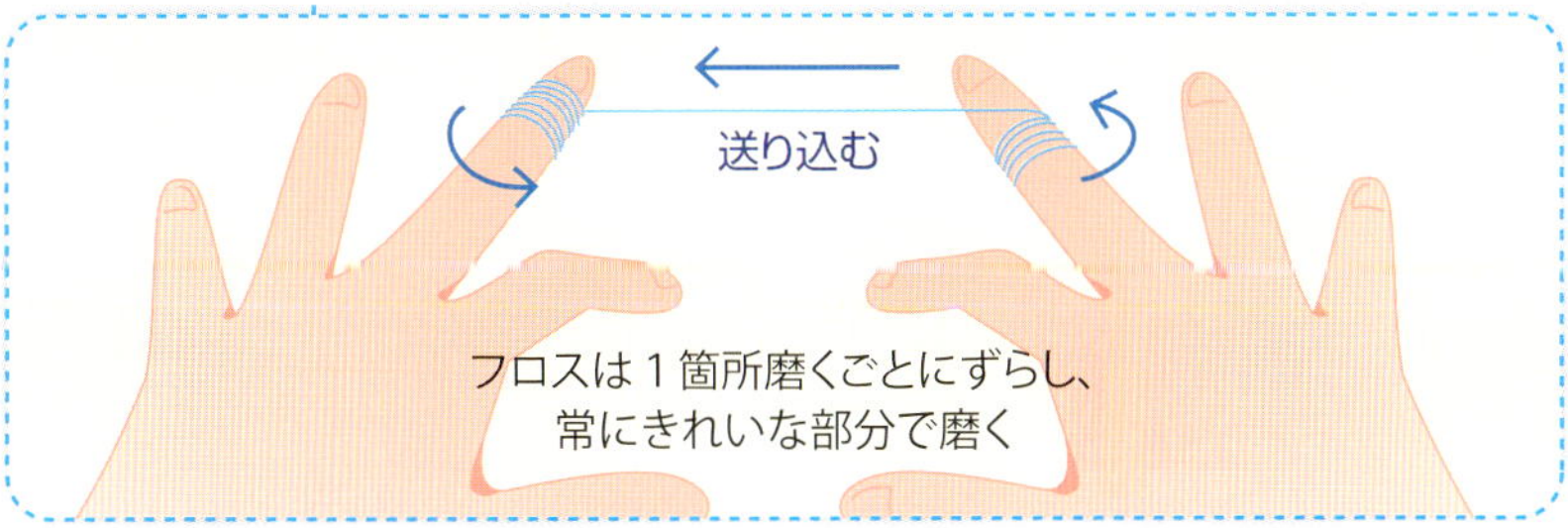

フロスは１箇所磨くごとにずらし、常にきれいな部分で磨く

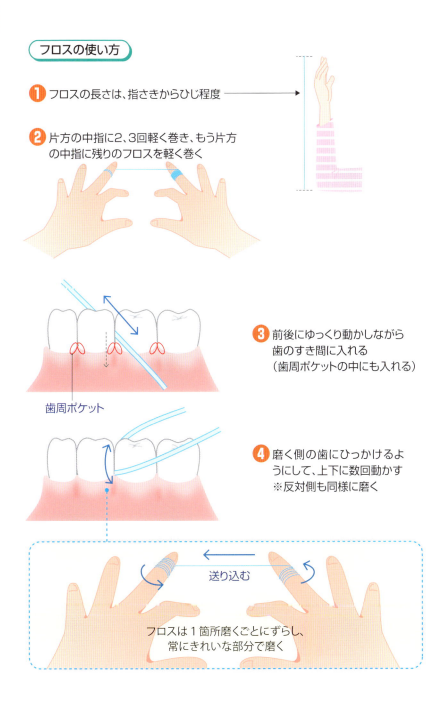

食事の際は「よく噛む」を心がける

食事のとき、よく噛むことは歯周病予防の観点からも大切です。

現代の日本人は、柔らかく、舌触りの滑らかな食べ物を好む傾向にあります。しかし、昔の人々は歯ごたえのあるものを、しっかりと噛みしめて食べていました。現代人は、ほとんど噛まなくても飲み込めるものを食べることが多く、噛む機会が格段に減っているのです。

噛むことの効果は、まず唾液の分泌がよくなることにあります。

噛めば噛むほど、その刺激で唾液が分泌され、歯の洗浄や酸の中和、歯の再石灰化が促進し、歯周病や虫歯予防によいのです。

線維質を含んだ食べ物を噛むと、歯に付着したプラークを落とす効果もあります。野菜など線維の豊富な食べ物を多めに取り入れ、左右でまんべんなく噛むように心がけましょう。

また、よく噛むことは食べ物の消化を助け、栄養の吸収がよくなります。バランスのよい食事は健康の基本ですが、食べた物の力をしっかり生かし、免疫力をアップするためにも、よく噛んで消化・吸収できるようにしましょう。

さらに、噛む刺激により脳への血流が増え、脳の働きが活性化される効果があります。よく噛んでゆっくり食事をすることで、食後の血糖値の上昇をゆるやかにする、満腹感*を得られるので食べ過ぎや肥満を防ぐ、などの効果もあります。

成長期の子どもなら、噛むことで顎が鍛えられ、歯槽骨など歯の周辺組織がしっかり育つことも重要です。

一口当たり20～30回を目安に、よく噛んで食べる習慣を身につけましょう。

次項では、歯周病と家族の関係を取り上げます。

用語解説　満腹感　十分に食物を摂ることで生じる感覚。いわゆる「お腹がいっぱいになった」感じ。脳の視床下部にある満腹中枢で感じるとされる。

よく噛むことは体全体の健康につながる

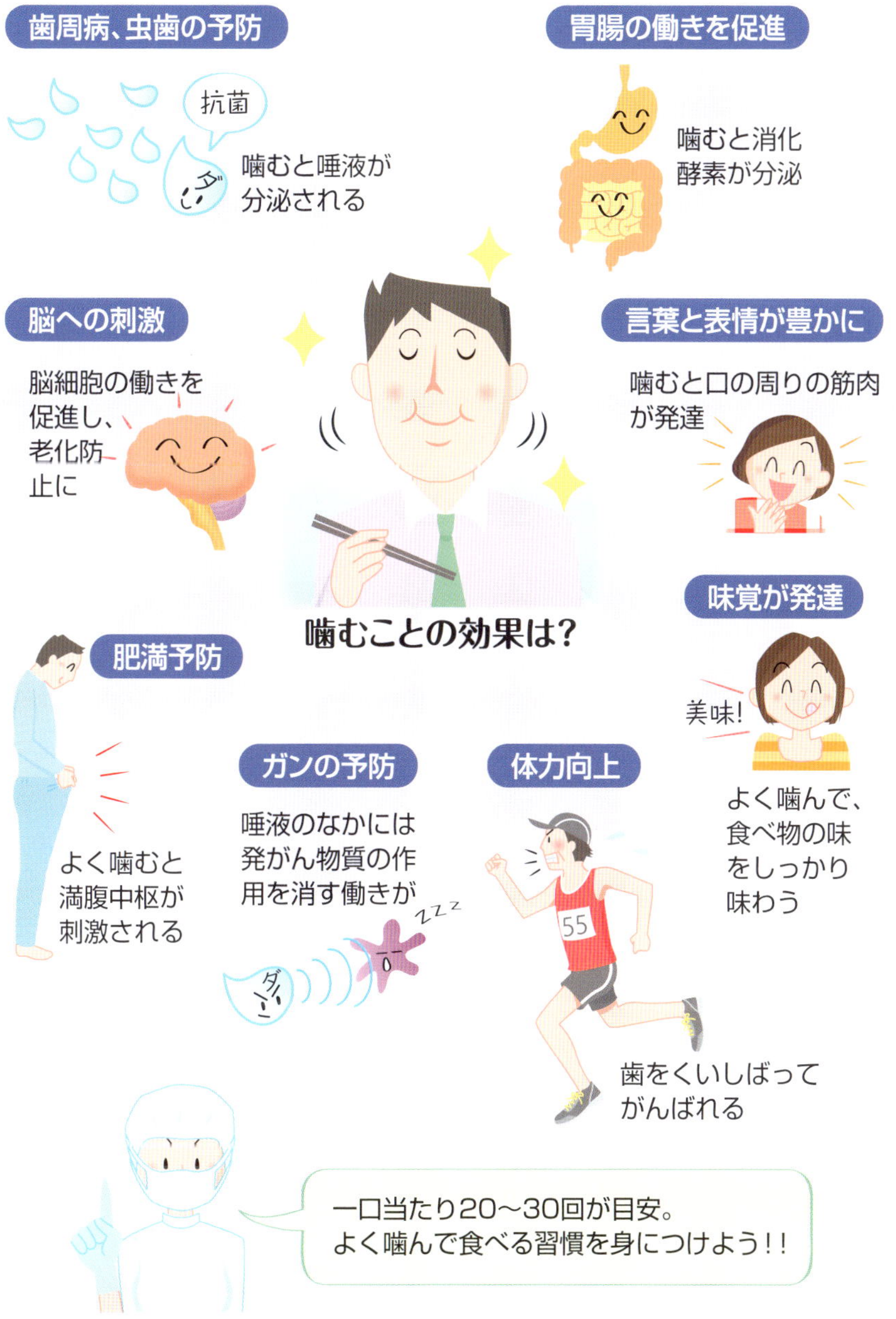
噛むことの効果は?
歯周病、虫歯の予防
抗菌
噛むと唾液が
分泌される
胃腸の働きを促進
噛むと消化
酵素が分泌
脳への刺激
脳細胞の働きを
促進し、
老化防
止に
言葉と表情が豊かに
噛むと口の周りの筋肉
が発達
味覚が発達
美味!
よく噛んで、
食べ物の味
をしっかり
味わう
肥満予防
よく噛むと
満腹中枢が
刺激される
ガンの予防
唾液のなかには
発がん物質の作
用を消す働きが
体力向上
55
歯をくいしばって
がんばれる
一口当たり20〜30回が目安。
よく噛んで食べる習慣を身につけよう!!

歯周病は家族単位で予防する

歯周病が歯周病菌に感染することで発症する、感染症だということは、繰り返し述べてきました。

では、その細菌はどこから来るのでしょうか。母子や夫婦を調べると、同一の細菌の株が発見されるなど、歯周病の原因菌が家族間で感染していることがわかってきたのです。

歯周病の原因菌を多く保有している親の子どもは、同じ細菌を保有する確率が高く、また歯周状態の悪い母親の子どもには、歯周病の原因菌の検出率が高いという報告があります。

母親などから子どもに感染させてしまうことを「垂直感染」といい、夫婦間などで感染させてしまうことを「水平感染」といいます。

昔は、母親が幼い子どものために硬いものを噛み与えることが珍しくありませんでした。しかし、現代では、虫歯菌の感染原因になるとして、母親教室などで行わないよう指導されています。

同じように家族の誰かに歯周病の人がいるのなら、それを治療し、他の家族に菌をうつさないようにすることが大切です。特に、母親は子どもと接触することが多いので、自分の口内の健康が、子どもの口内の健康にもむすびつくものだという意識をもって、適切な治療を受け、うつさないように注意する必要があります。

歯周病菌は、成人してからの感染もあるものなので、キスなどによる夫婦間の水平感染にも注意が必要です。

また、近年ではペットの犬の歯周病も問題となっています。犬の76・3％に歯周病の兆候が見られたという報告があり、またペットと飼い主の間に同一の歯周病菌が発見されたことなどから、ペットと飼い主がお互いに歯周病をうつし合っている可能性があるのです。

ペットを飼っている場合は、注意しましょう。

家族間で歯周病は感染する

歯周病の原因菌は家族間で感染していることがわかってきた。その感染ルートはおもに2つ

1 垂直感染

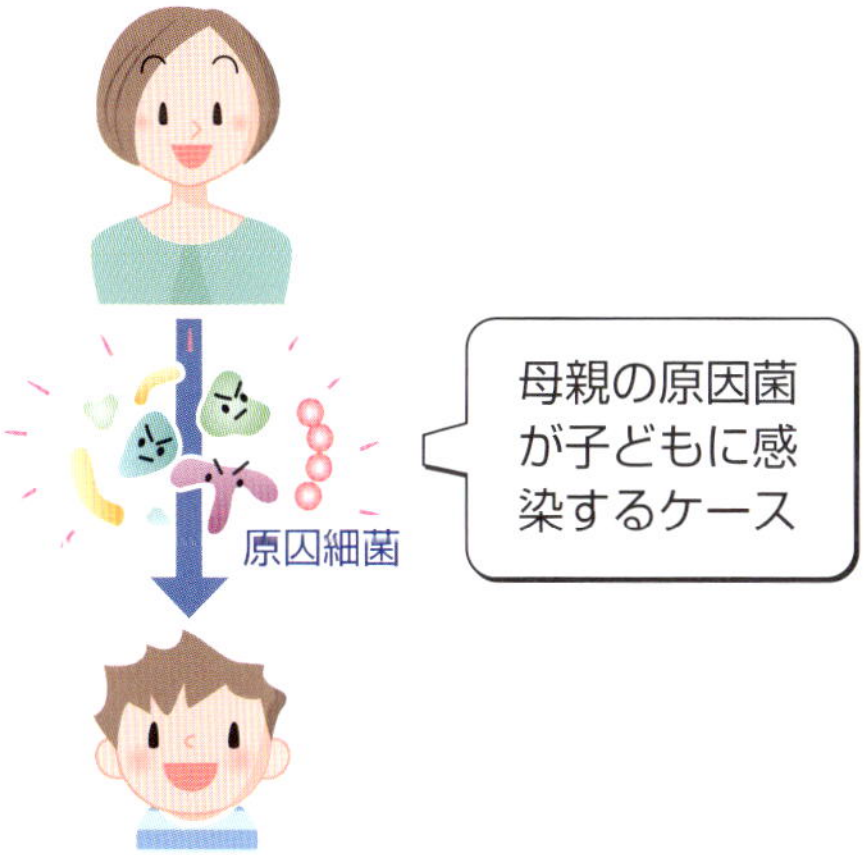
原因細菌
母親の原因菌が子どもに感染するケース

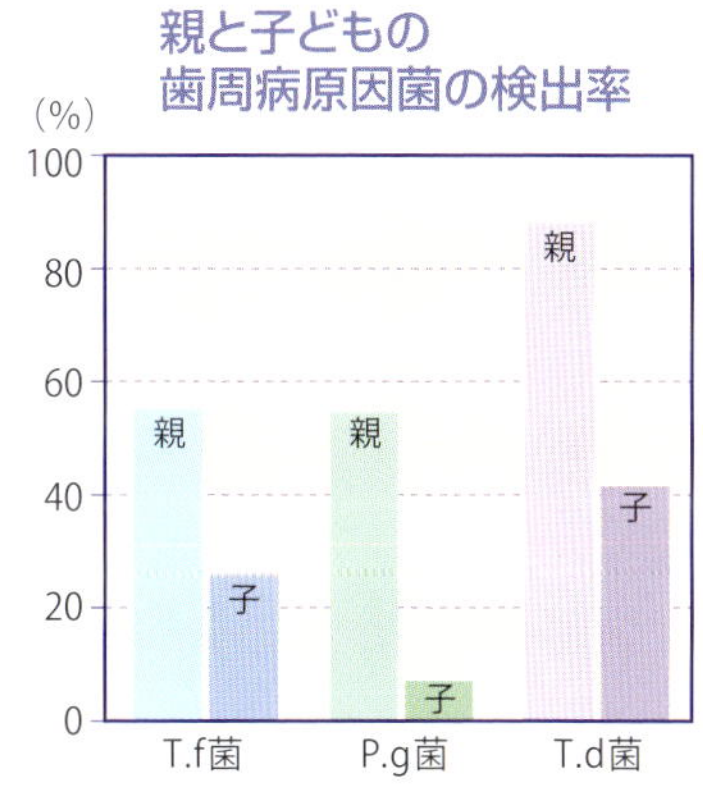
親と子どもの
歯周病原因菌の検出率
(%)
100
80
60
40
20
0
親
子
親
子
親
子
T.f菌
P.g菌
T.d菌

※梅田誠ほか；J.Periodontal Res39：398-404,2004 より

2 水平感染

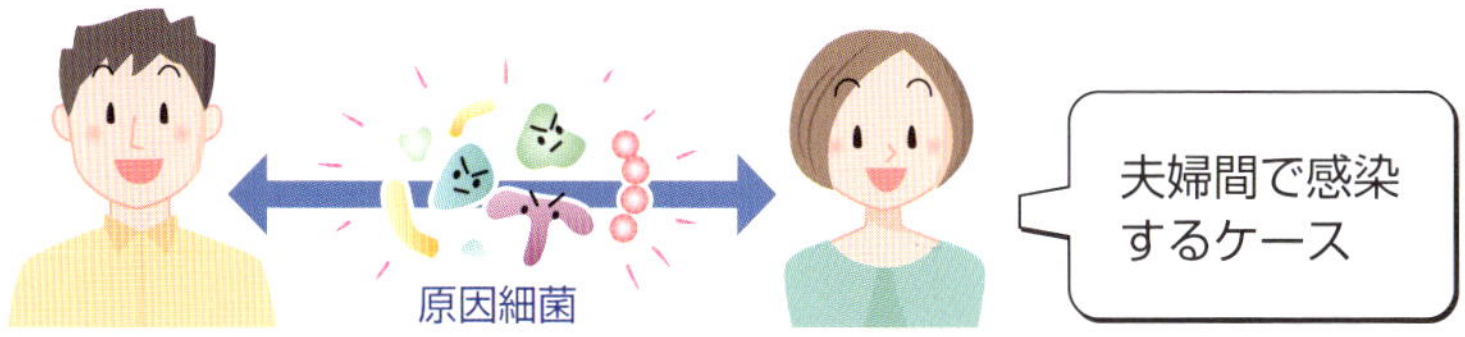
原因細菌
夫婦間で感染するケース

注意　ペットからの感染！？

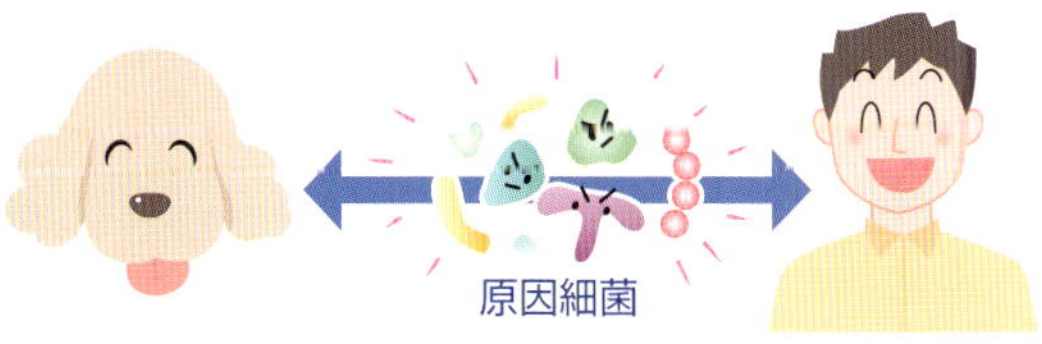
原因細菌

飼い主の口をペットがなめたり、食べかけの食べ物を与えたりするなどで、感染するケースがある

年1回の歯科検診を

あなたは、定期的に歯科検診を受けているでしょうか。

健康診断や人間ドックは職場や自治体からの指導もあり、未受診の人は減っています。しかし、歯科については、まだ何か症状が出てから受診という人が多いようです。

歯周病は、歯周病菌が増殖することで悪化していく病気です。また、一度歯周病の治療を受けて状態がよくなったとしても、ケアの仕方によっては再発することの多い病気でもあります。

歯周病の兆候はできるだけ小さいときに発見し、はやめに治療することが、ダメージを抑える意味でも、治療費を減らす意味でも重要です。とくに口内に不安がない人も、年に1回の歯科検診は受けるようにしましょう。

歯周病にかかったことのある人や虫歯治療で詰め物をした歯のある人、歯ぐきが下がっている（歯周ポケットが深い）人は、3ヵ月～半年に1度は検査を受けるようにします。

すでに述べたように、できてしまったバイオフィルムや歯石は、自分で行う歯磨きでは除去できません。毎日きちんと歯磨きをしていても、深い位置や歯並びの悪いところなど、どうしてもプラークが溜まってしまうことがあります。

歯科検診は、専門的なクリーニング（98頁参照）を受ける機会でもあります。自分では取りきれなかったプラークやできてしまった歯石の除去も、歯科検診を受ける大きなメリットなのです。

口、ひいては全身の健康を守るためにも、ぜひ信頼できるかかりつけの歯科医を見つけましょう。

次章からは、歯周病にかかってしまったとき、歯科医院で受ける治療について説明します。

歯科検診があなたの歯を守る

歯科検診って必要?

歯科検診はまだ「症状が出てから受診」という人が多い

例えば……

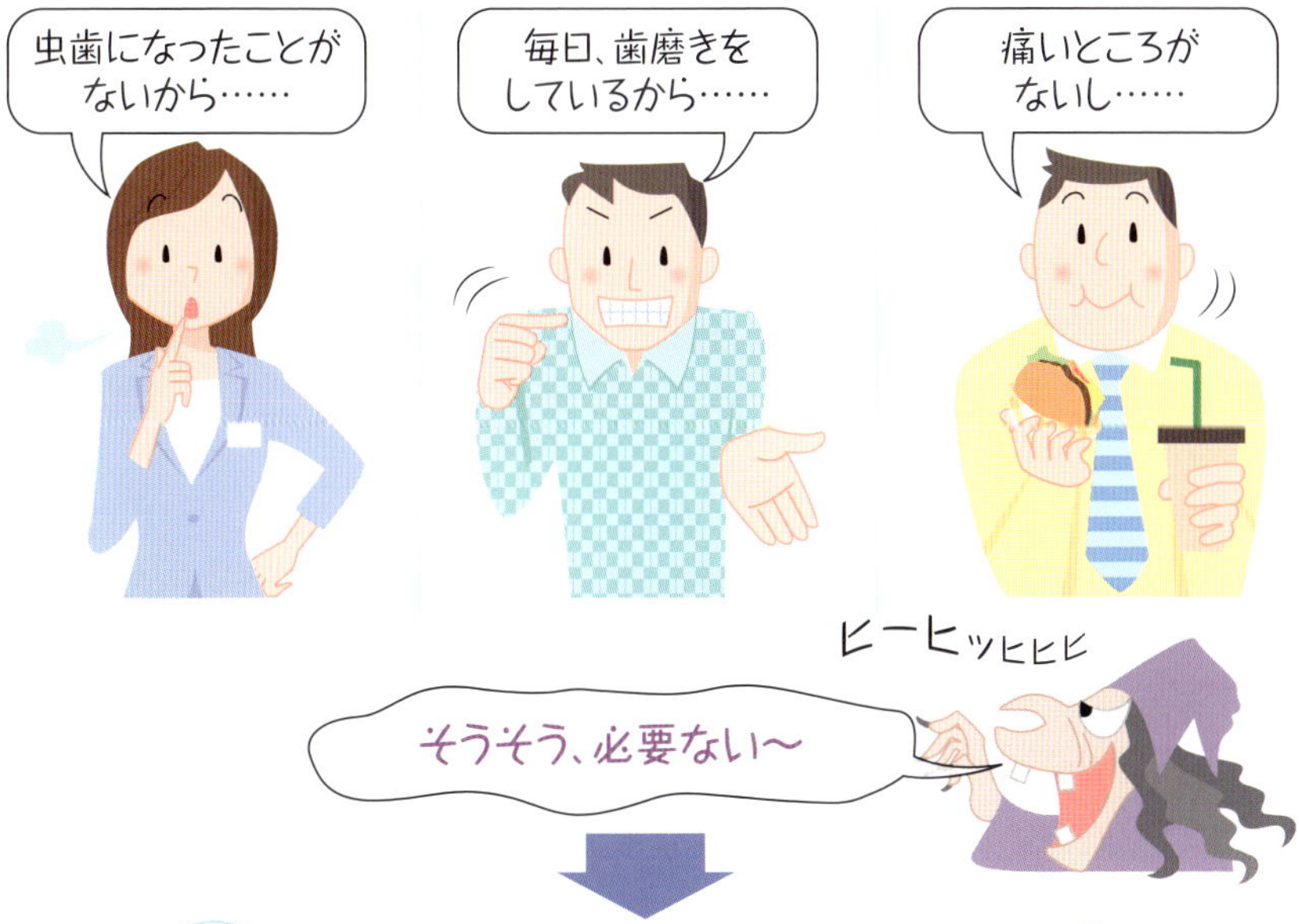

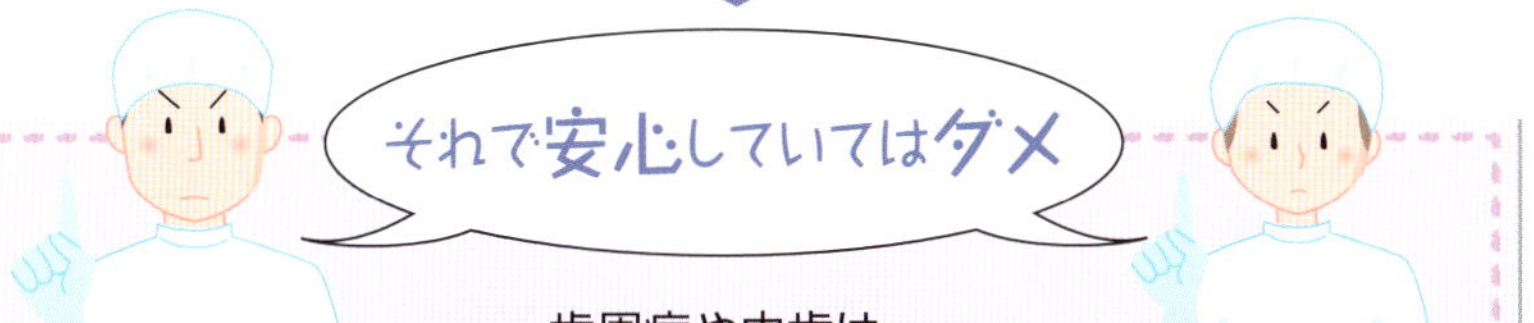

歯周病や虫歯は、
早く見つけて小さいうちに治すのが重要!
検診を受ければ、専門的なケアで、プラークや歯石を除去できる。
いつまでも、健康な歯で
楽しい生活を送りましょう!

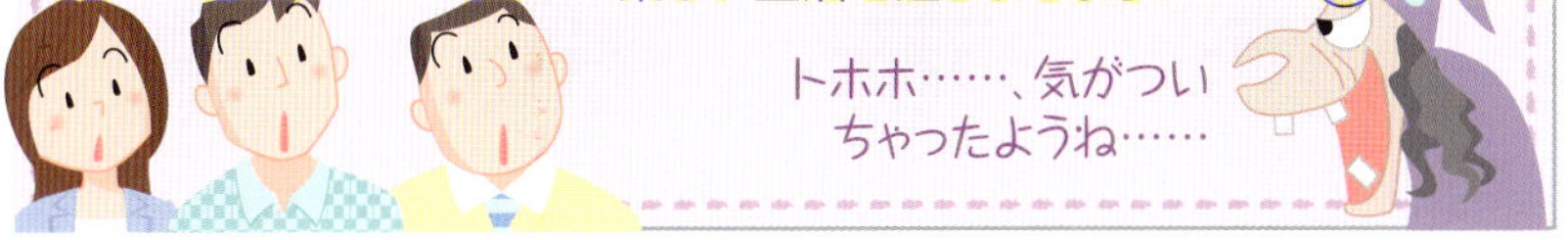

column

若い世代に発症する「侵襲性歯周炎」

歯周病は、年齢にかかわりなく発症する病気です。

しかし、多くの歯周病が10〜15年かけてゆっくり静かに進行していく慢性歯周炎であることから、深刻な状態になるのは年齢が高くなってからのことが多く、「歯周病は高齢者の病気」というイメージがつきがちでもあります。

ところが、若い人に注意が必要なタイプの歯周病があります。「侵襲性《しんしゅうせい》歯周炎」といい、30歳以下の若い人にも多く発症し、一般的な歯周病よりも進行が速いのが特徴です。

侵襲性歯周炎は、プラークや歯石があまり溜まらなくても、歯周ポケットが深くなり、歯槽骨の破壊が速く進んでいきます。前歯と第一大臼歯に限って発症することもあります。

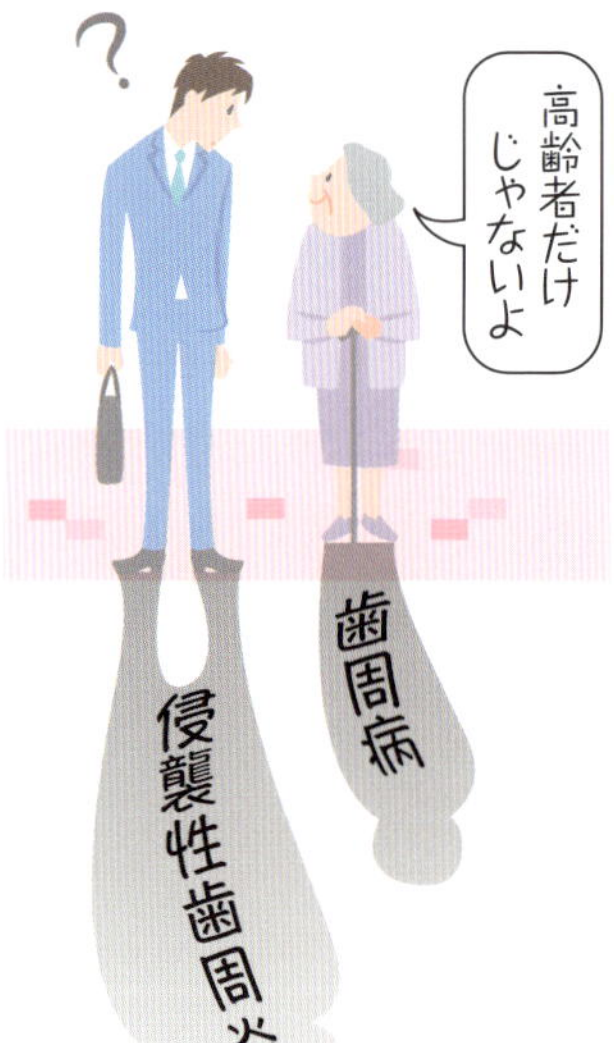

また、家族に侵襲性歯周炎の人がいると、他の家族にも発症しやすいとされています。

侵襲性歯周炎は、一般的な歯周病の治療法では治らないことも多く、進行が速いので、特に早期発見、早期治療が重要になってきます。

その意味でも「まだ若いから」と安心せずに、歯周病の予防や発見を心がけましょう。

第3章

歯周病を治療する

～最新治療とメンテナンス

歯周病は、きちんと治療を受ければ、ほとんどのケースで歯を失わなくてもよい病気です。治療と同様に大切なのが、その後のメンテナンスです。歯周病の最新治療とメンテナンスについて、説明しましょう。

歯の残存が治療の最大目的

歯周病治療の流れ

歯周病治療の目的は、口内環境を改善して、自分の歯で不自由なく噛む生活をできるだけ長く続けることにあります。歯周病治療は、大きく5つのステップがあります。まず歯科を訪れると、はじめに検査を行って、患者さんの状態を評価します。

歯科を訪れる患者さんは、何らかの不調や困っていることを抱えているのですが、その原因は歯周病だけとは限りません。歯科医師が、口腔内を検査の上、歯周病の進行度、虫歯などのリスクなどを総合的に診断します。また、同時に糖尿病などほかの疾患や生活習慣についても把握します。

次に、患者さんへ説明、「コンサルテーション」を行います。ここでは、考えられる治療の選択肢を示し、メリット・デメリットを説明します。

例えば、抜歯の必要があるときには、抜歯後の処置法、人工歯やインプラントの説明、さらに保険治療と自費治療の選択などを相談していきます。患者さんの希望も考慮した上で、治療法を選択し、具体的な「治療計画」を立てるのです。

次に、実際の「治療」を行います。プラークの除去から、症状が進んでいる場合には外科処置などを行います。噛み合わせやブラキシズムの治療、ブラッシングの指導なども含まれます。

治療が終わった後には、「再評価」を行います。再評価では、治療による効果がどの程度あったか確認し、その後の治療計画に役立てます。

そして、大切なのが再発予防のためのメンテナンスです。常に患者自身が正しいブラッシングを行うとともに、定期的に歯科医院のプロによるプラークコントロールを受ける必要があります。

歯周病の治療とは

初　診

ひどい膿や出血・痛みがある場合、緊急処置を行う

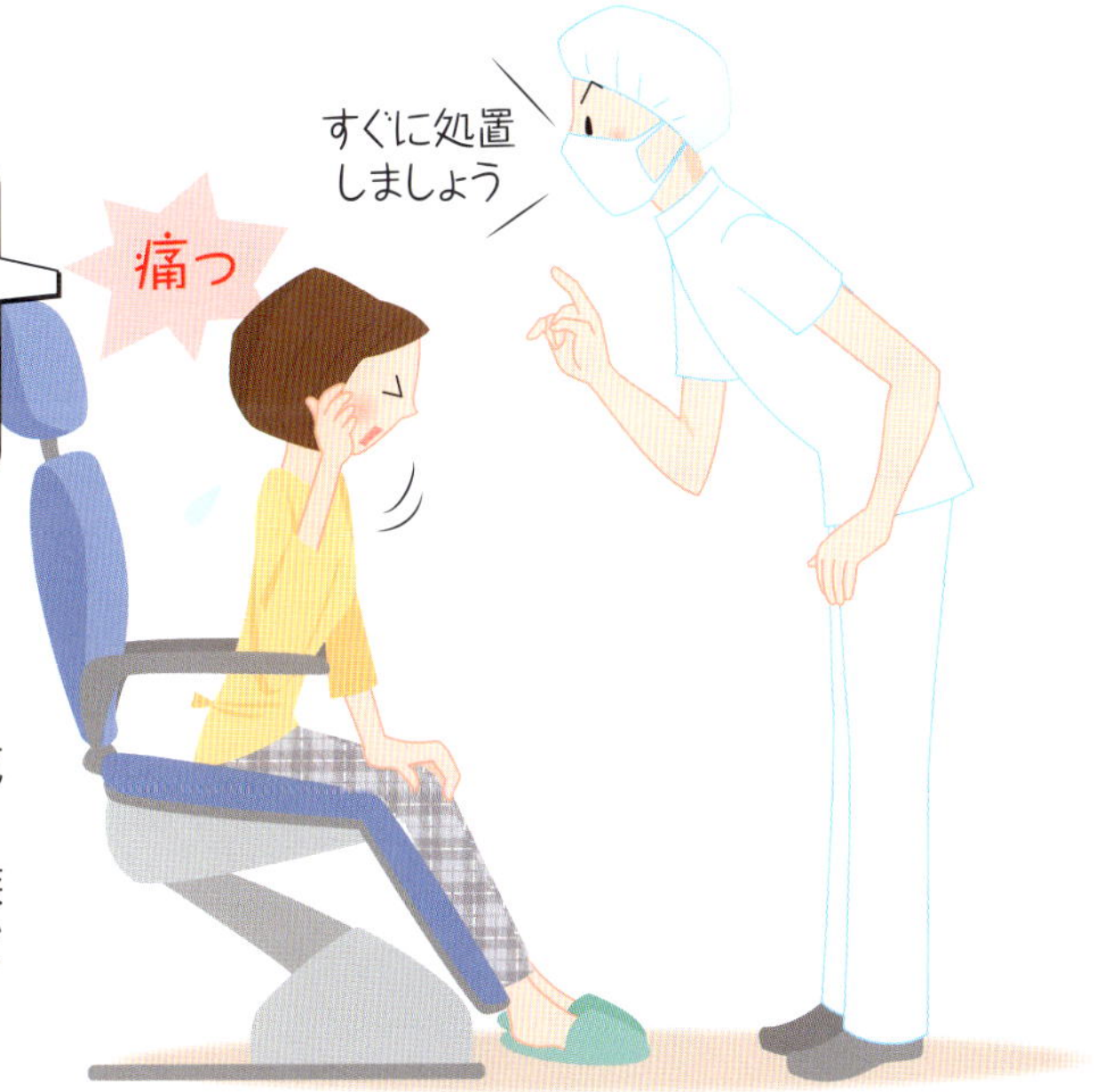
痛っ
すぐに処置しましょう

検査・診断

- 歯周病か
- 虫歯やほかの病気があるか
- 糖尿病など全身疾患や生活習慣などのリスク

コンサルテーション

- 治療法の選択
- 治療計画の説明

治療にかかる費用や時間などを説明し、患者の希望も考慮して決まる

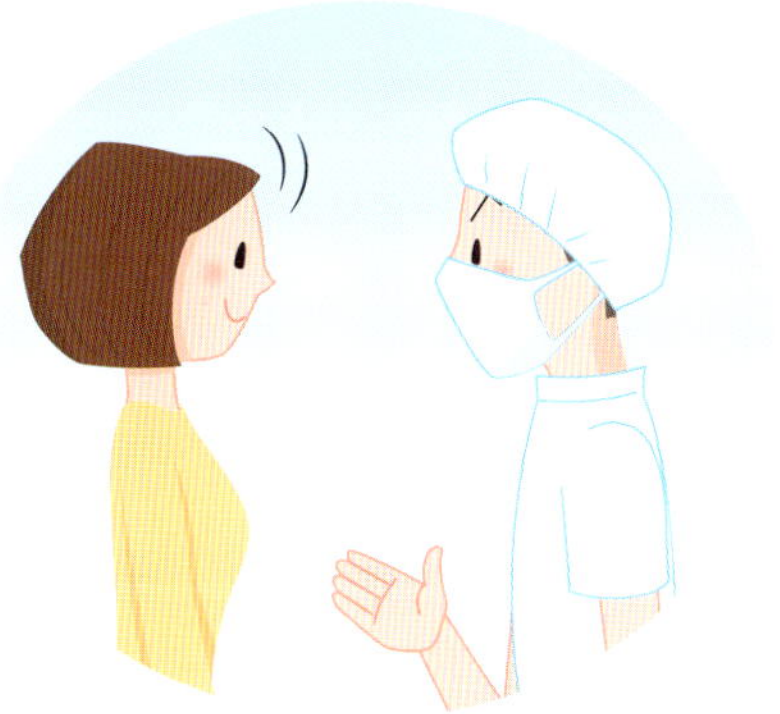

治　療

再評価

- 治療効果の確認
- 治療方針の修正

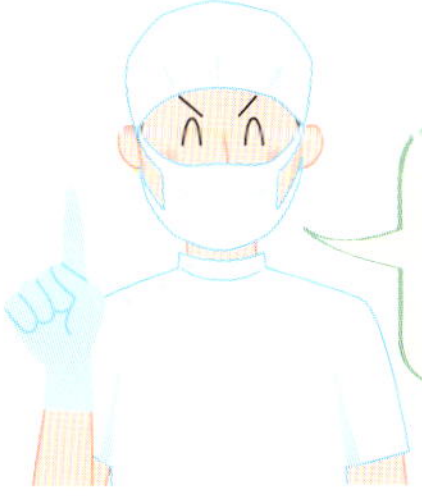

歯周病を再発させないためのメンテナンスも大切！

歯科医で行う歯周病の検査

問診と視診・触診

歯周病の検査は、ほかの病気と同様に、問診から始まります。

口内の自覚症状から、歯周病や虫歯にかかったことがあるか、歯磨きや食事、喫煙などの生活習慣、糖尿病などほかの疾患について、服用中の薬の有無、家族に歯周病の人がいるか、などが質問されます。

治療中の病気のある人は、お薬手帳*を持参するなど、正確に説明できるようにしておきましょう。

次に、医師による視診・触診が行われます。

視診では、まず歯にプラークや歯石が付着しているか、付着している場合、その量や色などを見ます。

歯肉の様子も大切なポイントです。健康なときは薄いピンク色ですが、歯周病が進むと鮮紅色から赤紫色、暗赤色へと変わっていきます。また、色の変化する部位も、歯と歯の間の歯肉からはじまり、次第に周囲に広がっていきます。これらは、歯肉炎・歯周炎の進行度を知るための重要な手掛かりです。

歯肉の腫れや形の異常、出血、噛み合わせや詰め物の不具合がないかなども確認します。

触診で、さらに詳しく状態を確認します。プラークや歯石の古さ硬さ、歯肉の腫れ具合や、硬くなっていないか（線維化）、触れたときに痛みがあるか、などです。

歯周病がかなり進んでいると歯槽骨に影響がでますが、触診によって歯槽骨がどこまで溶けているのか、歯や詰め物などがグラグラしていないか、などを確認します。

また、歯周病では歯肉からの出血や膿によって独特のにおいが発生するので、歯科医は視診や触診を行う際ににおいも確認しています。

用語解説　お薬手帳　処方薬について記録する冊子。薬の服用歴や副作用、アレルギーなどの情報を記入し、複数の医療機関で処方された薬の情報を一括して管理できる。

歯周病の検査　問診と視診・触診

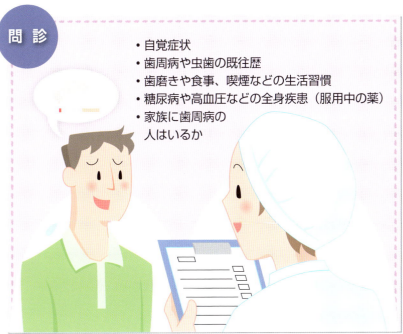

問診

- 自覚症状
- 歯周病や虫歯の既往歴
- 歯磨きや食事、喫煙などの生活習慣
- 糖尿病や高血圧などの全身疾患（服用中の薬）
- 家族に歯周病の人はいるか

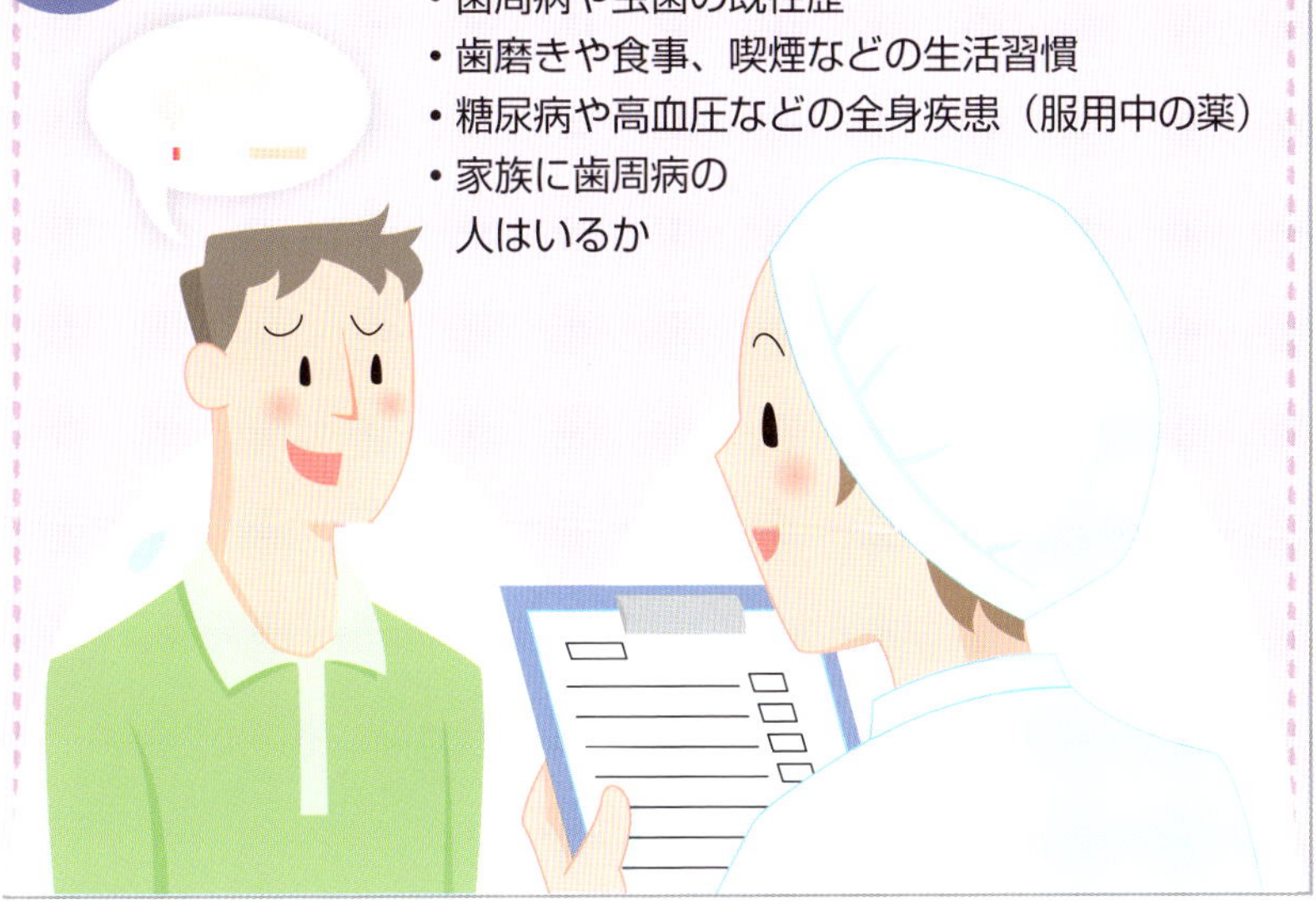

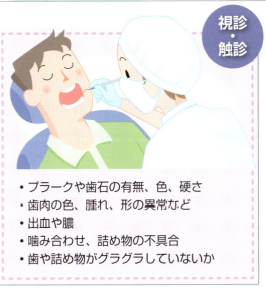

視診・触診

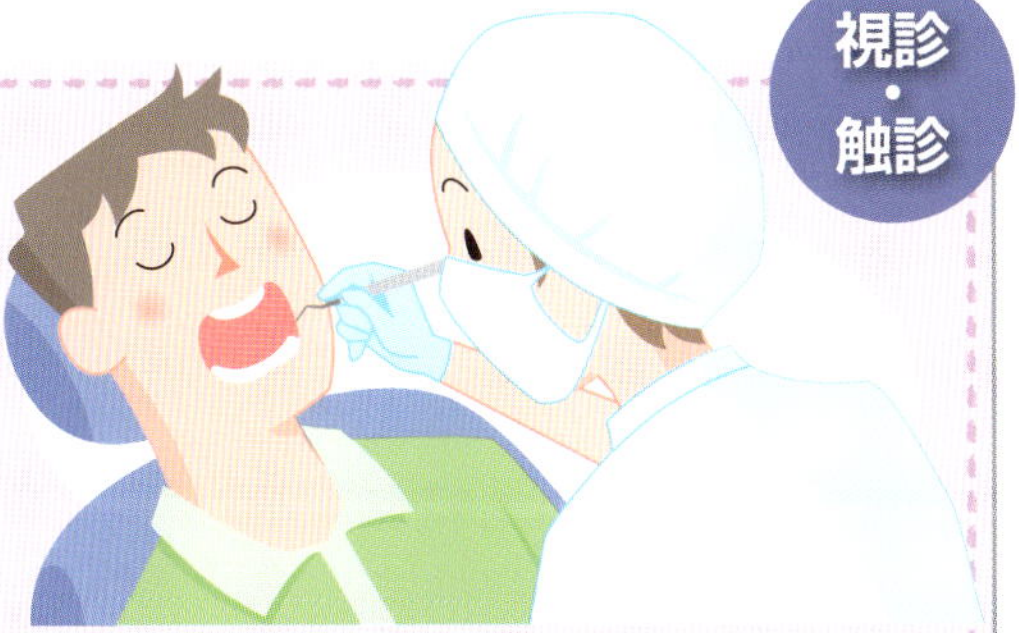

- プラークや歯石の有無、色、硬さ
- 歯肉の色、腫れ、形の異常など
- 出血や膿
- 噛み合わせ、詰め物の不具合
- 歯や詰め物がグラグラしていないか

歯周病では歯肉からの出血や膿によって独特のにおいが発生する。視診や触診を行う際ににおいも確認している

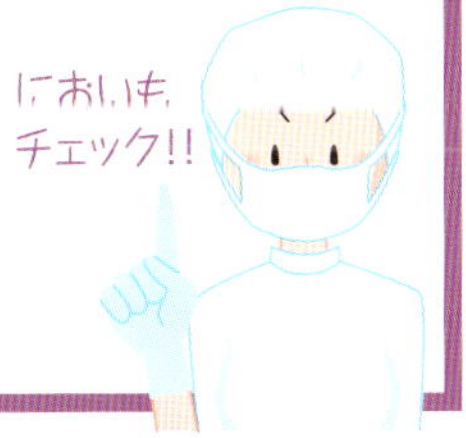

プロービング（歯周ポケット検査）と動揺度検査

歯周病では、歯周炎から歯槽骨が溶けて歯周ポケットが深くなり、また歯周ポケットが深くなるほど歯周病菌が増殖しやすくなって、歯周病の進行も早まります（48頁参照）。

つまり、歯周ポケットの深さは、歯周病の進行具合を知る目安となるのです。

歯周病の初診では、歯周ポケットの深さをはかる検査を行います。この検査を「プロービング」といい、「ポケットプローブ」という特別な器具を使います。

ポケットプローブは、金属製の細い器具で、先端に目盛りがついています。先端部を歯周ポケットに差し込んで、深さを測定します。歯1本につき、周囲の5～6ヵ所行います。

プロービングを行った後に、出血や膿がないかも診断の材料となります。

プロービングの際には、ポケットプローブで軽く圧を加えますが、歯肉に炎症がなければチクチクする程度で、ほとんど痛みを感じることはありません。

また、ポケットプローブやピンセットを使って、歯の動揺度も調べます。

歯根とそれを支える歯槽骨との間には、歯肉と歯根膜があるため、健康な歯であっても、揺らせばかすかに動きます。このわずかな遊びは、歯で硬いものを噛んだときに衝撃を和らげる役割をしてくれるものです。

しかし、歯周病により歯槽骨が溶け始めると揺れ方が大きくなり、やがて歯がグラグラして歯をきちんと支えることができなくなってしまいます。

歯の動揺度や動く方向を調べることは、歯槽骨のどこが、どの程度溶けてしまっているのかを知る手掛かりとなります。

歯槽骨の状態をさらに詳しく調べるために、X線検査を行います。次項で取り上げましょう。

プロービング（歯周ポケット検査）

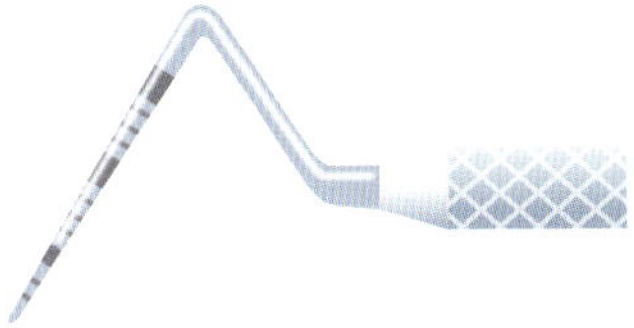

ポケットプローブという
目盛りのついた器具を
歯周ポケットに差し込む

深さを測定する

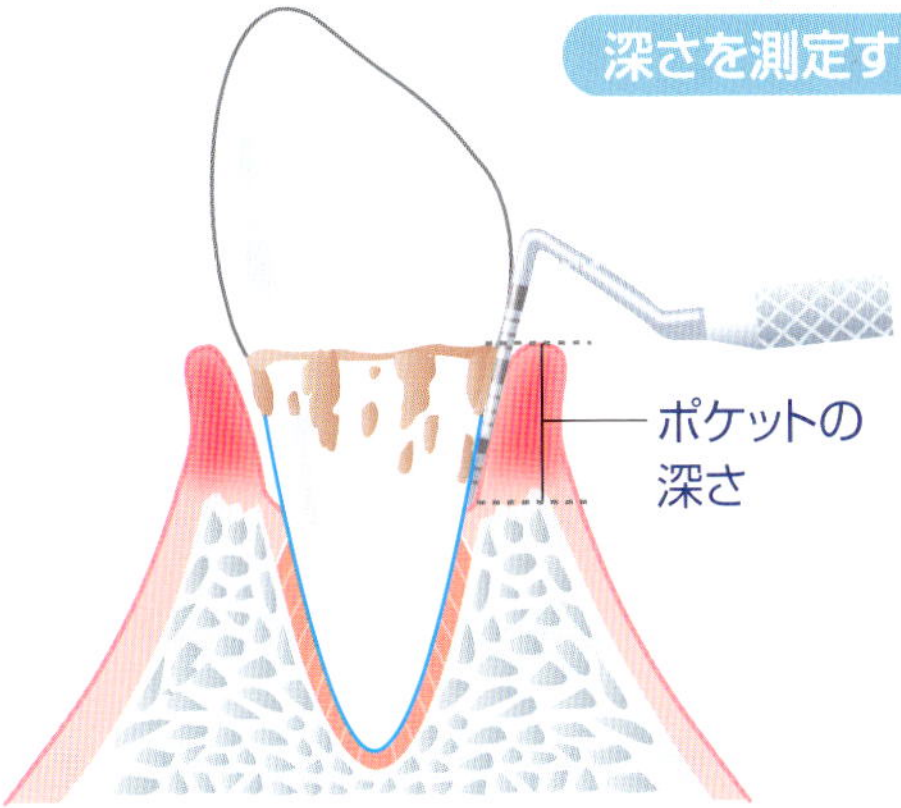

先端部を差し込んで「深さ」
を調べる。このとき出血や
膿がないかも診断する

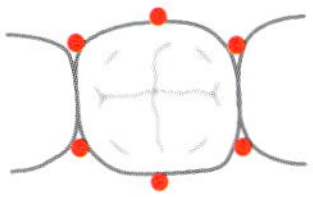

歯１本につき周囲の
５～６ヵ所を調べる

動揺度を検査する

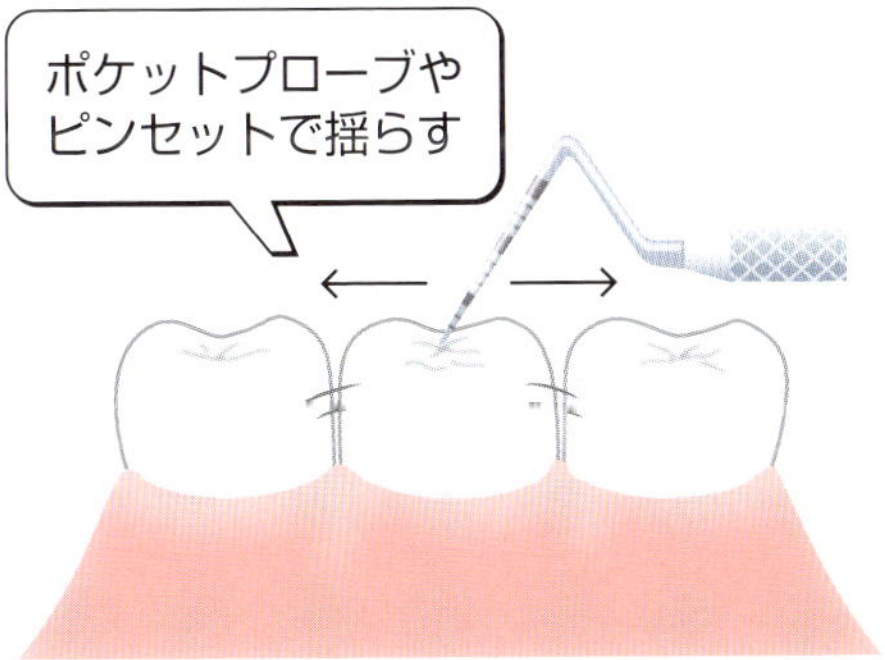

歯槽骨が溶け始めると揺れ方が
大きくなる。歯の動揺度や動く
方向を調べることは、歯槽骨の
状態を知る手掛かりとなる

X線と噛み合わせの検査

歯や歯槽骨の中がどう変化しているのかを知るために行われるのが、X線検査です。歯の形や歯根の状態、骨の吸収の進行具合、骨密度、歯根膜腔の様子などを読み取ります。

小さな歯科用フィルムで写真を撮る「デンタルX線写真」と、幅広のパノラマフィルムで撮る「パノラマX線写真」があります。

デンタルX線写真は、1枚で撮影できる範囲が歯3本程度ですが、鮮明な画像が得られます。パノラマX線写真は1枚で歯槽骨まで含めた歯列全体が撮影できるのですが、画像がボケたり拡大されて写る箇所があります。

近年は歯科用CT（歯科用X線断層撮影）も導入されています。円錐状のX線を当てて撮影した画像をコンピュータ処理することで、歯や歯の周辺組織を立体的に見ることができます。従来のX線写真よりも鮮明な画像が得られ、歯や歯槽骨の状態、歯根膜腔、神経の状態も観察できます。撮影時間は10秒程度で、被曝量《ひばくりょう》を抑えられるメリットもあります。

噛み合わせが悪いと、特定の歯にばかり力が加わって歯のエナメル質が摩耗したり、歯槽骨が破壊され、歯周病が進むため（68頁参照）、噛み合わせも調べます。

まず患者さんが口を開けた状態で、歯の形や歯列、摩耗がないかなどを観察し、次に口を閉じて、歯列や、上下の歯がきちんと噛み合っているかを見ます。また、何度か噛む動作をして、噛む際に顎が左右にズレることはないか、不自然に当たって音を立てるところがないか、なども確認します。噛むと赤いマーカーのつく「咬合紙《こうごうし》」を使い、歯のどの部分が当たっているのかも検査します。型を取って模型をつくり、噛み合わせを確認することもあります。

次項では、歯周病の細菌を調べる検査について、詳しく説明しましょう。

歯槽骨の変化を知る検査

X線検査　どのぐらい歯槽骨が溶けているかがわかる

［デンタルX線写真］

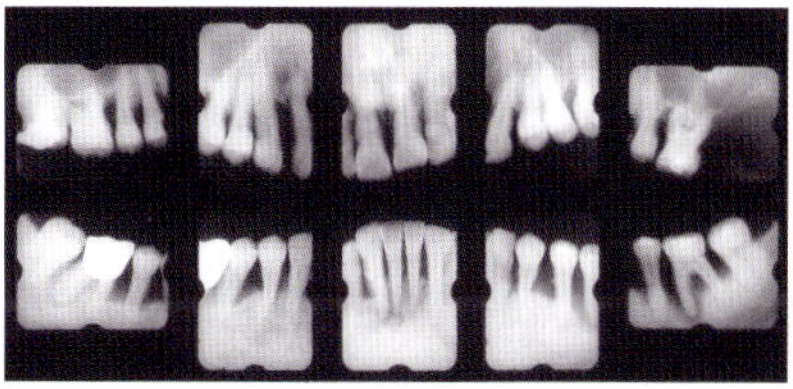

- 3㎝×4㎝程度の歯科用フィルム
- 写りは鮮明
- 歯3本程度しか撮影できない

［パノラマX線写真］

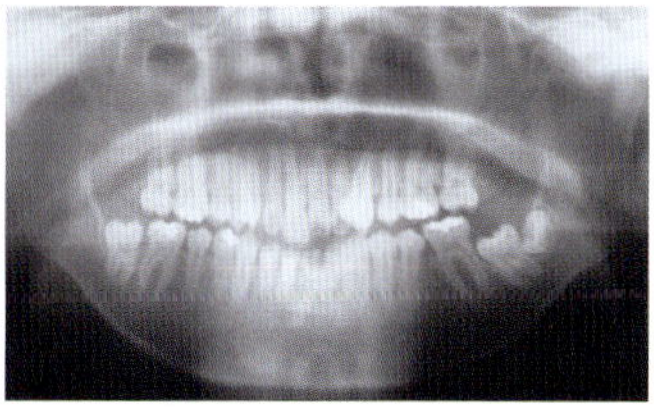

- 15㎝×30㎝程度のパノラマフィルムを使用
- 歯列と歯槽骨全体が写る
- ボケたり、画像が拡大される部分がある

歯科用CT（歯科用X線断層撮影）

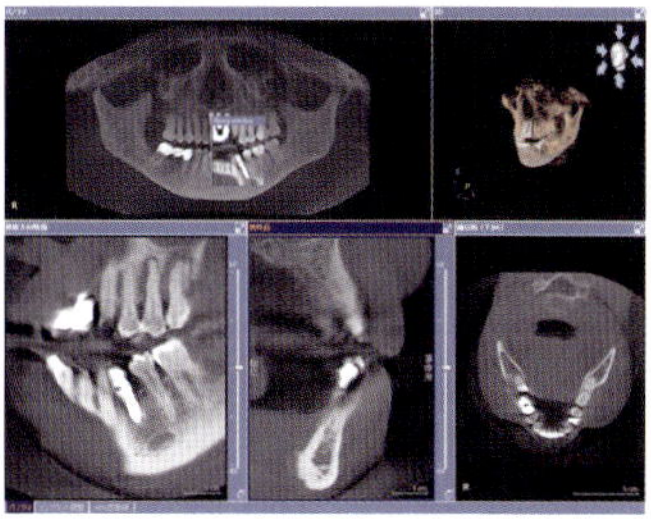

- 垂直、水平、斜めなど自由に表示でき、患部を立体的に見ることができる
- 画像が鮮明
- すべての歯科医院で導入されているわけではない

噛み合わせの検査

歯の形や歯列、摩耗がないかなどを観察。また、噛む動作をし、顎が左右にズレることがないか、音を立てるところがないか、なども確認する

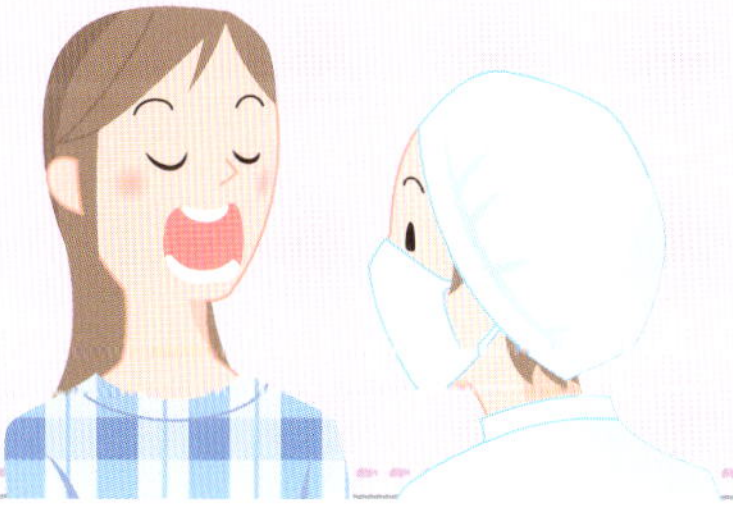

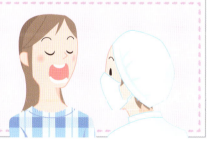

歯周病の細菌を調べる検査

歯周病は、歯周病菌が増殖して悪さをする感染症です。ひとくちに歯周病菌と表現してしまいますが、約30種類もの細菌が存在します。

「歯周病原細菌検査」は、口のなかの細菌の数と大まかな種類を調べる検査です。歯周ポケットのプラークか唾液を採取して、そのなかに含まれる細菌を検査します。

歯周病は初期と進行してからでは、活発になる歯周病菌の種類も違うので(48頁参照)、口内の歯周病菌の種類を調べることは、重症度を知る手がかりとなります。

どのような細菌が多いかによって、処方される薬も変わってきます。また、治療後には、口内の歯周病菌の数が減っていることも確認できます。

歯周病原細菌検査の再検査は、一般的に6カ月～12カ月で行います。

「抗体価検査」は、血液中の抗体を調べることで、歯周病にかかっているかどうか調べるものです。

体内に細菌などの異物が入ると、それを退治しようとする免疫細胞が抗体をつくり出します。抗体は、特定の抗原を目印に結びつき、その働きや毒性を抑えようとします。

抗体価検査は、血液中の抗体の有無や量を調べることで、どんな抗原、つまり歯周病菌やその毒素が体内に入っているのかを推測するものです。指先から採取した血液から、歯周病菌への感染状態や炎症の状態、歯周病の重症度を調べることができます。

抗体価検査は、歯科医院での専門的な診断を受ける前に歯周病の可能性のある患者を見つけ、治療へとつなげることができる検査としても期待されています。

次項からは、いよいよ歯周病の治療について、説明しましょう。

歯周病菌の感染状態や種類を調べる

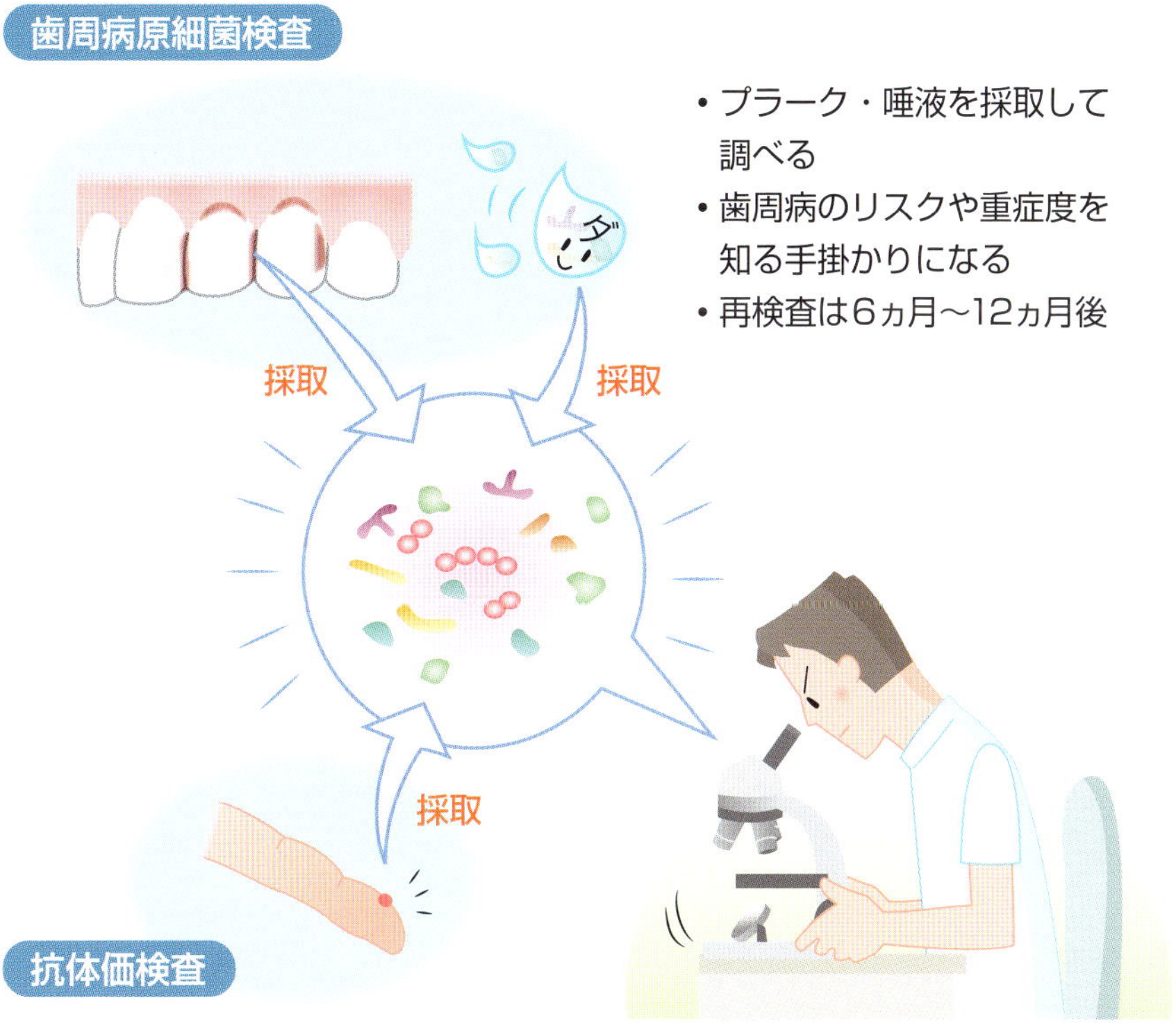
歯周病原細菌検査
ダ
採取
採取
採取
抗体価検査

- プラーク・唾液を採取して調べる
- 歯周病のリスクや重症度を知る手掛かりになる
- 再検査は6ヵ月〜12ヵ月後

- 指先から血液を採取して調べる
- 歯周病菌への感染状態や重症度がわかる

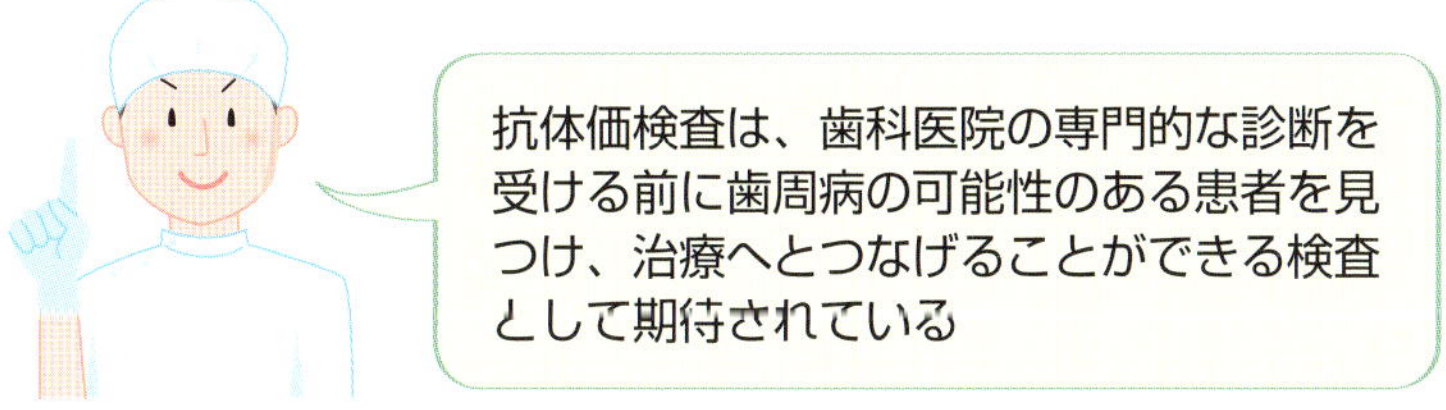
抗体価検査は、歯科医院の専門的な診断を受ける前に歯周病の可能性のある患者を見つけ、治療へとつなげることができる検査として期待されている

歯周病の基本治療

治療の基本は歯石・プラークの除去

さまざまな検査により歯周病の状態を把握したのちは、進行度に合わせて治療を行います。

すべての段階で、歯周病の治療の基本となるのが、歯石とプラークの除去です。口内のプラークを取り除いて、正常な状態に保つことを「プラークコントロール」といいます。

歯周病は、歯に付着したプラークの歯周病菌により始まり、歯周病菌の増殖とともに悪化していく病気です。軽症、重症にかかわらず、歯周病菌の巣であるプラークを取り除くことは有効であり、またどんな処置を行うとしても、必要なものです。

プラークコントロールには、患者自身が行う「セルフ・プラークコントロール」と、歯科医院で医師や歯科衛生士*に行ってもらう「プロフェッショナル・プラークコントロール（専門的口腔ケア）」があります。

セルフ・プラークコントロールとは、歯ブラシやデンタルフロスなどで行う、いわゆる歯磨きです。ただし、自分で行う歯磨きだけでは、強力に歯に付着してしまったバイオフィルム（38頁参照）や歯石を落とすことはできません。

そこで、プロフェッショナル・プラークコントロールの必要が出てくるのです。プロフェッショナル・プラークコントロールには、「スケーリング」や「ルートプレーニング」があります。

セルフ・プラークコントロールとプロフェッショナル・プラークコントロールは、どちらも欠かせないものです。この2つをしっかり行うことで、軽度の歯周病なら治すことができ、それ以上の歯周病でも進行を止めることができます。

用語解説

歯科衛生士　歯科診療所や病院で、歯科診療の補助、歯科保健指導などを行う。国家資格で、機械を使った歯石除去など、患者の口腔内への施術も行える。

プラークコントロールは二人三脚で！！

口内のプラークを取り除いて正常に保つことを「プラークコントロール」という。その方法は2つある

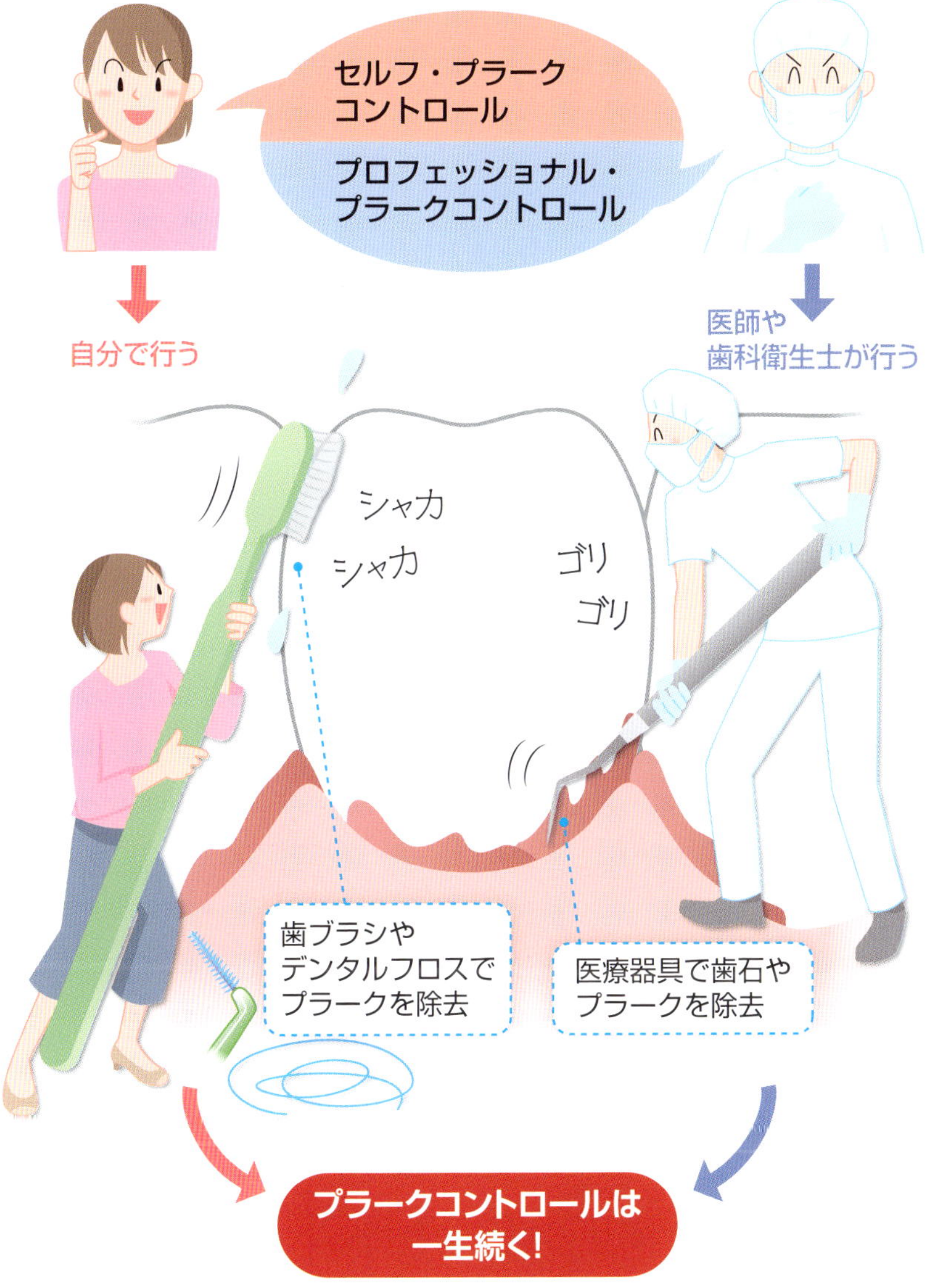

歯科医院で行うプラークコントロール

プラークを除去するという目的は、セルフ・プラークコントロールもプロフェッショナル・プラークコントロールも同じです。

プラークには、歯肉の上にあるものと、歯肉の下、歯周ポケットに溜まったものがあります。

歯肉の上にあるプラークは、歯磨きによって落とせますが、歯周ポケットのなかに溜まったプラークや歯石は除去できません。

そこで、歯科医院でのプロフェッショナル・プラークコントロールが大切になってくるのです。

歯周ポケットが浅い段階では、スケーラーという先の尖《とが》った器具を使って、歯の表面や歯周ポケットに付着したプラークや歯石を除去する「スケーリング」を行います。

ハンドスケーラーでこそげ落とす方法と、超音波スケーラーで毎秒約2万5千〜4万回の超音波を当てて歯石を破壊して除去する方法があります。

初期の歯周病では、セルフ・プラークコントロールとスケーリングにより、歯肉は健康を取り戻すのですが、もう少し進行している場合には「ルートプレーニング」を行います。

ルートプレーニングは、キュレットスケーラー*という器具を使い、スケーリングでは除去し切れない歯周ポケットの奥に溜まったプラークや歯石を掻き出し、歯根面を滑らかに整えます。

スケーリングとルートプレーニングを行っても、歯周病菌による炎症に改善が見られない場合は、外科治療の必要があります。

なお、スケーリングやルートプレーニングを行った後に、熱いものや冷たいものがしみやすくなります。これは、歯石を除去したことにより、歯の周囲が敏感になっているからです。一時的なもので元に戻るので、心配する必要はありません。

用語解説　キュレットスケーラー　歯科で使われる医療器具。持ち手の先にごく細い匙状の金属パーツがついており、主に歯肉縁上や歯肉縁下の歯石除去に使われる。

2つのプロフェッショナル・プラークコントロール

歯科医院で行うプラークコントロールは、症状によって2つの方法で行われている

1 スケーリング

浅い歯周ポケットのプラーク・歯石を掻き出す

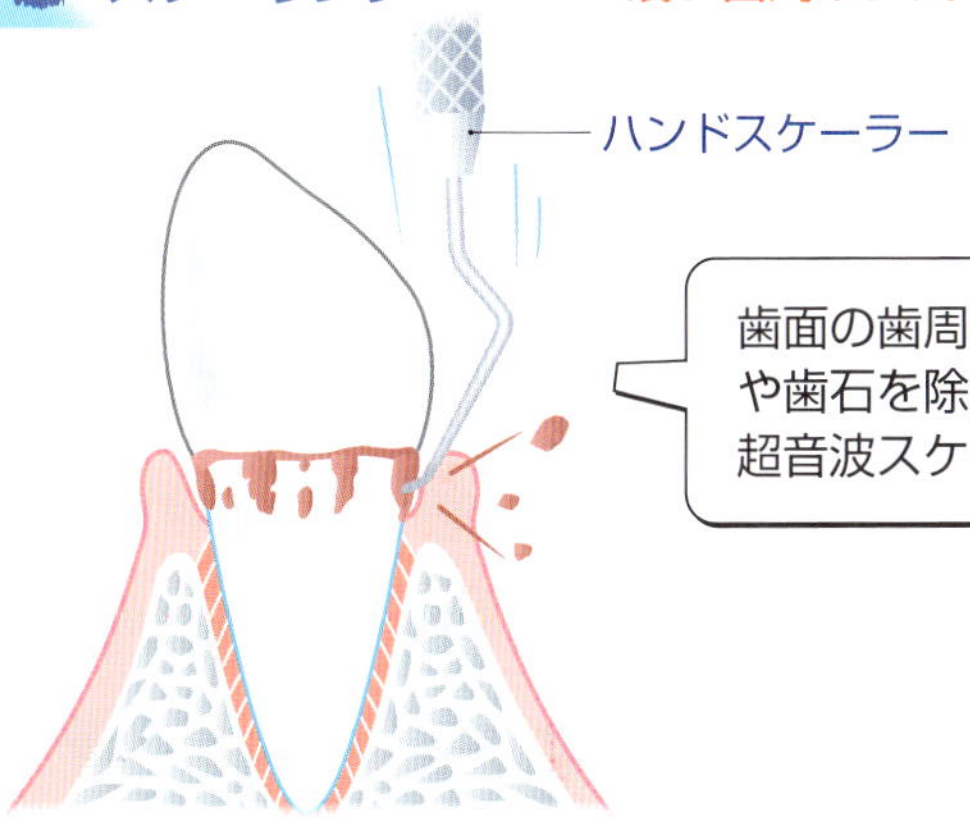

歯面の歯周ポケットに付着したプラークや歯石を除去する。ハンドスケーラーか超音波スケーラーを使う

1 の状況より歯周病が進んでいるとき

2 ルートプレーニング

深い歯周ポケットのプラーク・歯石を掻き出す

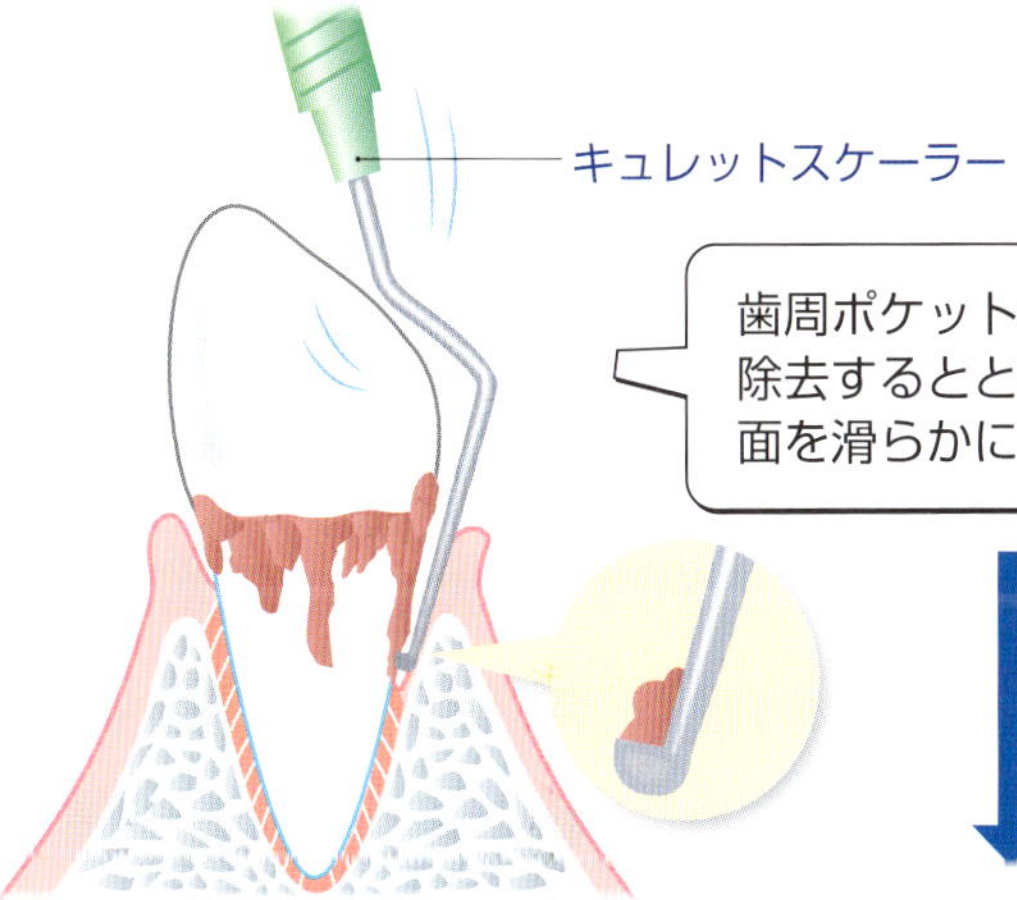

歯周ポケットの奥のプラーク・歯石を除去するとともに、歯根（ルート）の表面を滑らかにする（プレーニング）

1 2 でも歯周病菌による炎症に改善がみられないとき

外科的治療の適応となる

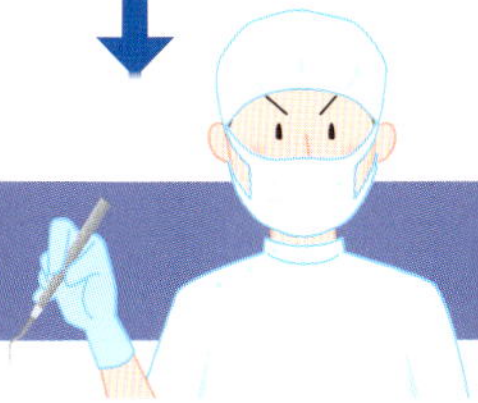

基本治療とともに行う「噛み合わせ調整」

歯周組織の破壊を軽減するために

スケーリングなどの歯周病の基本治療とともに大切なのが、噛み合わせの調整です。噛み合わせが悪いと、歯周病を進行させる原因となってしまうことがあるのです。

正常な噛み合わせとは、上顎の歯の山と下顎の歯の山がしっかり噛み合い、噛んだときにすべての歯に同じくらいの力がかかる状態です。

口を閉じたときに犬歯のみが接触してしまう、顎を左右にずらさないと奥歯でものが噛めない、食事のときや後に顎に違和感を感じる、などは噛み合わせが悪い例です。噛み合わせが悪いことで、口内で何が起きているのでしょうか。

まず、特定の部分に大きな負担がかかってしまうことが問題です。過剰な力を受けていると、歯の表面のエナメル質が摩耗したり、細かなひびが発生します。そこにプラークが溜まりやすくなり、また、歯周病菌や産生した毒素や酵素が、軟らかい内部に侵入してしまうのです。

歯槽骨への影響も見逃せません。すべての歯でバランスよく噛めている場合、歯槽骨への力も分散されます。しかし、特定の歯で噛んでいる場合、その歯を支えている部分の歯槽骨にばかり、物理的な刺激がかかり、骨の破壊が速く進んでしまうのです。すると、歯槽骨が溶ける速度も速くなり、歯周病が進んでしまいます。

噛み合わせの悪さは、肩こりや頭痛など、全身の不調にもつながるものです。歯周病治療の際には、口内の状態を考慮しながら、噛み合わせの治療も考えてみましょう。

次項では、噛み合わせが悪くなる原因を考えます。

噛み合わせが悪いと歯周病が進行する

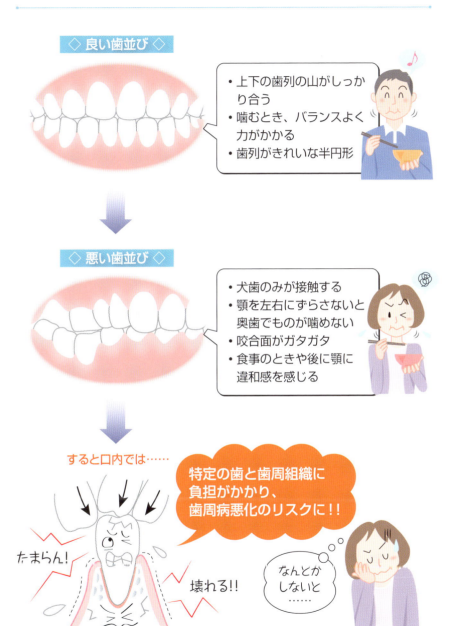

◇ 良い歯並び ◇

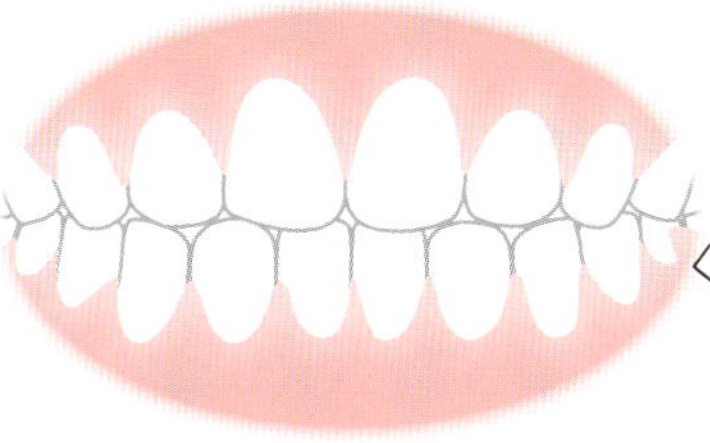

- 上下の歯列の山がしっかり合う
- 噛むとき、バランスよく力がかかる
- 歯列がきれいな半円形

◇ 悪い歯並び ◇

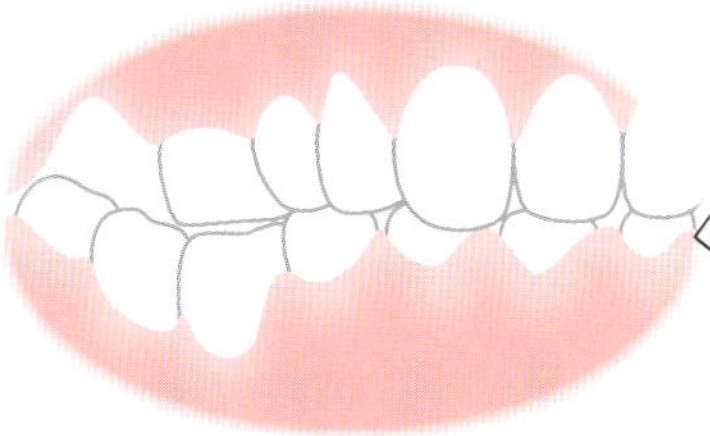

- 犬歯のみが接触する
- 顎を左右にずらさないと奥歯でものが噛めない
- 咬合面がガタガタ
- 食事のときや後に顎に違和感を感じる

するとロ内では……

特定の歯と歯周組織に負担がかかり、歯周病悪化のリスクに!!

噛み合わせが悪い原因は

歯周病の進行ともかかわりのある噛み合わせの悪さは、どうして起こるのでしょうか。

第一に考えられるのは、生まれつきのものです。歯の数や形に生まれつき異常があったり、顎が小さいために、歯が並びきらずに噛み合わせが悪くなります。

後天的なものとしては、虫歯などで歯を失ったあと放置して、そのスペースに両側の歯が動いてしまうケースがあります。ものを噛む際には、歯には大きな力が加わるので、隙間があると少しずつ歯がズレてしまうのです。

乳歯から永久歯に生え変わる時期に、虫歯になった乳歯や抜けない乳歯を放置してしまい、永久歯がほかの場所に生えてしまうこともあります。

子どもの頃の指しゃぶりや、唇を噛む癖なども軽視できません。乳歯が動いてしまい、その後に生えてくる永久歯の位置にも影響します。ある程度の年齢になってからも指しゃぶりなどの癖が抜けない場合は、やめさせる必要があります。

気づきにくいのは、つばを飲み込む際や話すときに、舌を前に突き出す癖です。また、鼻づまりなどがあるために、いつも口を開けている癖のある人も、前歯などに影響が出ることがあります。

不適切な歯科治療のために、噛み合わせが悪くなってしまうこともあります。例えば、入れ歯やブリッジを入れるときに咬合調整を十分にしなかったり、被せ物の形が正確ではない場合です。

歯科治療を受けた後に違和感があったり、食事のときに不快感がある場合は、遠慮なく歯科医師に相談しましょう。

噛み合わせの異常は、もともと歯根膜によるクッション機能があることや、噛むときに顎をずらすなどして無意識に調整してしまうために、自覚することが難しいものです。

噛み合わせ異常の原因はいろいろある

1 歯の数や形の異常や顎が小さいなど生まれつきのもの

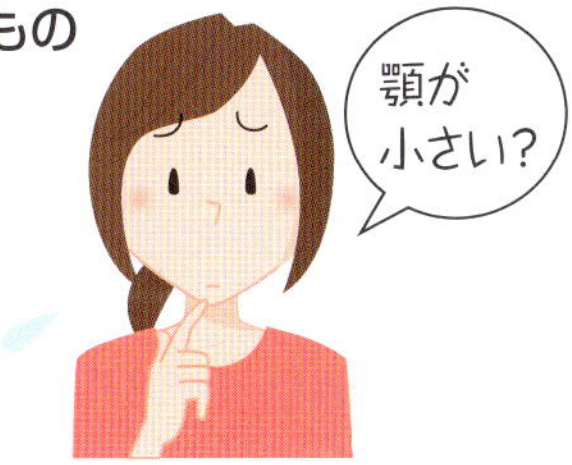
顎が
小さい？

2 抜けた歯をそのままにしておいた

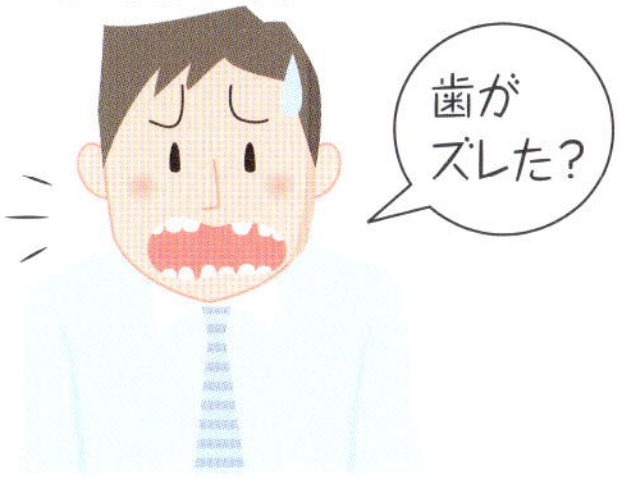
歯が
ズレた？

3 抜けない乳歯を放置したため永久歯が別の場所に生えた

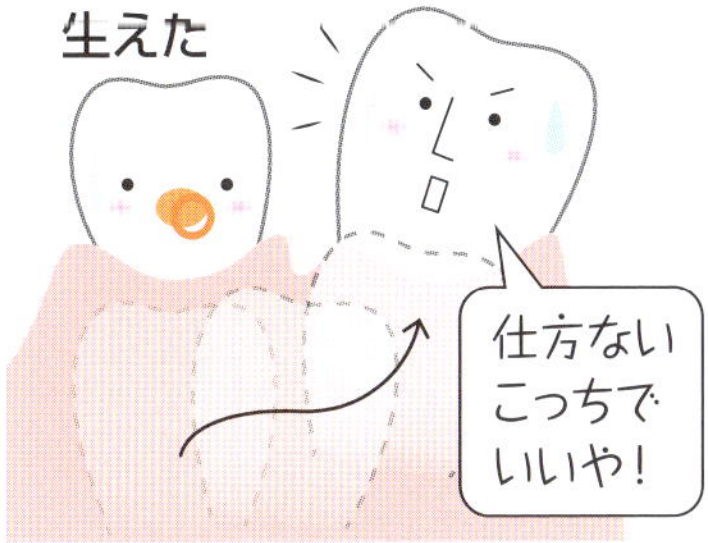
仕方ない
こっちで
いいや！

4 子どもの頃の癖

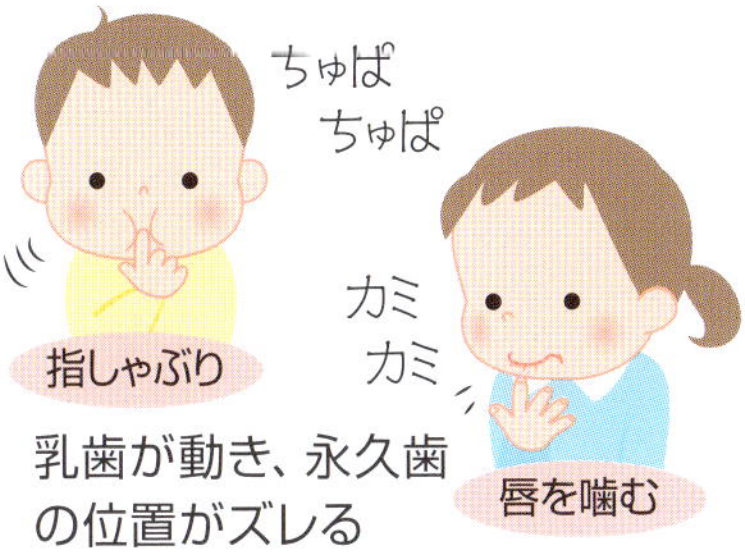
ちゅぱ
ちゅぱ
指しゃぶり
カミ
カミ
唇を噛む
乳歯が動き、永久歯
の位置がズレる

5 口をいつも開けている

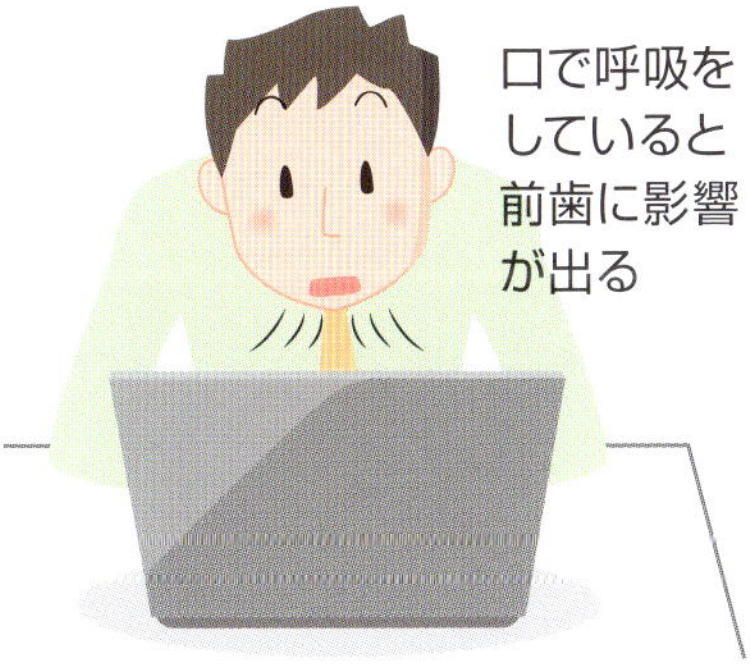
口で呼吸を
していると
前歯に影響
が出る

6 不適切な歯科治療

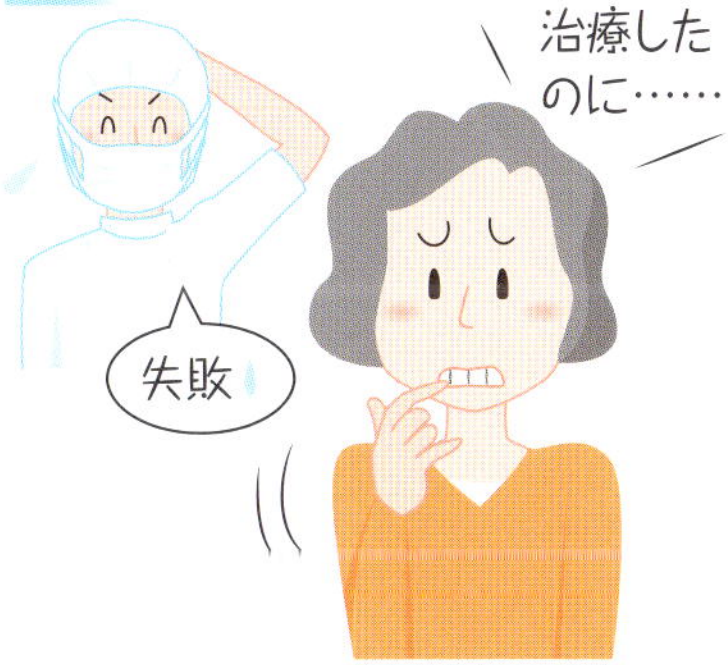
治療した
のに……
失敗

治療を受けた後に違和感や不快感がある場合は、歯科医師に相談しよう！

噛み合わせを治す「歯列矯正」

歯周病治療で歯列矯正《きょうせい》を行うことがあります。

歯列矯正というと、「歯並びをきれいにするために行う」というイメージを持っている人が多いようです。しかし、前述したように噛み合わせの悪さは、歯磨きが難しくなるだけでなく、歯槽骨を破壊し歯周病を進行させる原因となるものです。また、進行した歯周病では歯槽骨が溶け、歯が移動してしまうことがあります。不正咬合は顎の骨や顎関節への影響も大きく、ひいては全身の不調にもつながります。

歯列矯正は、歯周病だけでなく、全身の健康も含めメリットの大きい治療なのです。

歯列矯正が必要になるのは、「叢生《そうせい》（乱杭歯《らんぐいば》・八重歯）」「上顎前突《じょうがくぜんとつ》（出っ歯）」「下顎前突《かがくぜんとつ》（受け口）」「開咬《かいこう》（前歯が噛み合わない）」「過蓋咬合《かがいこうごう》（噛み合わせが深すぎる）」「空隙歯列《くうげきしれつ》（すきっ歯）」などのケースです。

歯列矯正は、「ブラケット」という器具を歯一つひとつに取り付け、ワイヤーやゴムで力を加えて動かしていきます。

ブラケットには、金属製のものと目立たないセラミック製やプラスチック製のものがあります。

近年は透明なマウスピースを付け替えることで、歯を動かしていく方法もあります。

歯を動かす鍵は、歯槽骨の代謝のシステムです。動かしたい方向に圧力を加えると、歯槽骨が余分に破壊され、歯がわずかに移動します。動いたあとの隙間には、歯槽骨が再生して、歯を支えます。

これを月に1回程度繰り返し、少しずつ歯を移動させます。歯が動かせるのは、月に1㎜程度までです。そのため、歯列矯正には1年～2年、長いケースで3年以上かかります。

次項からは、ひどくなってしまった歯周病への外科治療を説明していきましょう。

「歯列矯正」の仕組み

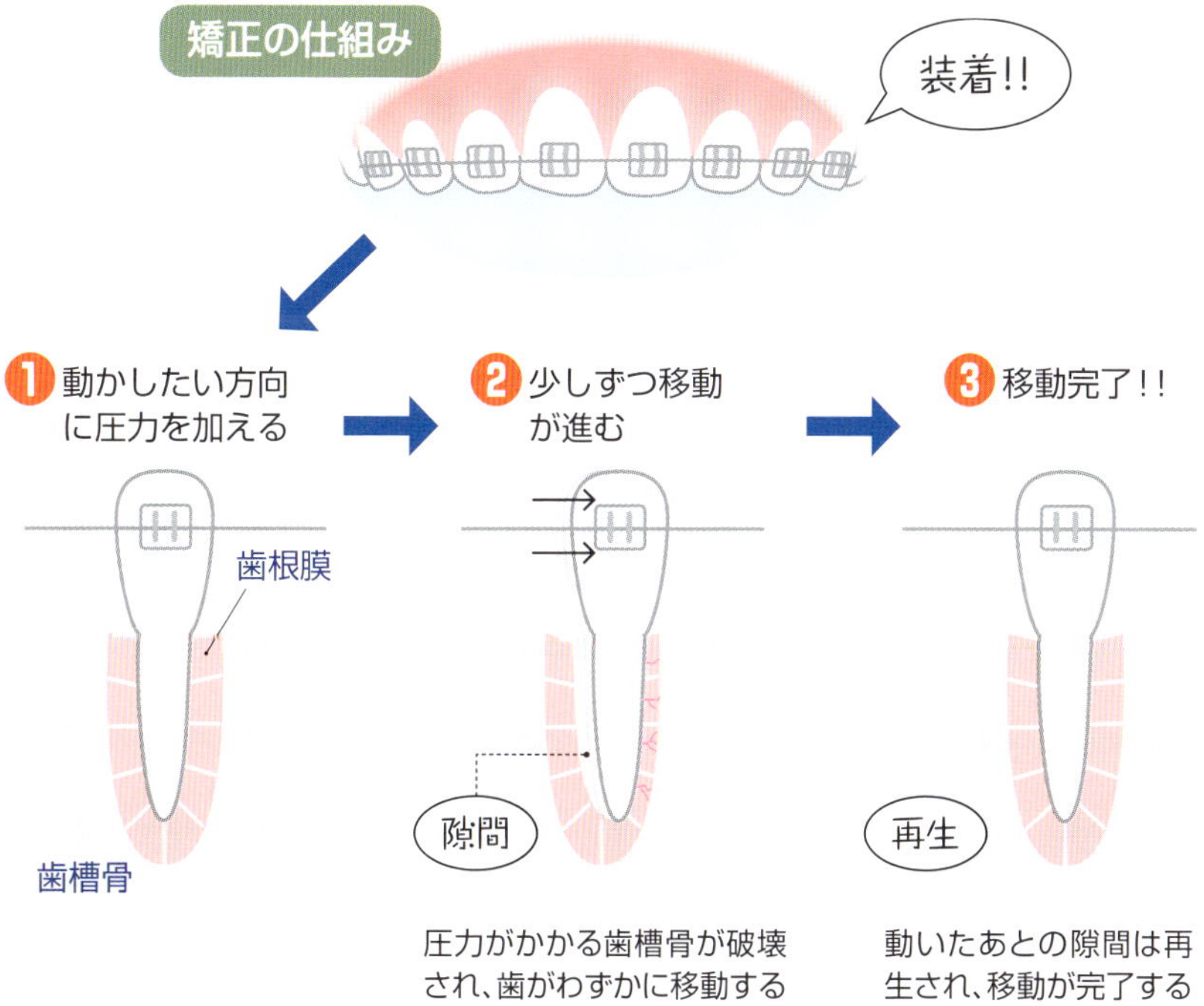
矯正の仕組み
装着!!
1 動かしたい方向に圧力を加える
2 少しずつ移動が進む
3 移動完了!!
歯根膜
歯槽骨
隙間
再生
圧力がかかる歯槽骨が破壊され、歯がわずかに移動する
動いたあとの隙間は再生され、移動が完了する

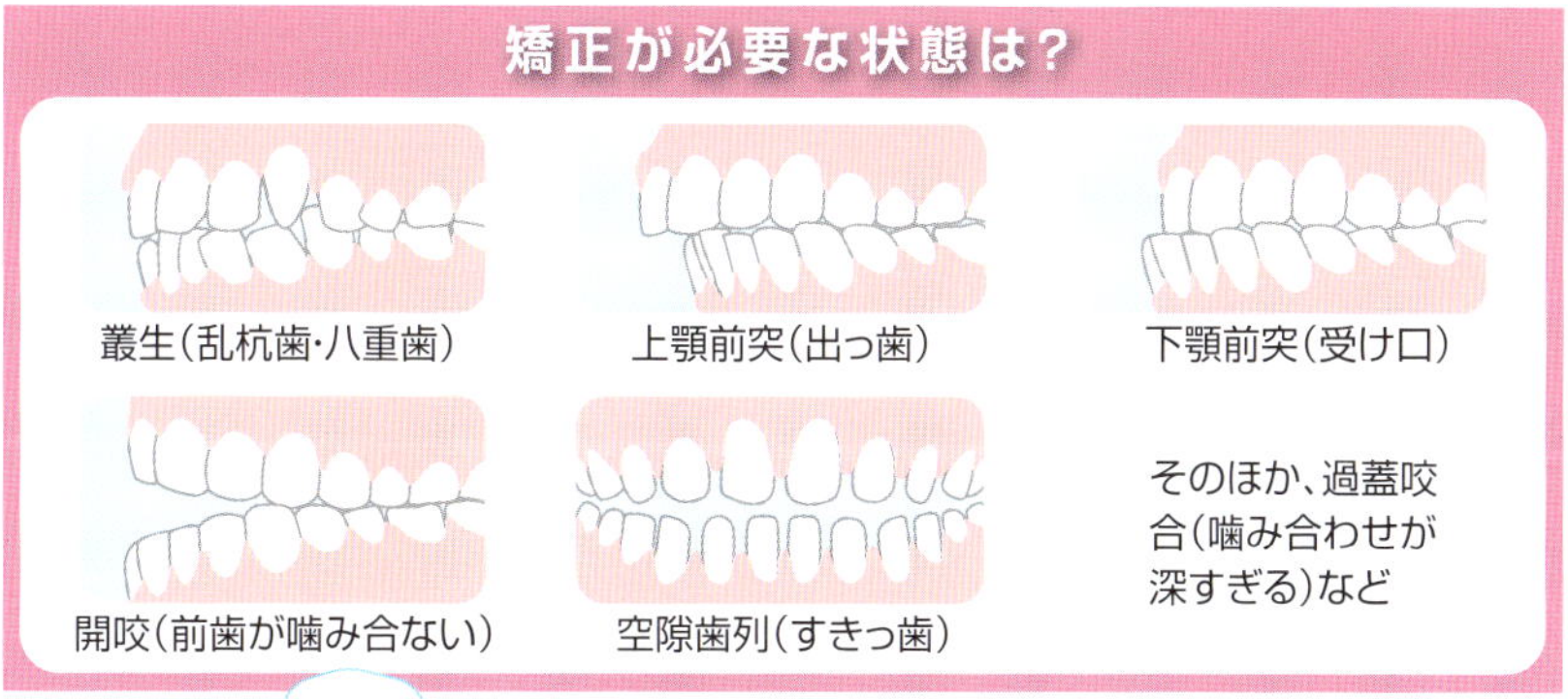
矯正が必要な状態は？
叢生（乱杭歯・八重歯）
上顎前突（出っ歯）
下顎前突（受け口）
開咬（前歯が噛み合わない）
空隙歯列（すきっ歯）
そのほか、過蓋咬合（噛み合わせが深すぎる）など

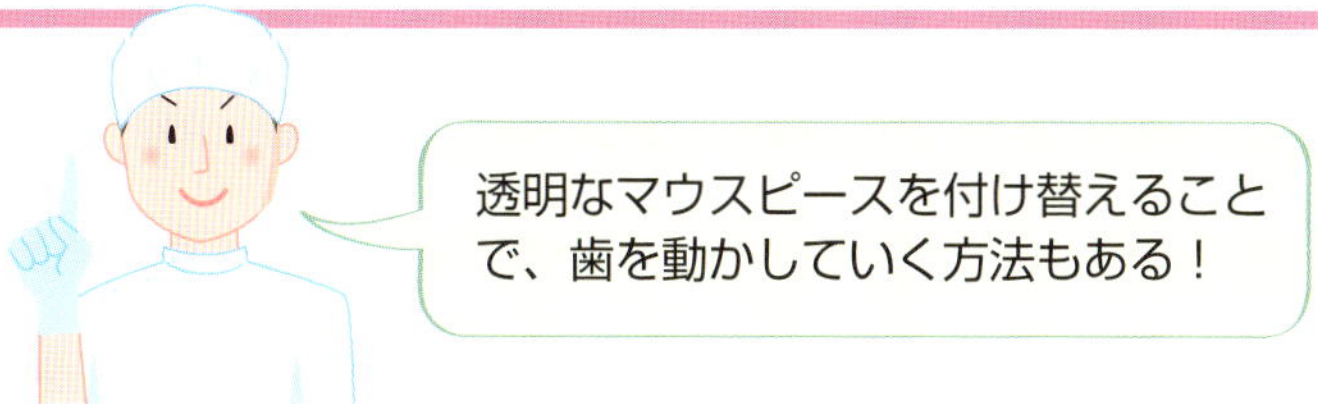
透明なマウスピースを付け替えることで、歯を動かしていく方法もある！

歯周病の外科治療

外科治療は3つの目的に分けられる

歯周病が進行してしまい、歯槽骨が溶けて歯周ポケットが深くなってしまうと、スケーリングやルートプレーニングを行っても、炎症が治まらなくなってしまいます。その場合には、外科治療を行います。

歯周病の外科治療は、大きく「プラーク・歯石の除去」「歯の周辺組織の再生」「歯の周辺組織の形成」の3つが目的です。

スケーリングやルートプレーニングは、プロによるプラークコントロールとして、とても有効なものです。しかし、歯周ポケットが5㎜以上になると、歯周ポケット底部に器具が届かなくなったり、肉眼でのプラークや歯石の確認ができないために十分に除去しきれなくなってしまいます。

そこで、メスを使った処置により、それまで届かなかった部分のプラークや歯石を除去するのです。

歯周ポケットがそれほど深くなっている場合には、歯槽骨など歯の周辺組織の破壊もだいぶ進んでいます。歯肉もひどい炎症のために腫れ、歯磨きがより困難になります。外科治療で患部を切り取り、適切な再生を促すことで歯周ポケットを浅くし、歯肉が健康な状態になるよう促します。悪くなった組織を歯周病菌ごと除くことで、歯肉や歯根膜などの自然な働きを邪魔させず、再生させるのです。

また、歯肉や歯槽骨の損傷がひどい場合は、外科治療により形成します。歯周ポケットが深くなりすぎていると、悪くなっている部分を除去しても、歯根がむき出しになってしまうためです。この状態では見た目も悪い上に、歯が安定しなくなります。歯が不安定だと、再び歯槽骨の破壊を招いてしまうので、歯周病の進行を抑える意味もあります。

歯周病の外科治療（手術）の目的

歯周病の外科治療の目的は大きく3つの柱に分けられる

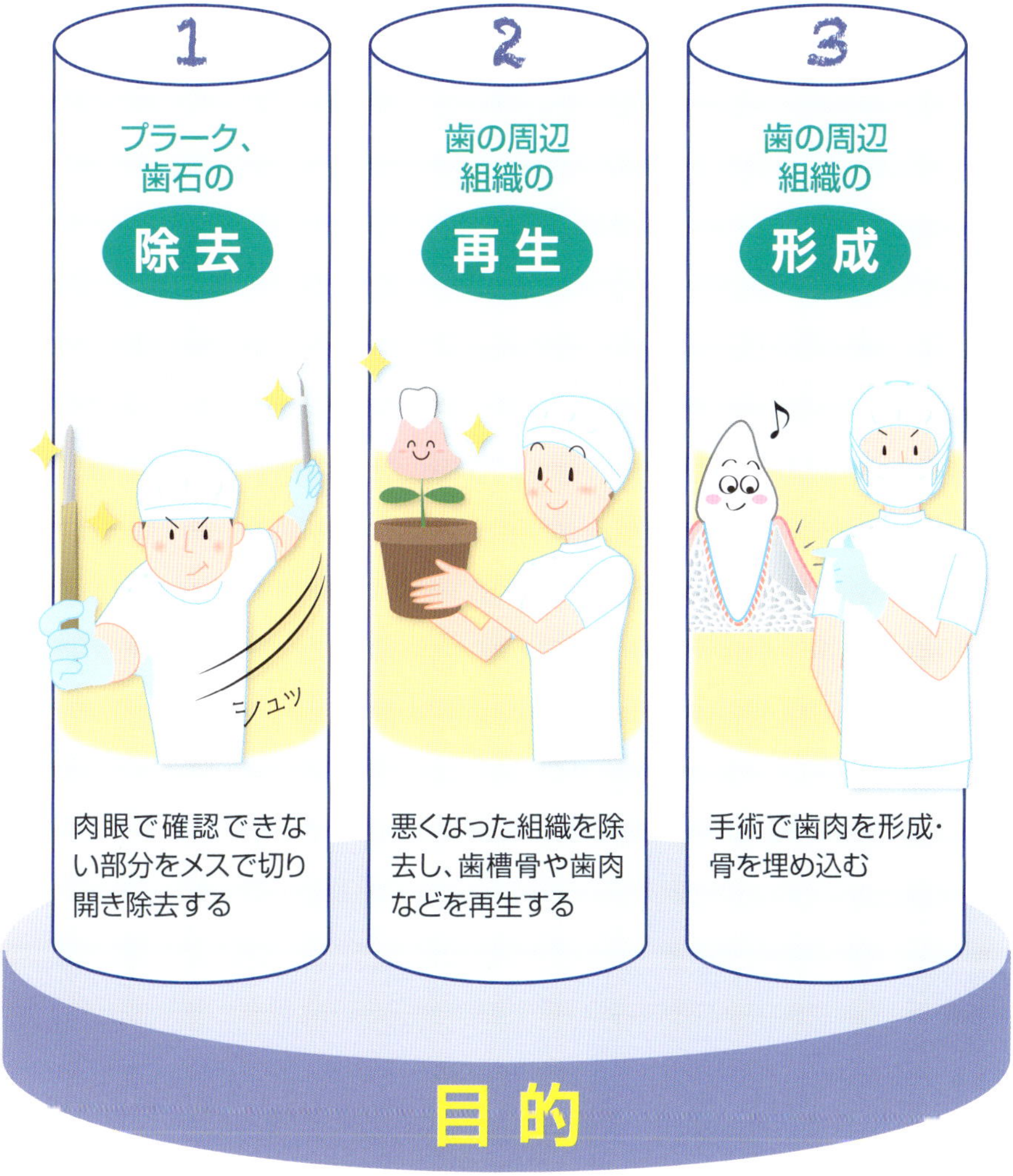
1
プラーク、
歯石の
除去
シュッ
肉眼で確認できない部分をメスで切り開き除去する
2
歯の周辺
組織の
再生
悪くなった組織を除去し、歯槽骨や歯肉などを再生する
3
歯の周辺
組織の
形成
手術で歯肉を形成・骨を埋め込む
目的

「歯周ポケット掻爬術」と「フラップ手術」

歯周病の外科治療で、一番簡易なものが「歯周ポケット掻爬《そうは》術」です。

掻爬とは、体の表面や体腔の内容物を掻き出すこと。歯周ポケット掻爬術は、患部に麻酔をかけた上で、キュレットスケーラーを歯周ポケットの内壁に向けて、内壁についた歯石などを掻き出します。

歯周ポケット掻爬術は、スケーリングやルートプレーニングでは除去しきれなかった歯周ポケット底部のプラークや歯石、炎症で悪くなっている結合組織を取り除くことができます。

清潔になった歯根には、周辺組織が再生して歯肉がくっつき、歯周ポケットが浅くなります。

歯周ポケットが5㎜以上の深さにまでなると、ポケット底部まで器具が届きにくくなります。ポケットが深すぎて、プラークや歯石の有無や位置を肉眼で確認するのも難しくなります。

そこで、メスを使って切開し、プラークや歯石をきれいに除去する「フラップ手術」を行います。

フラップ手術は、まず歯肉に麻酔をし、歯肉をメスで切り開いてめくり、歯根部を露出させます。そして、歯石や炎症で悪くなった歯周組織を取り除き、最後に歯肉を縫合します。

メスで切り開くため、歯石や歯周組織の様子を肉眼で確認しながら除去することができる利点があります。

手術時間は1～2時間程度。手術後は痛み止めや化膿止めの薬を服用する必要があり、抜糸までは通常1週間程度かかります。

縫合された歯肉は、もとの高さより低くなってしまいます。これは歯肉が歯冠方向に再生することで、ある程度改善はするのですが、完全にもとには戻りません。

次項では、歯周骨を再生する外科治療を取り上げます。

歯周病の外科治療（手術）

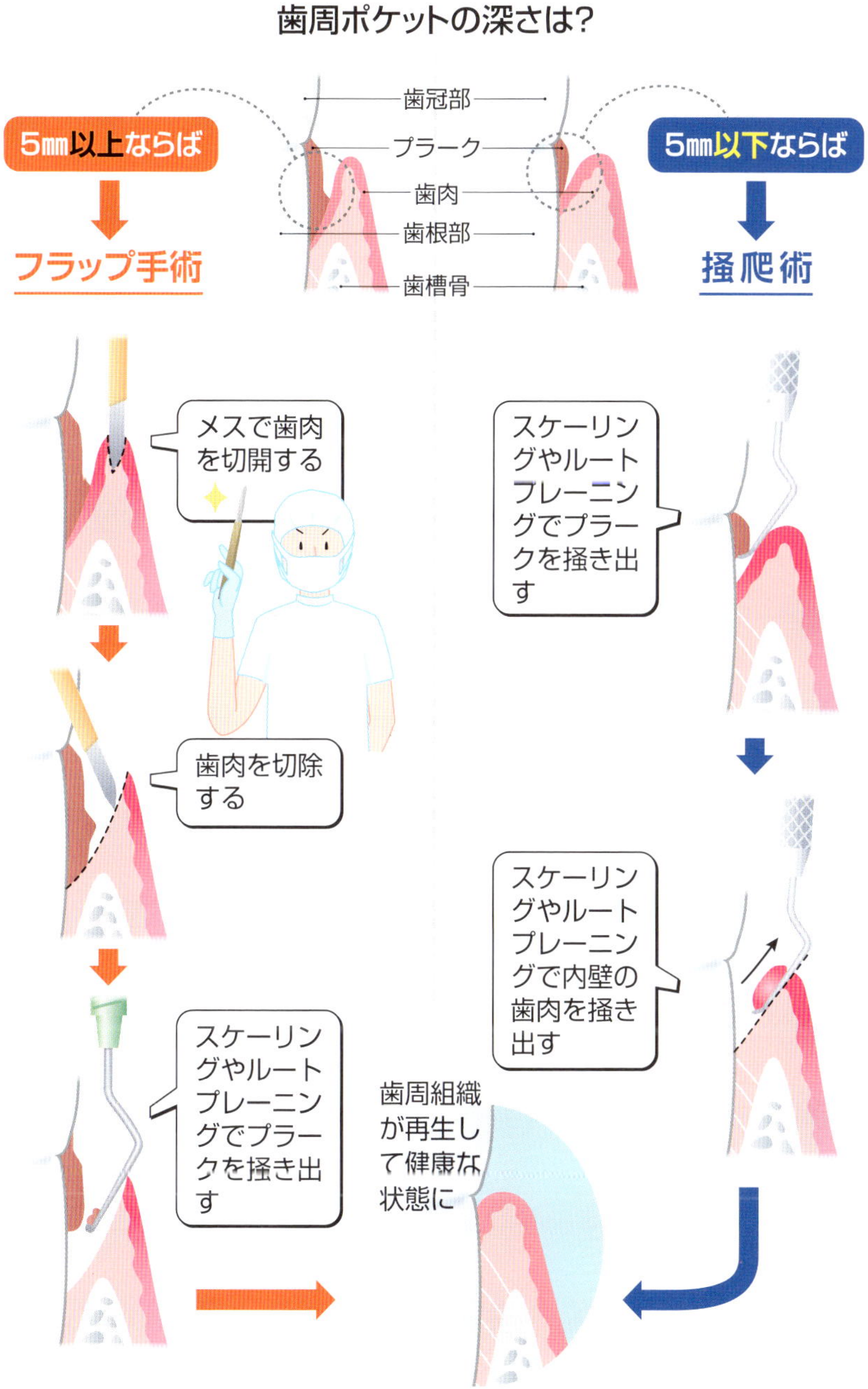
歯周ポケットの深さは?
歯冠部
プラーク
歯肉
歯根部
歯槽骨
5㎜以上ならば
フラップ手術
5㎜以下ならば
掻爬術
メスで歯肉を切開する
歯肉を切除する
スケーリングやルートプレーニングでプラークを掻き出す
スケーリングやルートプレーニングでプラークを掻き出す
スケーリングやルートプレーニングで内壁の歯肉を掻き出す
歯周組織が再生して健康な状態に

失われた骨を再生する①——「GTR法」

歯周ポケット掻爬術、フラップ手術を行ったあとは、歯の周辺組織の状態がよくなり、もとの健康なときに近い状態に戻ります。

歯肉は再生により修復されても、破壊された歯槽骨や歯根膜、セメント質などの歯周組織はもとの状態には戻りません。

手術を行った患部では、歯肉上皮、歯肉の結合組織、歯根膜、歯槽骨の細胞が、それぞれもとの状態に戻ろうと活動します。

ところが、このなかでは歯肉上皮細胞*の増殖の速度が極端に速いため、本来骨などが再生するはずのスペースまで歯肉上皮が埋めてしまいます。そうなると、歯槽骨などのほかの組織の再生を待たずに修復が完了してしまいます。

これを防ぐための手術が「GTR法（歯周組織再生療法）」です。

GTR法では、フラップ手術で歯石や悪くなった歯周組織を除去した後、歯肉と歯根の間に人工の保護膜「GTR膜」を挿入し、それを覆うように歯肉を縫合します。

GTR膜により、上皮細胞の増殖が妨げられ、歯槽骨などの歯周組織が再生していきます。

GTR膜には、非吸収性の膜と吸収性の膜があります。非吸収性の膜を使用した場合は、術後4～6週間で、GTR膜を除去する手術を行います。

2度目の手術を避けるため、吸収性の膜が使われることもあります。この場合、GTR膜は時間の経過とともに溶けて、歯周組織に吸収されます。

手術後2～3週間で抜糸し、約2～3ヵ月で正常に再生が行われているか患部の検査を行います。

ただし、GTR法は、歯周病が広範囲に広がってしまっているときは選択できません。そこで開発されたのが、次項で紹介する「エムドゲイン®法」です。

用語解説　歯肉上皮細胞　歯に接する、いわゆる歯茎部分のうち、表面を覆っている細胞のこと。通常はバリア機能が働き、歯周病菌が生む毒素などの侵入を防いでいる。

歯槽骨や歯根膜の再生を促す手術「ＧＴＲ法」

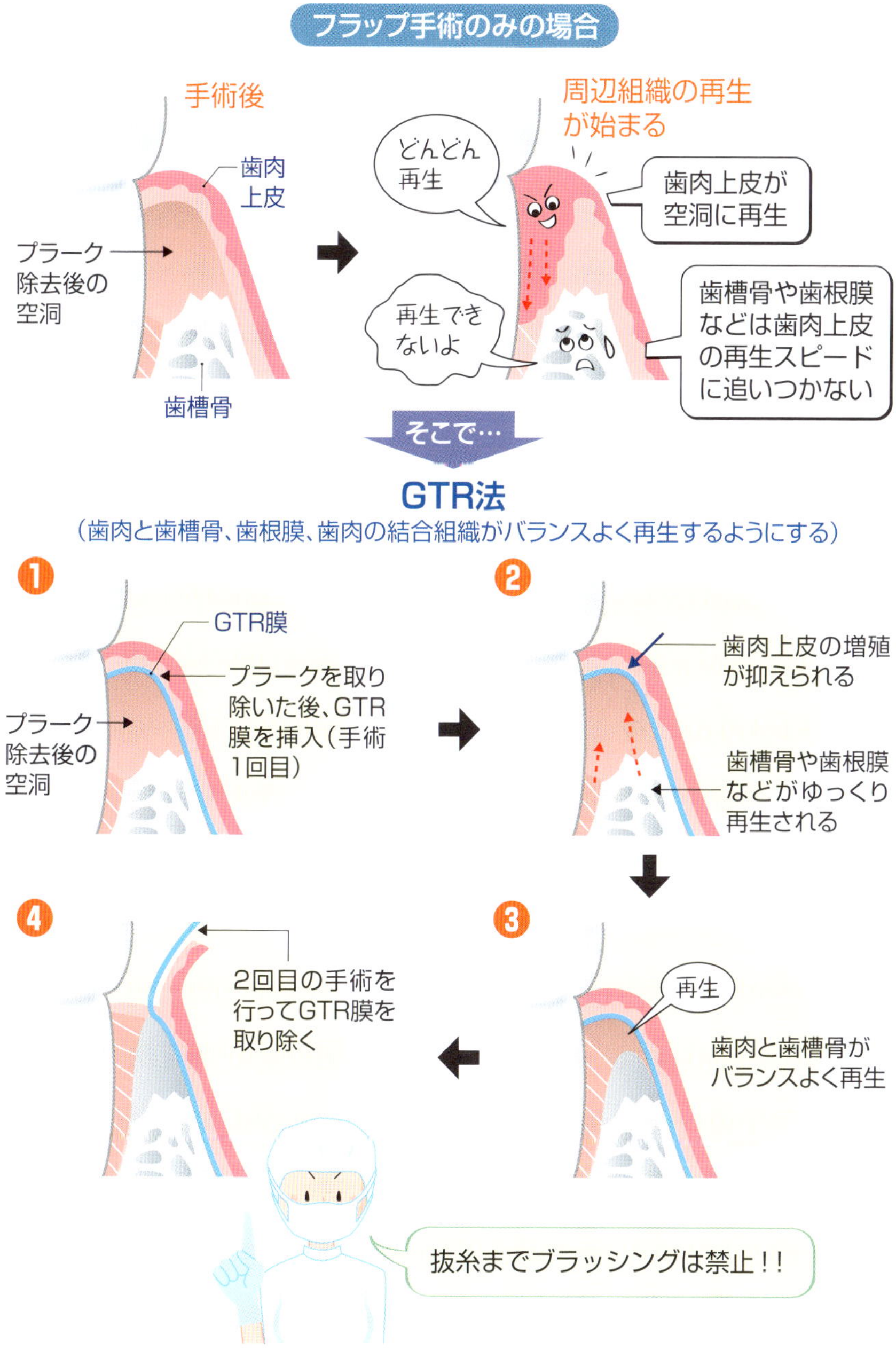

失われた骨を再生する②――「エムドゲイン®法」

GTR法は、破壊されてしまった歯槽骨などの歯周組織を修復することのできるすぐれた手術法です。しかし、日本人はもともと歯肉の薄い人が多く、歯科医師に技量が求められ、またGTR膜除去のため2度目の手術をしなければならないなどのマイナス面があります。

それらを補うために開発された新しい歯周組織再生療法が、「エムドゲイン®法」です。

エムドゲイン®法は、歯周組織を再生させるためにGTR膜の代わりに、「エムドゲイン・ゲル（一般名エナメルマトリックスデリバティブ）」というゲル状の医療材料を使います。

エムドゲイン・ゲルには、豚の歯胚《しはい》から抽出されたタンパク質の一種が含まれています。これは、歯が生えてくるときに重要な働きをするもので、患部に塗布することで歯が生えてくるときと似た環境をつくり、骨の再生を促すのです。

手術はまず、麻酔をかけて歯肉を切り開きます。フラップ手術と同様に、キュレットスケーラーなどで歯周ポケット深部のプラークや歯石、炎症で悪くなった歯肉組織などを除去します。

歯根表面はクエン酸などで処理をして、生理食塩水で洗浄します。これは、エムドゲイン・ゲルがしっかり歯根に付着するためです。

次に歯根にエムドゲイン・ゲルを塗布し、切開した歯肉を縫合します。エムドゲイン・ゲルは、骨の再生とともに、組織に吸収されます。

術後約2～3週間で抜糸し、約2～3ヵ月後に、患部の状態を検査します。

エムドゲイン®法は、「バイオ・リジェネレーション法」という名で、一部の医療機関にて厚生労働省で認められた先進医療*として行われています。

次項では、歯周形成手術を取り上げます。

用語解説　先進医療　厚生労働省により定められた、高度な技術を必要とする医療や新しい治療のこと。先進医療にかかる医療費は、全額患者の自己負担となる。

エムドゲイン®法

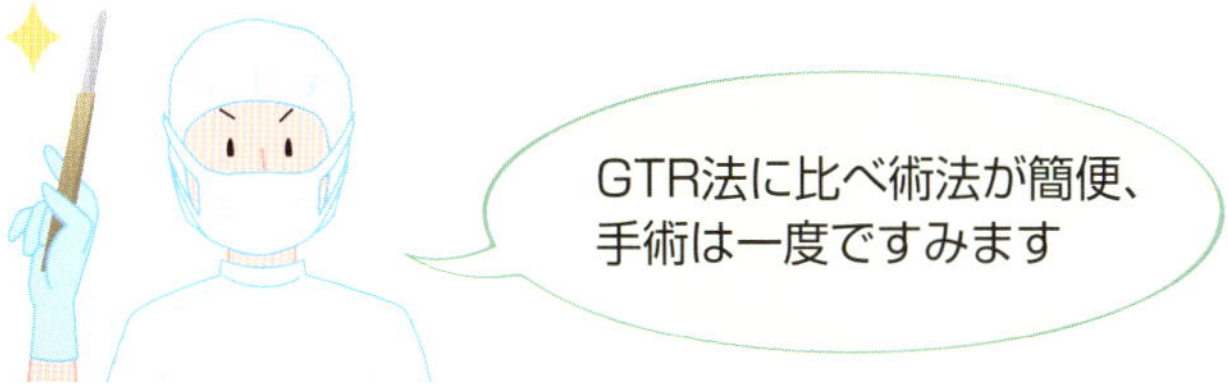
GTR法に比べ術法が簡便、
手術は一度ですみます

エムドゲイン®法の手順

豚の歯胚から抽出されたタンパク質の一種「エナメルマトリックスデリバティブ」が、歯周組織の再生を促す

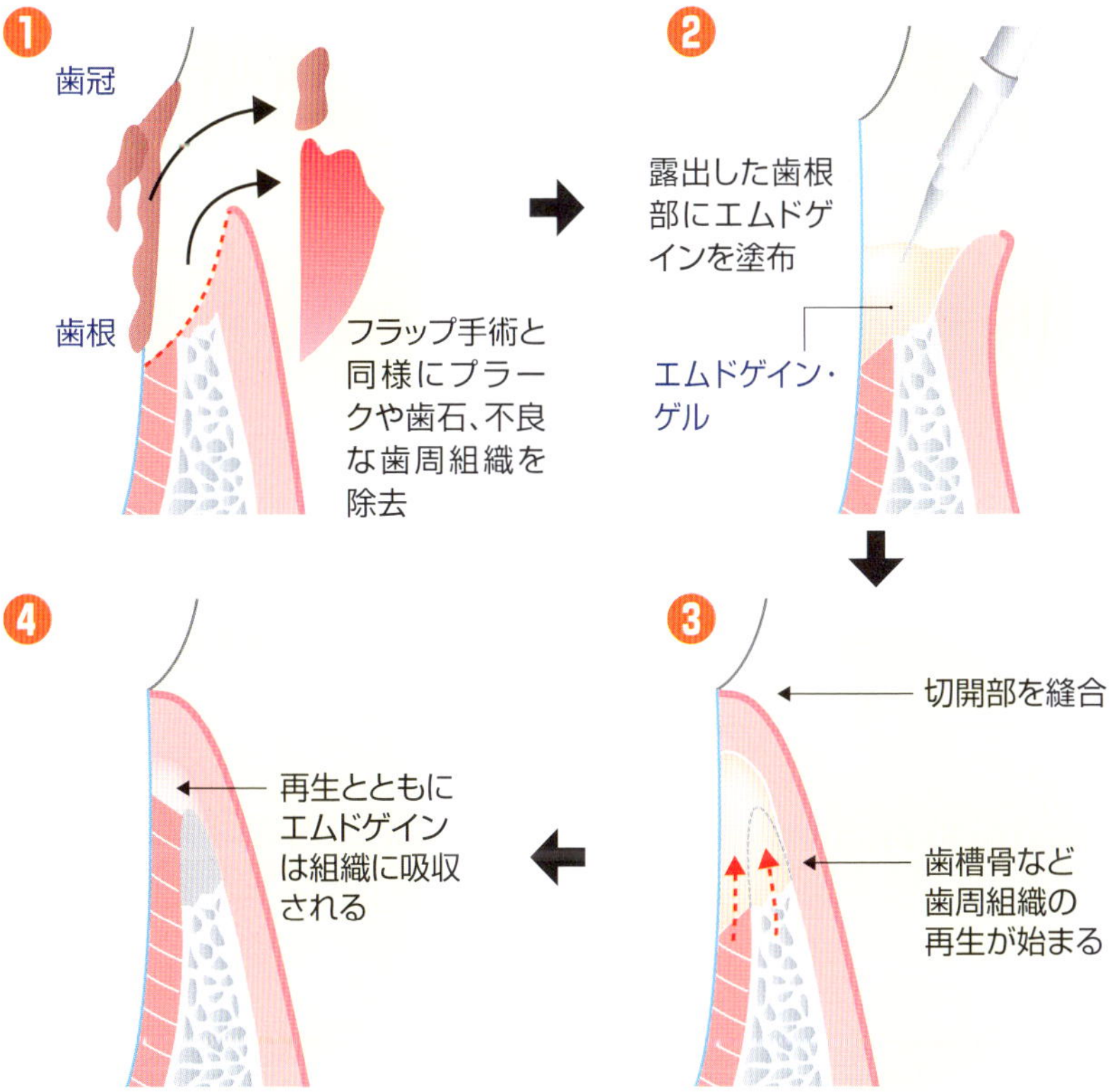
1
歯冠
歯根
フラップ手術と同様にプラークや歯石、不良な歯周組織を除去
2
露出した歯根部にエムドゲインを塗布
エムドゲイン・ゲル
3
切開部を縫合
歯槽骨など歯周組織の再生が始まる
4
再生とともにエムドゲインは組織に吸収される

エムドゲイン®法は、「バイオ・リジェネレーション法」という名で、一部医療機関で認められた先進医療として行われている

歯肉を修復する歯周形成手術

歯周病は、進行するに従って、歯肉が下がったり腫れによる変形が起きるなど、見た目にも悪影響があります。治療により歯肉の腫れが解消され、歯が長く見えるようになることもあります。

歯肉が下がって歯根がむき出しになった状態を「根面露出《こんめんろしゅつ》」といいますが、見た目を気にしてストレスを感じたり、歯磨きがしづらくなって、プラークコントロールに支障をきたすことがあります。また、知覚過敏*により冷たい飲み物がしみるなど、生活で不具合も生じます。むき出しになったセメント質は弱いため、歯磨きなどで摩耗しやすく、歯周病の再発を招きやすくもあります。

これまで紹介した外科治療は、歯周組織の再生に頼るものでしたが、外科治療により、より積極的に歯周組織を回復させるのが「歯周形成手術」です。

歯周形成手術には、さまざまな術式がありますが、もっともよく行われているのが、露出してしまった歯根部分に他の部位から組織を移植して覆う「根面被覆術《ひふくじゅつ》」です。

根面被覆術では、主に上顎の裏側から切除した歯肉を移植します。手術時間は1時間程度です。

根面被覆術のメリットは、生きた組織で覆われることで、よい状態が保たれやすいことにあります。しっかり歯磨きができ、本人の満足度も高いです。

ただ、根面被覆術は、歯間部の歯肉があまり下がっておらず、表側の歯肉のみが下がっている場合に適用できる術法です。歯の全周の歯肉が下がっていたり、口蓋の歯肉が薄いと選択できません。

また、喫煙者は根面被覆術を受けても結果がよくないこともあります。

なお、歯槽骨が破壊された部分に、自分の骨や人工骨を移植する「骨移植術」を行い、歯の機能や見た目の改善を図ることもあります。GTR法やエムドゲイン®法と同時に行われます。

用語解説 知覚過敏　歯に虫歯や炎症がないのに、冷たいものや歯ブラシの毛先などで痛みを感じること。歯の表面のエナメル質が削られ、象牙質がむき出しになると起きる。

露出した歯根面を改善する手術

歯根がむき出しになった状態を「根面露出」という

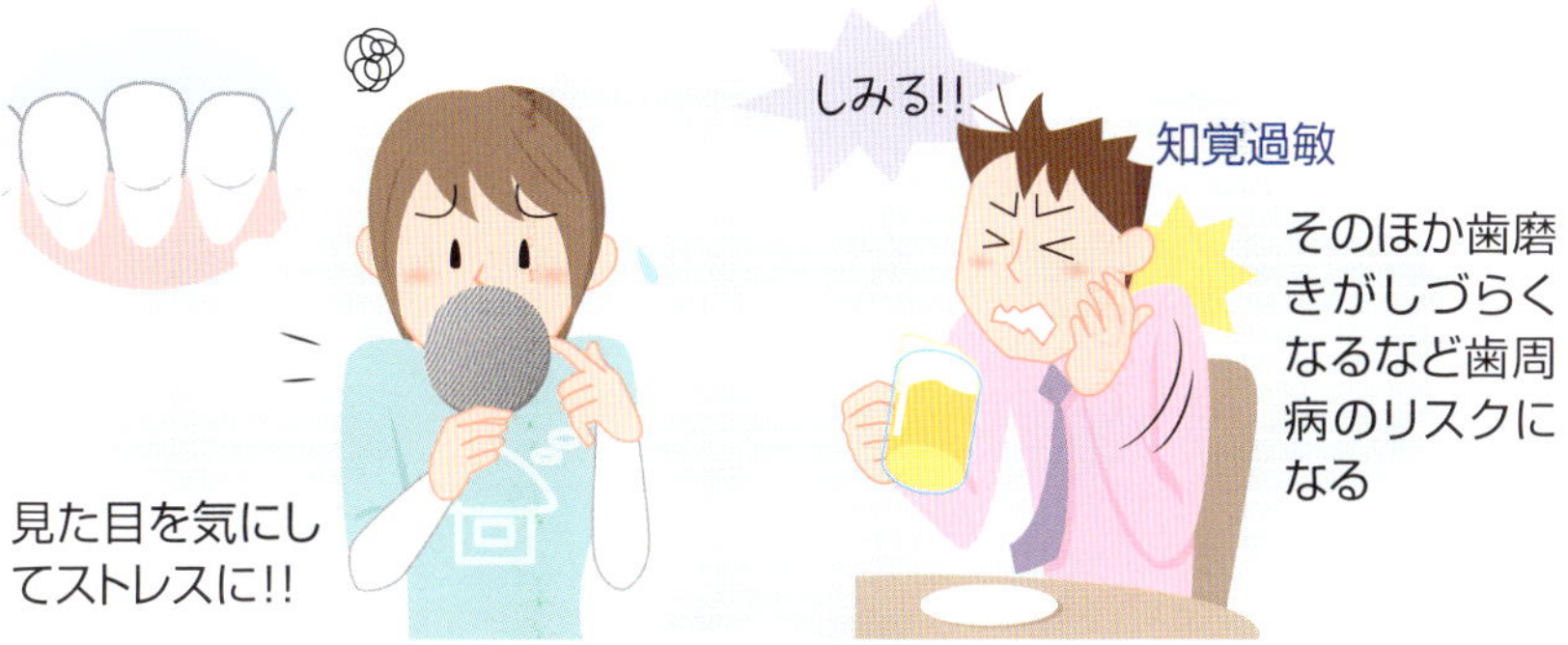
しみる!!
知覚過敏
そのほか歯磨きがしづらくなるなど歯周病のリスクになる
見た目を気にしてストレスに!!

そこで…

根面被覆術

むき出しになった根面に正常な組織を移植して覆う手術

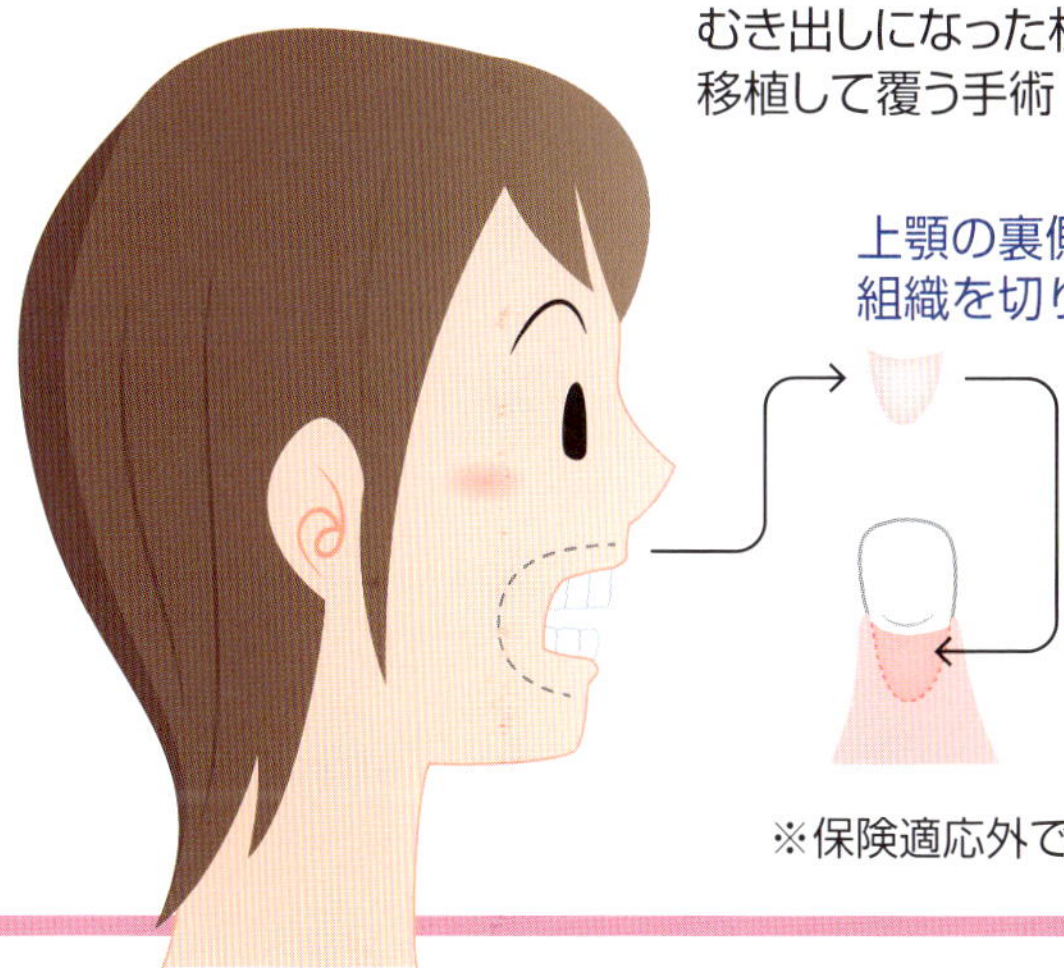
上顎の裏側から組織を切り出す
組織を移植

※保険適応外で、自由診療となる

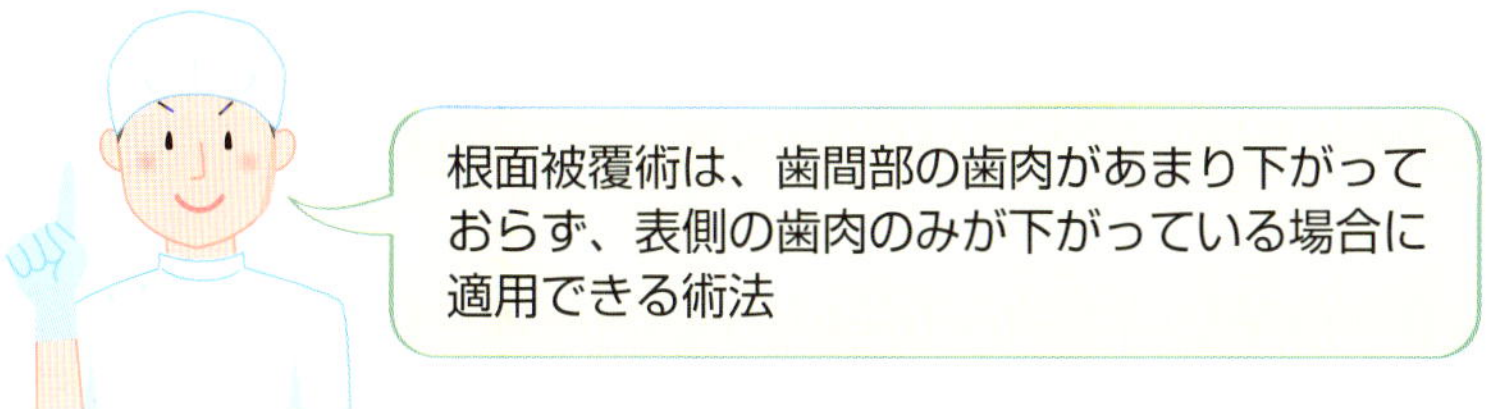
根面被覆術は、歯間部の歯肉があまり下がっておらず、表側の歯肉のみが下がっている場合に適用できる術法

治療後は良い状態を維持するためのメンテナンスを

再発予防のキーはプラークコントロール

歯周病は、適切な治療が行われ、治癒したからといって安心してよいものではありません。その後も、歯周病を再発させず、健康な状態を維持していくためには、定期的に歯科医院に通って「メンテナンス」を受ける必要があります。

せっかく時間とお金をかけて治療を受けても、メンテナンスを怠ったために再発と治療を繰り返す人もいます。そうなると、初回よりも状態が悪くなってしまったり、治療の選択肢が限られることも少なくありません。メンテナンスは、歯周病から歯と全身の健康を守るために、とても大切なものです。

メンテナンスの目的は、治療箇所の再検査や歯周病が再発した場合の早期発見などがありますが、キーとなるのは、プラークコントロールです。

スケーリングや外科治療によって、プラークや歯石を取り除いたとしても、残念ながらすべての歯周病菌が除かれたわけではありません。手入れを怠ってプラークが溜まってくれば、再び歯周病菌が増殖して、治療が必要になる可能性が高いのです。

そこで大切なのが、プラークを溜めない生活です。

歯周病治療の際には、必ず正しいブラッシングの指導が行われます。メンテナンスの際にも、ブラッシングのチェックや、必要に応じて指導が行われます。メンテナンスを機会に、自分の磨き癖などを見直し、効果的な歯磨きに変えていきましょう。

プラークを溜めないためには、食事や歯磨きの時間、甘いものや間食のとりすぎなどの生活習慣も大きく影響します。また、糖尿病や高血圧など歯周病に影響する全身疾患についても、メンテナンスを機会に改めて考えるといいでしょう。

治療後に欠かせない歯のメンテナンス

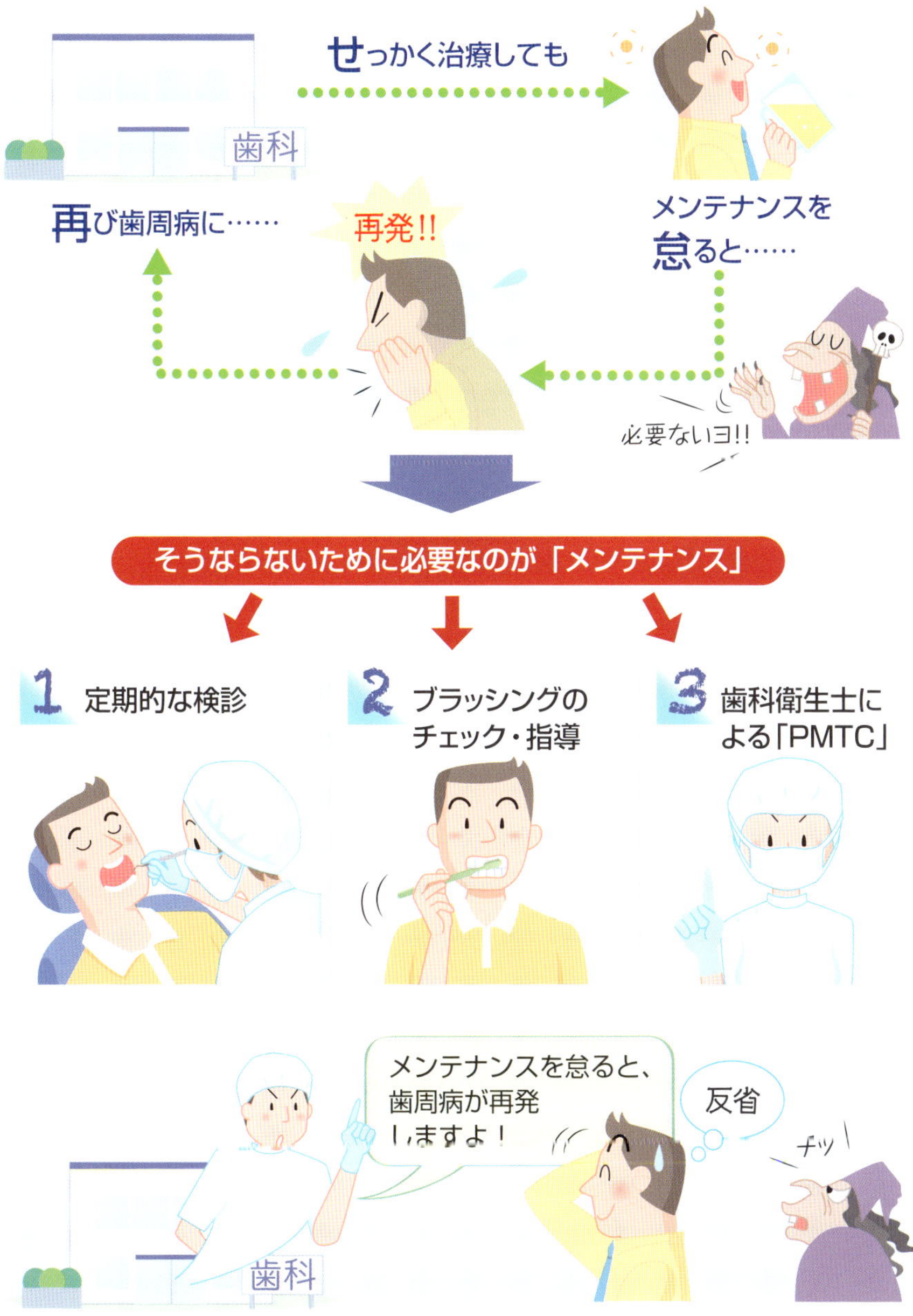

歯科衛生士が行う「ＰＭＴＣ」とは

歯周病を再発させないためのプラークコントロールに強い助けとなるのが、歯科衛生士による「ＰＭＴＣ（プロフェッショナル・メカニカル・トゥース・クリーニング）」です。これは器械を使って、専門的なクリーニングをしてくれるものです。

歯周病ケアは予防も治療も、そして再発防止もプラークコントロールが基本にあります。自分でブラッシングしてプラークコントロールをすることは欠かせませんが、どんなに気をつけていても、磨き残しや歯周ポケットの中などに、プラークが溜まってしまうことがあるものです。

また、プラークがバイオフィルムになってしまうと、自分で行うブラッシングでは落とせなくなります（38頁参照）。

そこで、メンテナンスの際に、プロの手による徹底的なクリーニングで除去するのです。

歯科衛生士は、専用の器械を用い、研磨剤を使って歯を磨きます。研磨剤には、歯のエナメル質は傷つけず、バイオフィルムを落とす効果があります。

歯の隙間など器具が届かない場所には、デンタルフロスや専用のチップも使います。

研磨剤を洗い流したあとには、フッ素剤を塗布して虫歯を予防します。

ＰＭＴＣを受けると、口のなかがすっきりして、歯がツルツルに感じるはずです。バイオフィルムなどの汚れが落ち、新たなプラークがつきにくいよう、表面が整えられているためです。食べ物や喫煙でついた着色汚れも、落とすことができます。

このほか、「ＬＤＤＳ（ローカル・ドラッグ・デリバリー・システム）」といって、薬剤を歯周ポケットに塗布して、歯周病菌を減らす処置もあります。

次項では、健診やプロのブラッシング指導を受ける意味を考えます。

定期的に「PMTC」を受けよう！

「PMTC」とは、歯科衛生士による専門的なクリーニングをいう

1 専門の器械と研磨剤などを使う

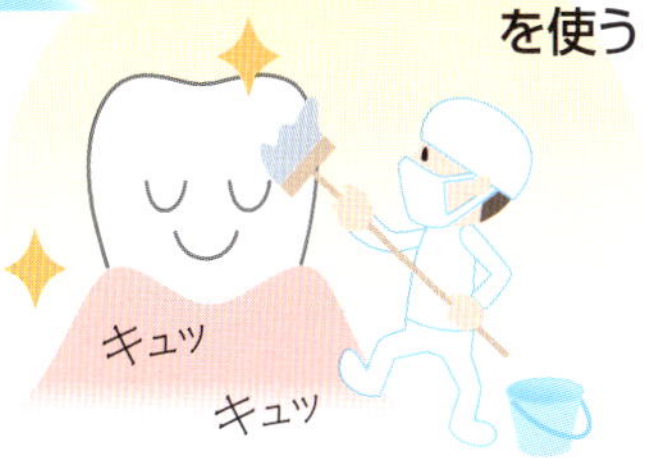

2 歯間にはデンタルフロスやチップを使用

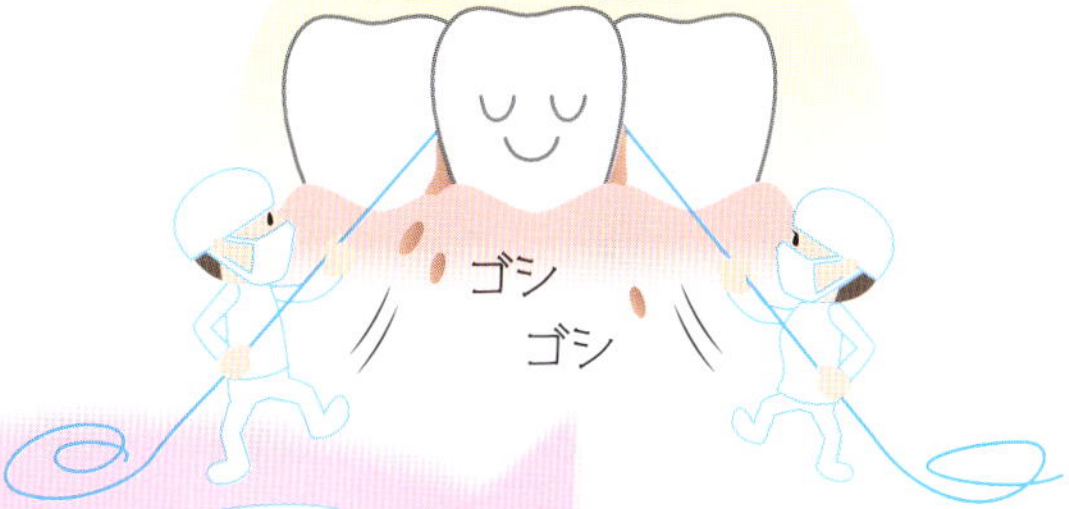

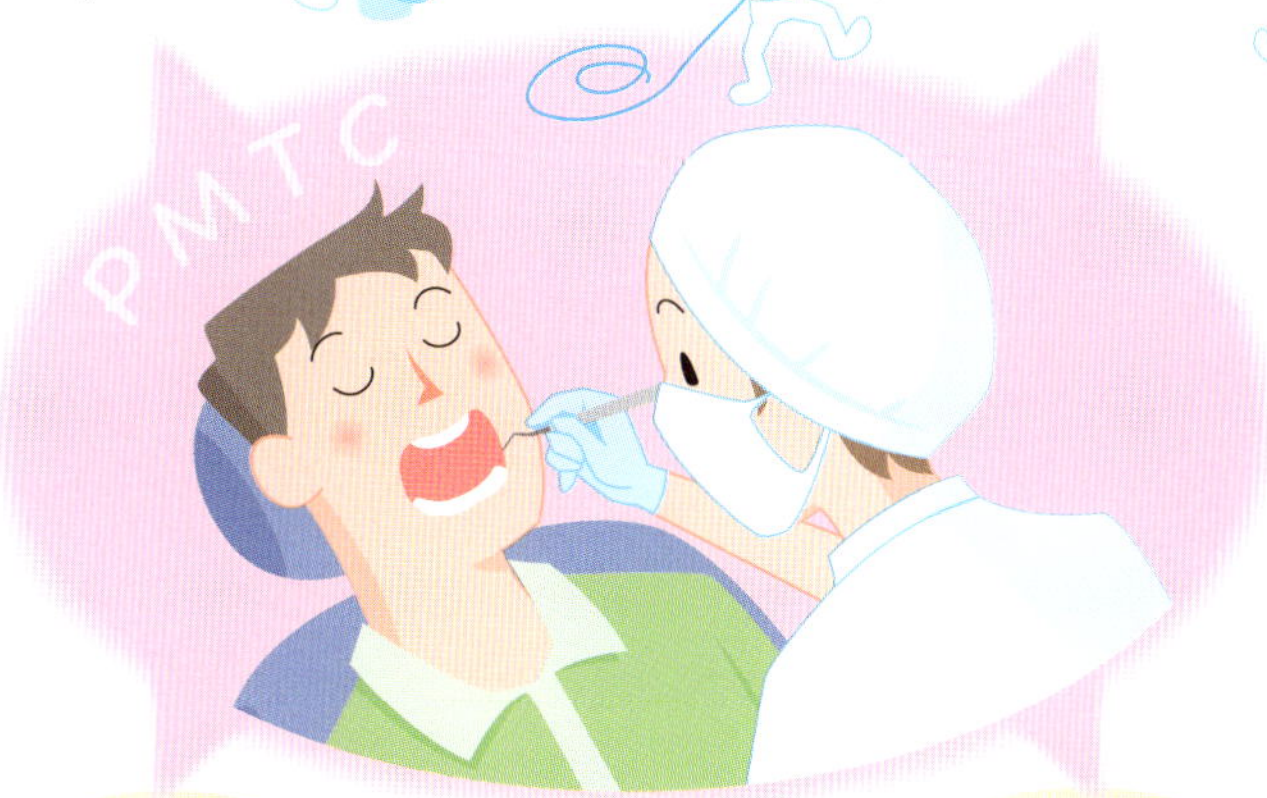

3 セルフケアでは落とせなかったプラークを除去

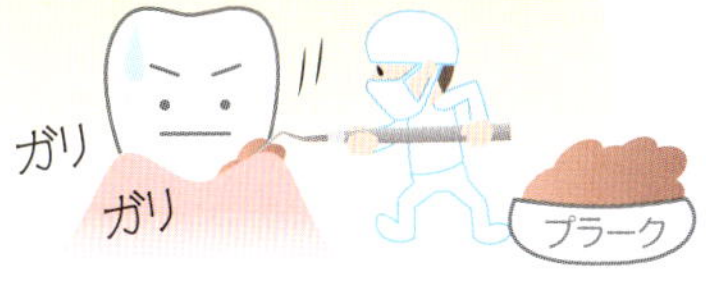

4 着色汚れも落とせる

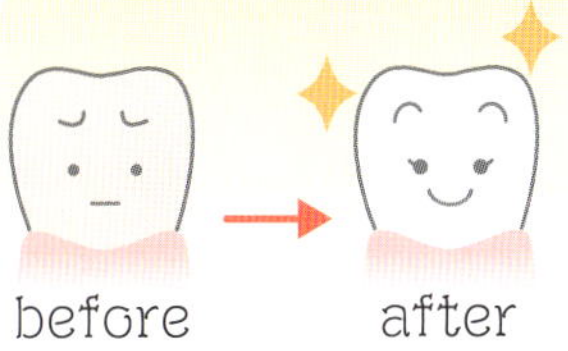

表面が整えられ、プラークがつきにくくなる
「再発予防」につながる

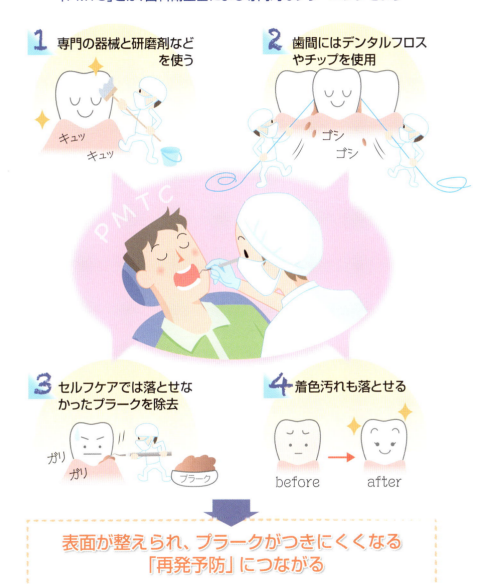

定期的な健診を受け、プロの指導を仰ぐ

歯周病のメンテナンスは、少なくとも半年に一度、状態によっては2～3ヵ月に一度行う必要があります。これを多いと思うでしょうか。

歯周病は、口内の歯周病菌をすべて除去することはできないことから、再発しやすい病気です。

歯周病の治療を受けたということは、少なくとも歯周病になりやすい体質や生活習慣、健康状態などの因子をもっているということでもあります。せっかく治療して取り戻した歯の健康を守るためにも、定期的なメンテナンスを受けましょう。

「歯周病は治らない病気ではないのだから、何か異常を感じてからでいい」と考える人は、歯の治療にとって早期発見・早期治療が大切なことを思い出してください。

残念ながら少しの手間を惜しんで歯周病の再発に気づかず、インプラントやブリッジが無駄になったり、自分で噛める歯を失うことになる人もいます。

メンテナンスに通い、定期的な健診を受けていれば、再発も自覚症状がない段階で発見できるはずです。軽症のうちの治療なら、治療時間も費用も抑えられ、何より歯を失うリスクも低くなります。

また、メンテナンスに行くたびに、自分のブラッシングの効果をチェックしてもらい、専門家の指導を受けられるのもメリットです。毎日繰り返し行うことだけに、気づかぬうちにまちがった磨き癖がついてしまうことも少なくないからです。

特に、インプラントやブリッジを入れた人は、より丁寧なブラッシングが必要になります。

また、メンテナンスにより自分の歯の状態を知ることは、その先のセルフ・ケアや生活習慣改善のモチベーションにもなります。歯周病との付き合いは、一生続きます。よいかかりつけの歯科医院をみつけ、二人三脚で歯の健康を守りましょう。

次項からは、抜歯について説明します。

歯周病の予防に不可欠なプロの指導

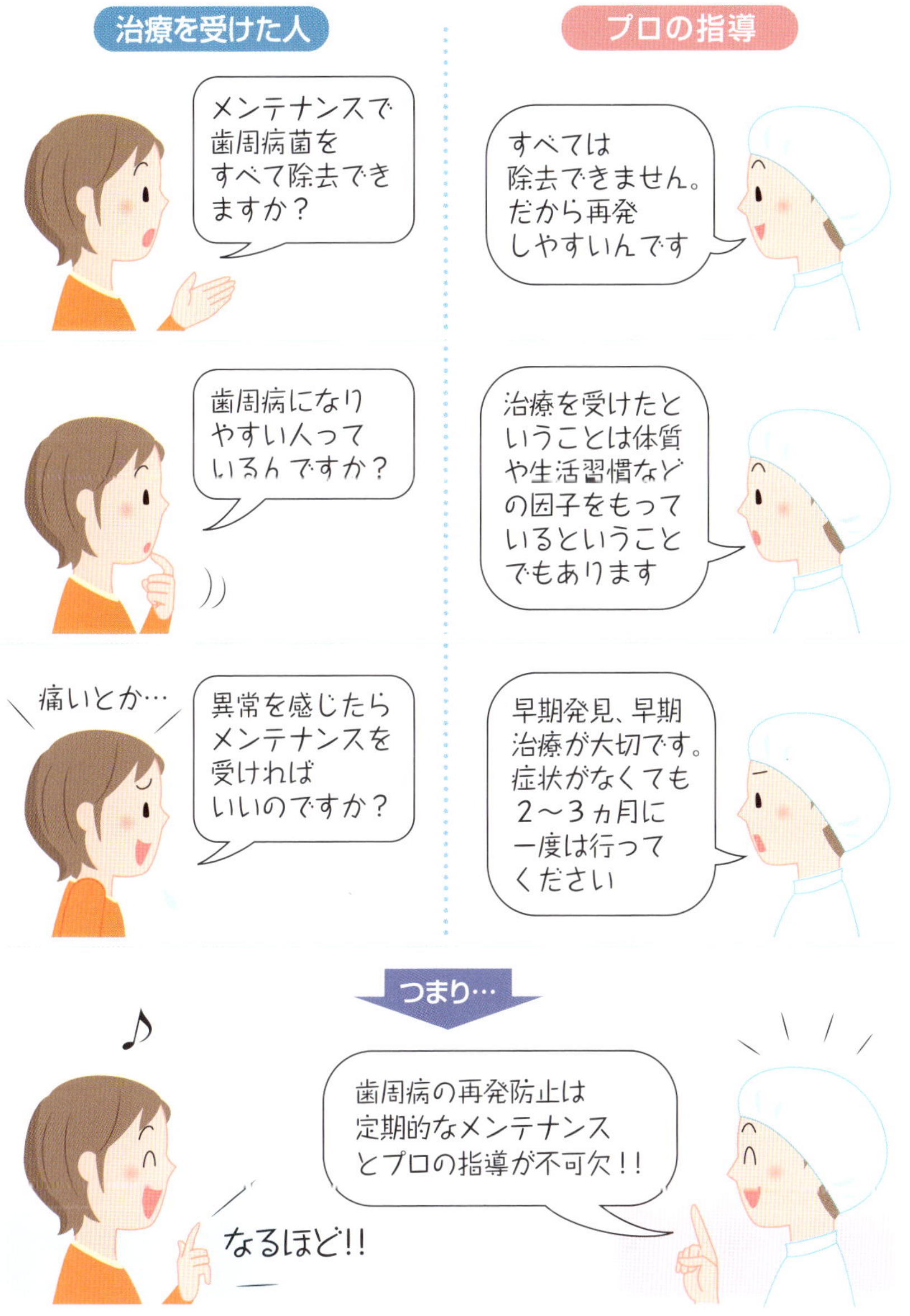
治療を受けた人
プロの指導
メンテナンスで歯周病菌をすべて除去できますか？
すべては除去できません。だから再発しやすいんです
歯周病になりやすい人っているんですか？
治療を受けたということは体質や生活習慣などの因子をもっているということでもあります
痛いとか…
異常を感じたらメンテナンスを受ければいいのですか？
早期発見、早期治療が大切です。症状がなくても2〜3ヵ月に一度は行ってください
つまり…
♪
歯周病の再発防止は定期的なメンテナンスとプロの指導が不可欠！！
なるほど!!

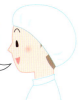

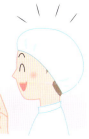

抜歯を選択されたときは

抜歯はどのような状態のときに必要か

一度永久歯になると、歯は二度と生え変わることはありません。歯は、とても大切なものです。

現在の歯科では、できる限り持って生まれた歯を守る治療が主流となっています。歯周病の治療でも、それは変わりません。しかし、抜歯を処置として選ばなければならないこともあります。

歯周病は、炎症により歯槽骨が溶けてしまう病気です。しかも、初期にはあまり自覚症状がなく、静かに進行してしまうという特徴を持っています。そのため、気づいたときには、歯周病がかなり重症になっているケースが少なくないのです。

ある程度まで進行した歯周病では、歯が不安定になり、食べ物を噛むときなどにグラグラし、歯槽骨を物理的に刺激します。それでも何とか歯を守ろうと抜歯しないでいると、ますます歯槽骨の破壊が進み、歯槽骨が歯を支えきれなくなります。

そうなってから悪くなった歯を抜いたとしても、歯槽骨が溶けて全体に下がっていたり、骨の組織がもろくなっており、インプラントを選択できない状態である可能性が高くなります。この場合、早めに抜歯しておいた方が、影響は小さく済んだのです。

治療をしても炎症が治まらなかったり、歯周病が歯根の奥まで達してしまった歯も、周囲の歯に悪影響を与えるので抜歯します。

炎症が繰り返されると、そこから発生するサイトカインにより全身の病気に影響することもあるため、そのままにはしておけません。

そのほか、ひどい虫歯や歯根が折れてしまった歯、異常な位置に生えている歯なども、抜歯の対象となります。歯科医と十分に相談しましょう。

抜歯が必要なとき

やむを得ず、歯を抜かなければならない条件は
おもに以下の6つのケースがある

1 歯槽骨が溶けてグラグラする

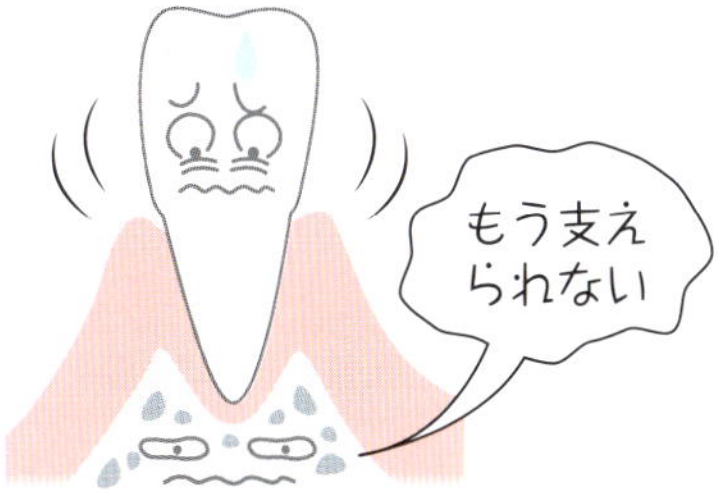

2 治療しても炎症が治まらない

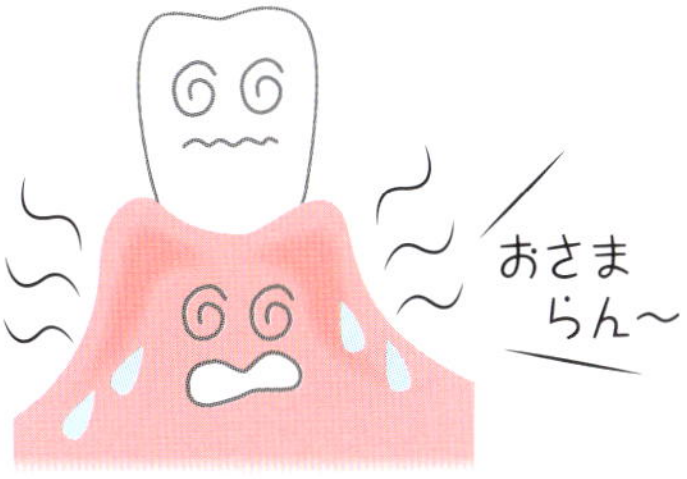

3 ひどい虫歯のとき

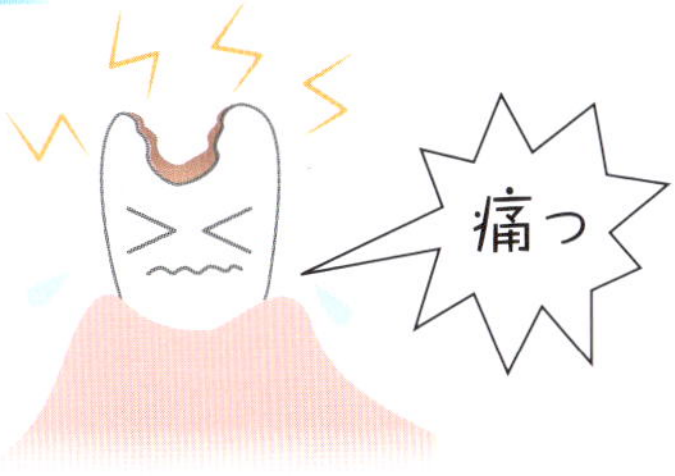

4 歯根が折れたとき

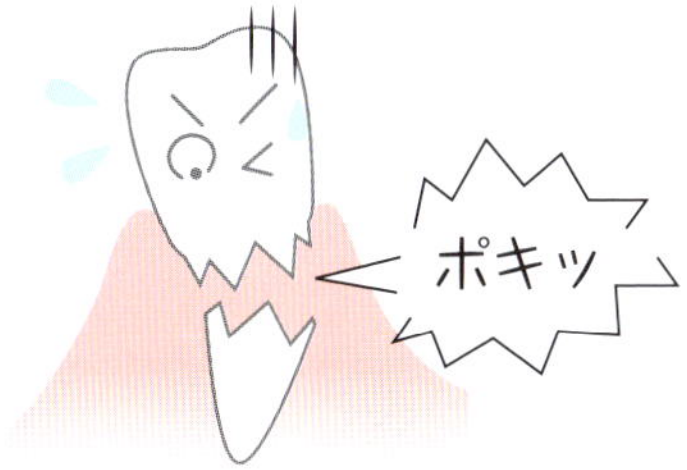

5 歯周病が歯根の奥まで達してしまったとき

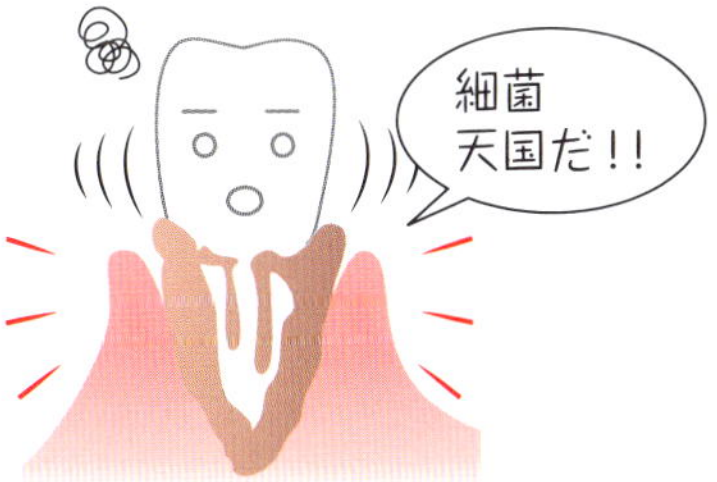

6 異常な位置に生えている

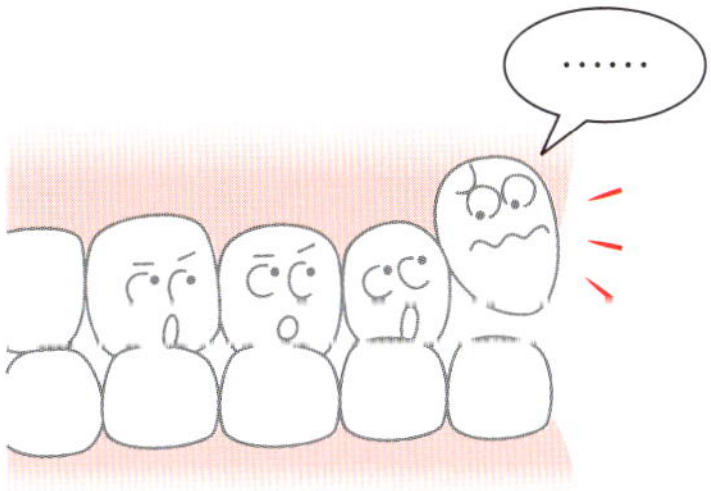

抜歯後の処置をどうするか

やむをえず歯を抜いた場合、絶対にそのまま放置してはいけません。

私たちの顎には永久歯で上下それぞれ14本、合計で28本の歯があります（智歯をのぞく）。

しかし、「1本抜いたくらいなら、他にたくさんあるから大丈夫」「奥歯なら、目立たないからいい」などと考えてしまう人がいたら、それは大きな間違いです。

歯は、1本1本独立して生えているようで、お互いに支え合って機能しています。つまり、歯列があり、上下が噛み合うことで、ものを噛むときの強い圧力が分散され、耐えられるのです。

例えば、下の奥歯を1本抜歯して、そのまま隙間を放置していたとしましょう。ものを噛むときに加わる力により、徐々に両隣りの歯がそこに向かって倒れてきます。抜歯した歯と噛み合っていた上の歯も、下に降りてきてしまいます。

それら3本の歯がズレた隙間には、さらに両隣りの歯や噛み合っている歯も影響して、ズレてきます。結果として、口全体の歯列が乱れてきたり、噛み合わせがあちこちでおかしくなるのです。

そうなると、歯の磨耗が進んだり、歯と歯の隙間があくことで汚れが溜まりやすくなり、歯周病や虫歯になりやすくなります。

また、歯は言葉を発音するときにも使われているので、発音がおかしくなることもあります。歯がなくなることで、頬のラインが変わるなど、容貌に影響することもあります。

このように、たとえ1本でも歯を失う影響は無視できないものなので、必ず何かで歯のあったスペースを補う必要があります。

歯を補う方法としては、「ブリッジ」「入れ歯」「インプラント」があります。次項から、順に詳しく説明します。

抜歯の影響は小さくない

抜歯放置の影響

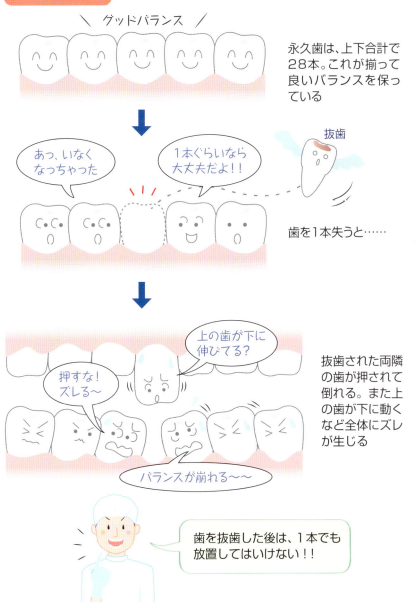

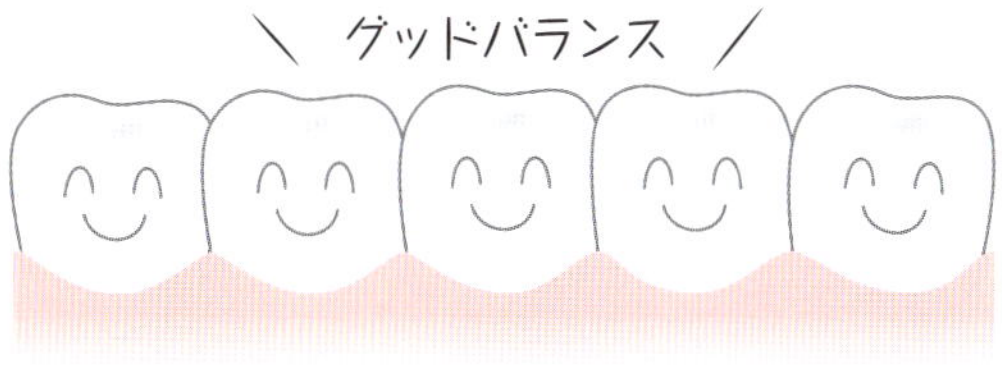

永久歯は、上下合計で28本。これが揃って良いバランスを保っている

歯を1本失うと……

抜歯された両隣の歯が押されて倒れる。また上の歯が下に動くなど全体にズレが生じる

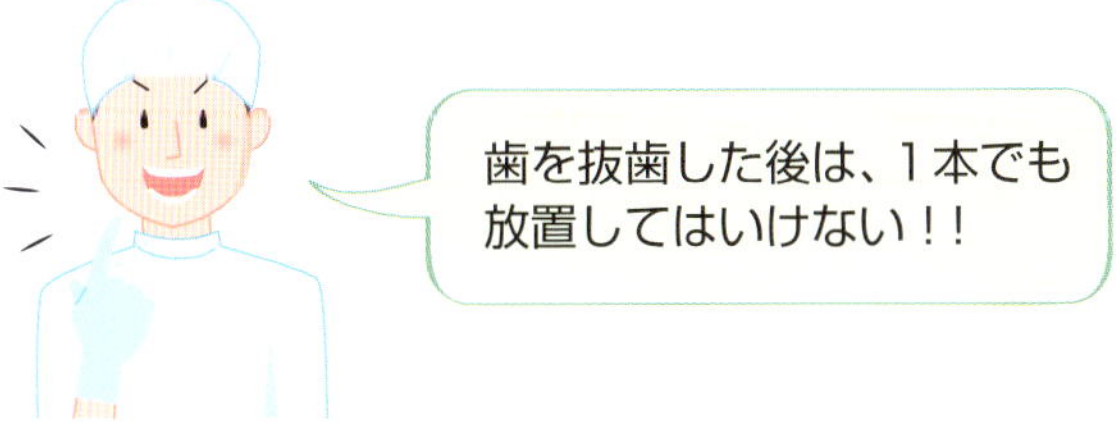

健康な歯を支えにして人工歯を入れる「ブリッジ」

歯を失った後を補う方法として、もっとも一般的なのが「ブリッジ」です。ブリッジとは、歯を失った部分に義歯を入れるために、両隣の歯を支えにして、ちょうど橋をわたすように固定する治療法です。

ブリッジは、基本的に3本組です。中央の義歯を支えるために橋桁《はしげた》の役割をする両隣の歯を少し削り、義歯とつながった冠を被せて固定します。失った歯が2本の場合は、両隣の3本に冠を被せて支えることもあります。

ブリッジの優れた点は、義歯が両隣の歯によってしっかり支えられるため、自分の歯のような感覚で噛めることです。入れ歯のように取り外す必要もなく、違和感もあまりないとされています。

設置にインプラントのような外科処置が必要なく、体の負担が軽く、通常2～3回の通院で完了します。

以前のブリッジは金属製でしたが、現在ではセラミック*製のものがあり、見た目もごく自然に再現できるようになっています。

また、両隣の歯をすべて覆って固定する従来型のブリッジ（フルブリッジ、クラウンブリッジ）だけでなく、歯の裏側に固定器具を貼り付ける「接着ブリッジ」もあります。

ブリッジのマイナス面は、橋桁の役割をする両隣の歯を削らなければならないことです。健康な歯のエナメル質を削るので、歯周病や虫歯などのリスクが高くなります。また、両隣の歯への負担が増し、歯の寿命にも影響します。

ブリッジ設置には、失った歯が1～2本まで、両隣の歯が健康であることなどが条件になります。

接着ブリッジの場合は、エナメル質など歯の状態や歯並び、噛み締めの有無など、設置できる条件がさらに厳しくなります。

次項では、入れ歯を取り上げます。

用語解説　セラミック　無機物を焼き固めて作る素材で、歯科では歯の詰め物や義歯などに使う。歯に近い色や質感に仕上がり、経年による変色もほぼないとされている。

抜歯後の処置　その1 —— ブリッジ

「ブリッジ」とは両隣の歯を支えに、抜けた歯を義歯で補う処置をいう。設置には2つの方法がある

1 従来型ブリッジ

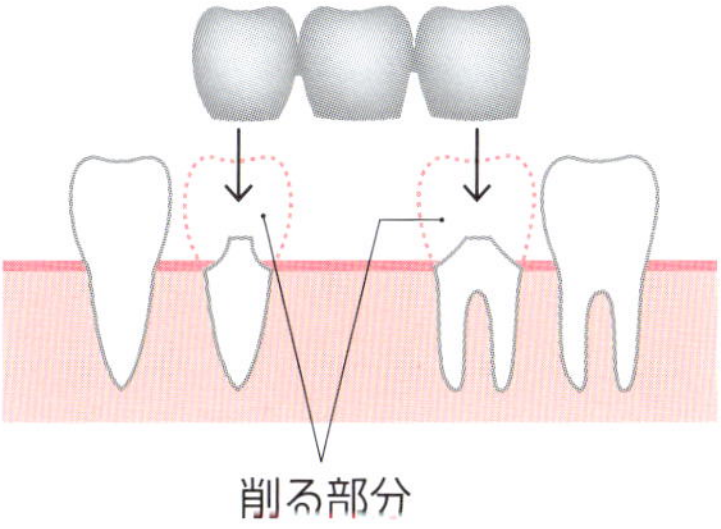

- 削る部分が大きいのでしっかり固定できる

2 接着ブリッジ

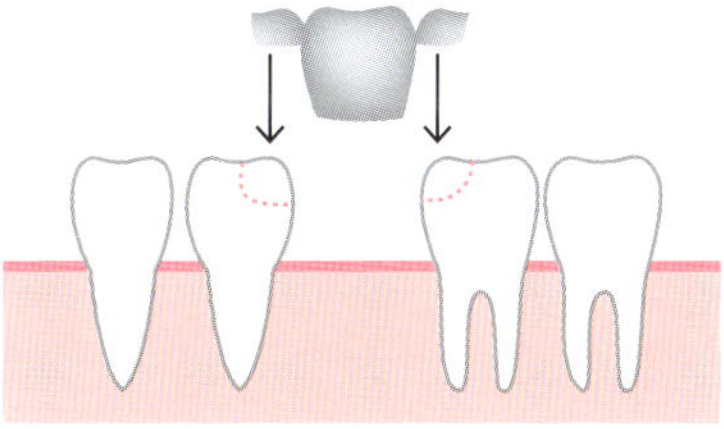

- 歯を削らないか、少なくて済む
- エナメル質が健康でなければならない
- 固定する力が弱い

◇ ブリッジのメリットとデメリット ◇

メリット

- 義歯がしっかり固定
- 違和感なくものが噛める
- 設置が比較的簡単で、外科処置の必要がない
- 毎日の取り外しの必要がない
- 見た目も自然にできる

デメリット

- 両隣の歯を削らなければならない
- そのため歯周病や虫歯のリスクが高まる
- 両隣の歯に負担がかかる
- 設置できるには条件がある

取り外しができる人工歯「入れ歯」

ブリッジやインプラントのように、義歯を固定するのではなく、取り外しができる人工歯「入れ歯」を使うという方法もあります。歯周病で失った歯が複数になるとブリッジが使えないケースが増えますが、入れ歯なら補うことができます。

入れ歯というと歯をすべて失った高齢者が使うもの、というイメージがある人もいるようですが、「部分入れ歯」は、何らかの理由により歯を失った幅広い年齢層で使われています。

部分入れ歯には、周りの歯に「クラスプ」という金属のバネを引っ掛けて固定する「クラスプタイプ」、失った歯の両隣の歯に金属冠を被せ、磁石で固定する「アタッチメントタイプ」、同じく両隣の歯に金属冠を被せ、さらにその上に入れ歯を被せて使う「コーヌス・テレスコープ」があります。

また、すべての歯を失ったときは、義歯床を顎に当てて支える「総入れ歯」を使います。

入れ歯の利点は、外科手術の必要がないことです。アタッチメントタイプやコーヌス・テレスコープは、支える歯を削る必要はありますが、体への負担は比較的軽いといえるでしょう。

取り外しができるので、毎食後に外して洗浄でき、清潔に保ちやすいのもメリットです。歯肉が痩せたり、噛み合わせが悪くなるなど、何らかの不具合が生じたときも、すみやかに修理できます。

デメリットは、ブリッジやインプラントに比べ、噛む力が弱く、違和感を感じやすいことです。総入れ歯では、食事中に味や温度を感じにくくなったり、話しづらくなることもあります。

両隣の歯に負担がかかるので、虫歯や歯周病のリスクが高くなります。また、取り外しが面倒だったり、クラスプタイプでは見た目で入れ歯だとわかりやすいことを負担に感じる患者さんもいます。

次項ではインプラントを取り上げます。

抜歯後の処置　その2—— 入れ歯

「入れ歯」には主に4つのタイプがある

1 クラスプタイプ

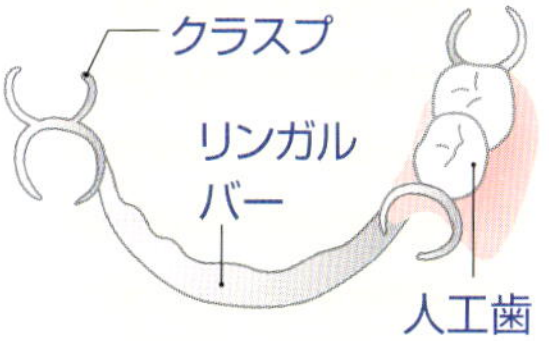
クラスプ
リンガル
バー
人工歯

金属のバネ（クラスプ）
を引っ掛けて固定

2 アタッチメントタイプ

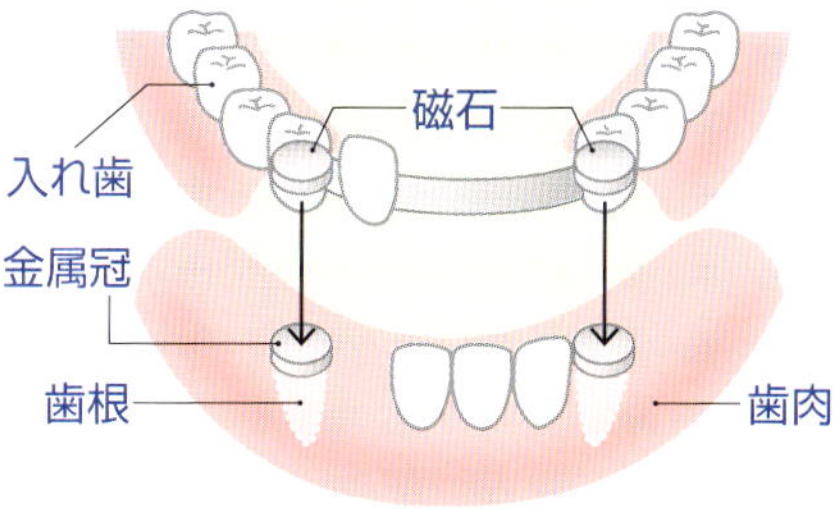
磁石
入れ歯
金属冠
歯根
歯肉

金属冠を被せ、そこに磁石で固定

3 コーヌス・テレスコープ

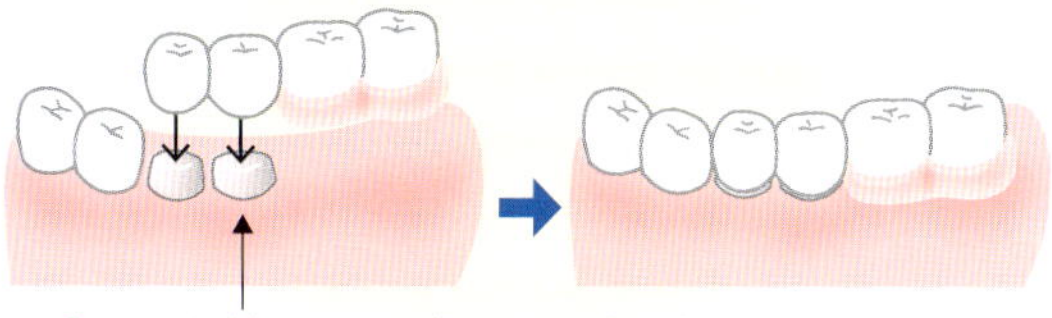

金属冠を被せ、その上に入れ歯を被せて使う

4 総入れ歯

義歯床を顎に
当てて支える

※金属製のクラスプタイプのみは保険が適用されます

◇ 入れ歯のメリットとデメリット ◇

メリット

- 複数の歯を失っても使える
- 体への負担が軽い
- 作ったあとも調整がしやすい
- 取り外して洗浄できる

デメリット

- 噛む力が弱い
- 違和感がある人も
- 取り外しが面倒
- 見た目で入れ歯と
  わかることも

人工歯根を埋め込む「インプラント」

歯を失った後も、自分の歯のような感覚で使えると、近年積極的に使われているのが「インプラント」です。

インプラントとは、顎骨に金属製の人工歯根を埋め込み、それを土台として人工歯を固定する治療法です。自分の歯にほぼ近い力で噛むことができる、画期的な治療法です。

インプラントに使われるのは、大きく3つのパーツです。歯を支える土台となる「インプラント体(歯根部)」、土台と歯をつなぐ「アバットメント(支台部)」、そして「人工歯」です。インプラント体とアバットメントが一体化しているタイプもあります。

インプラントの手術では、まず歯肉を切開して顎の骨を露出させ、ドリルで穴を開けます。

その穴にインプラント体を埋め込み、上部にカバーをして、歯肉を縫合します。ここで、仮歯《かりば》を入れることもあります。

上顎で約5ヵ月、下顎で約3ヵ月かけ、骨や粘膜が治癒するのを待ちます。インプラント体には骨と結合しやすいチタンが使われており、顎の骨が治癒するに従って、しっかりと固定されます。

2回目の手術では、カバー上部の粘膜を切開し、インプラント体にアバットメント、人工歯を取り付けます。人工歯は、レジン(プラスチック)、セラミックなどで作られており、装着後は見た目が自然の歯とほとんど変わらなくなります。

近年は、手術の負担を減らすために、1回の手術でインプラント体の埋め込みからアバットメント装着までを行う1回法も採用されています。

ただ、2回法は骨の量が少なく骨移植も行う場合や、骨が軟らかい人にも使え、細菌等への感染リスクも低い点が優れています。

次項では、インプラントのメリット、デメリットを詳しく取り上げましょう。

抜歯後の処置　その3―― インプラント

「インプラント」は顎骨に人工歯根を埋め込み人工歯を固定する治療法

手術には1回法と2回法がある

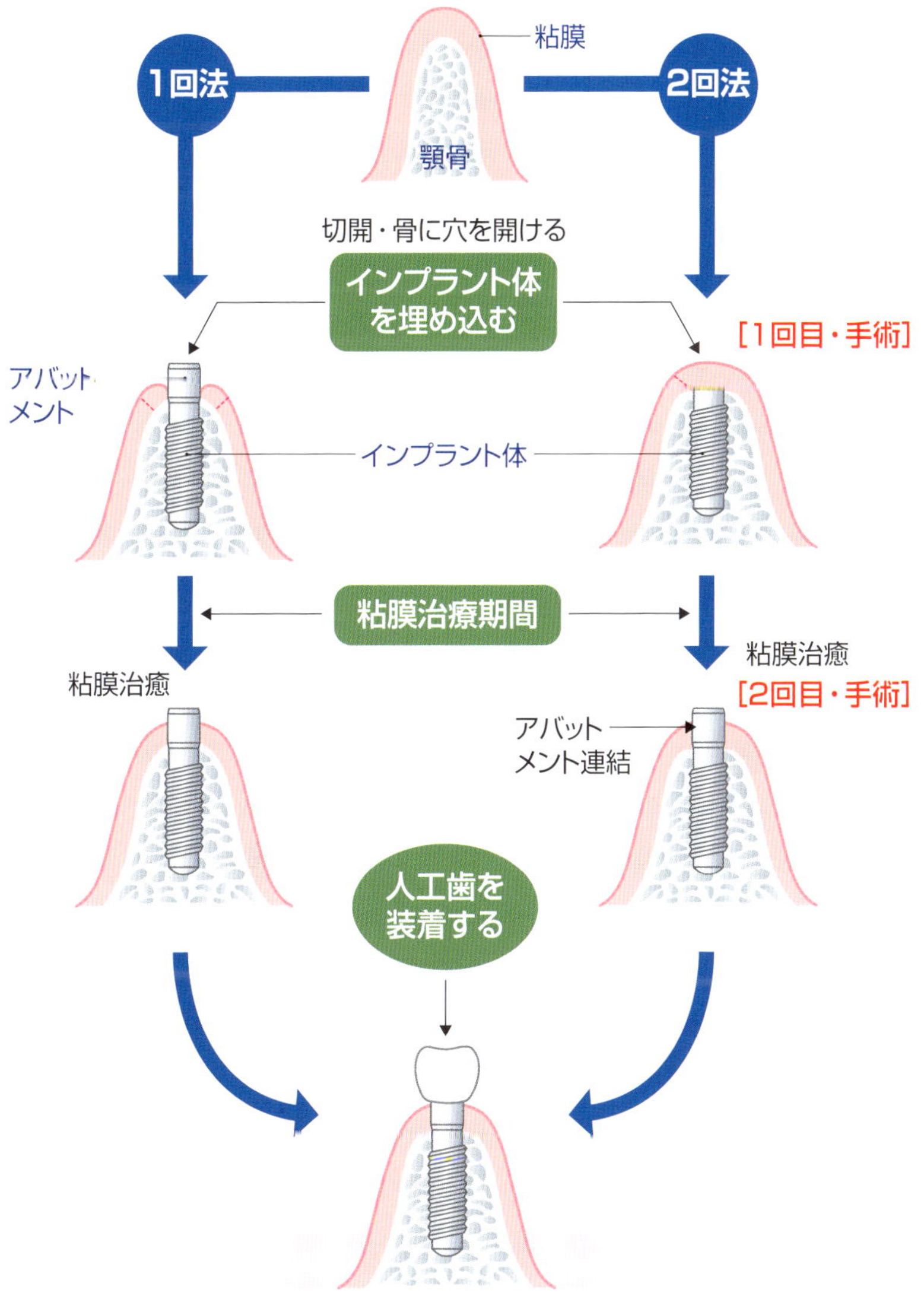

インプラントのメリット・デメリット

インプラントは画期的な治療法ですが、手術には時間も費用もかかり、体への負担も小さくありません。インプラントを選択する際には、メリット・デメリットをしっかり理解した上で、決める必要があります。

インプラントのメリットは、何といっても自然の歯に近い感覚で使えることです。

人工歯根（インプラント体）が顎の骨に埋め込まれ、しっかりと支えてくれるので、ほぼ自前の歯と同じように噛むことができます。両隣の健康な歯を削る必要もありません。

また、歯を複数失っていたり、顎に歯がまったく残っていない場合でも、顎の骨が無事ならば、複数のインプラント体で入れ歯やブリッジを固定する治療法もあります。

インプラントのデメリットは、すべての人が使えるとは限らないことです。インプラント体を支えるためには、顎骨にある程度の骨量が残っている必要があります。重度の歯周病で歯槽骨の破壊が進んでいる人や、骨粗鬆症の人は選択できません。

ただ、近年は骨を移植する「ボーングラフト*」や骨補填《ほてん》剤で骨の再生を促す「GBR法（骨再生誘導法）」などで、適応となる人も増えています。

また、喫煙習慣のある人は、インプラント体に骨が結合する妨げとなるので、禁煙する必要があります。他の病気で全身状態が悪い人も、適応とならないことがあります。

インプラント手術の後も、インプラント周辺は、自前の歯に比べて歯周病や虫歯にかかりやすくなることがわかっています。歯磨きをはじめとしたメンテナンスが重要になるので、きちんと手入れをできない人には向いていません。

歯科医師とよく相談し、自分の健康状態や生活環境も含めて考え、治療を始めるのが重要です。

用語解説 ボーングラフト　骨移植のこと。インプラントでは、顎の骨に土台部分を埋め込む必要があるが、顎の骨の強度などが足りない場合に骨移植を行う。

インプラントを選ぶ前に

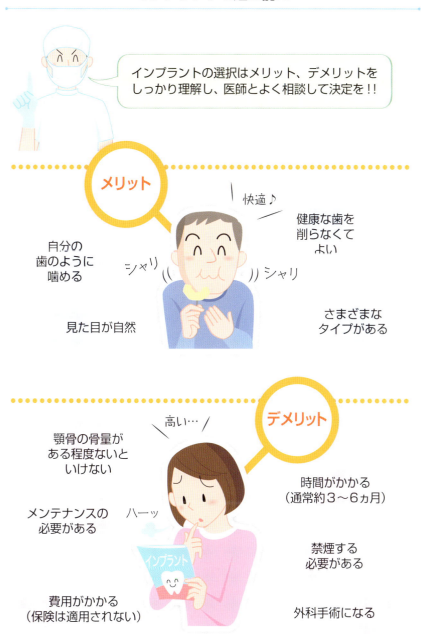

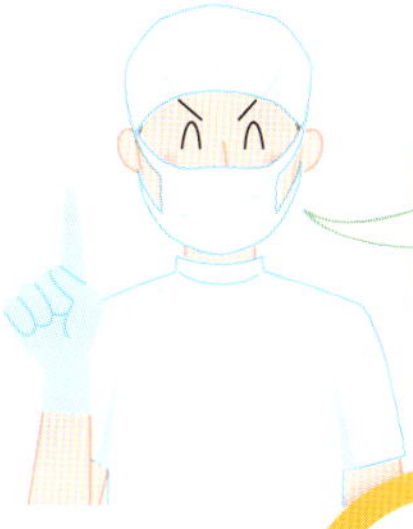

インプラントの選択はメリット、デメリットをしっかり理解し、医師とよく相談して決定を!!

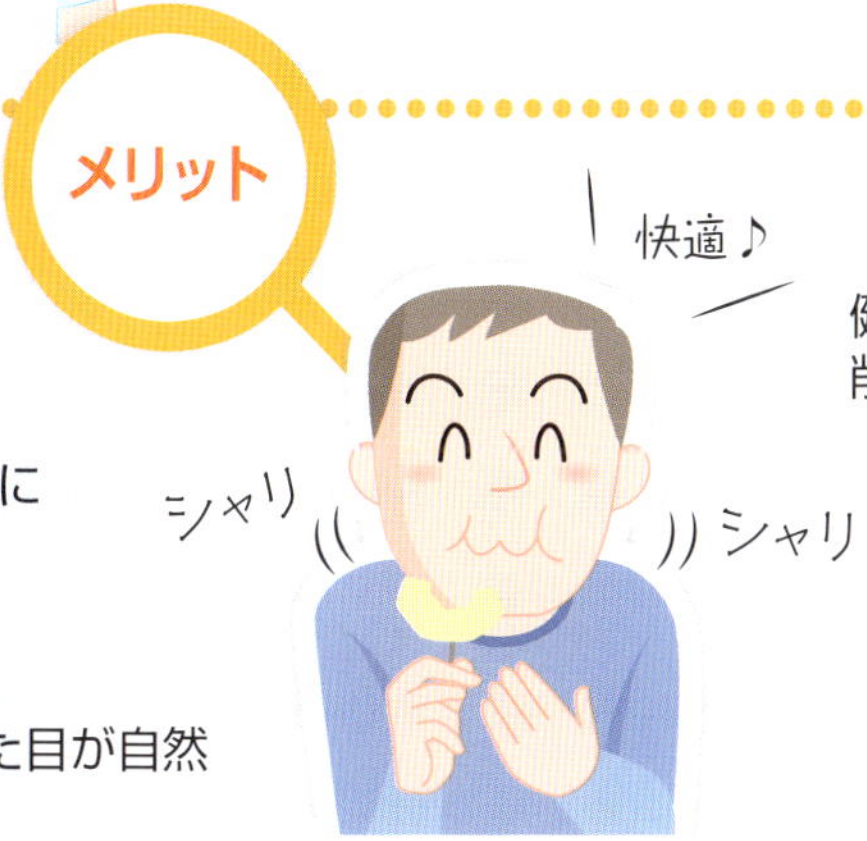

- 自分の歯のように噛める
- 見た目が自然
- 健康な歯を削らなくてよい
- さまざまなタイプがある

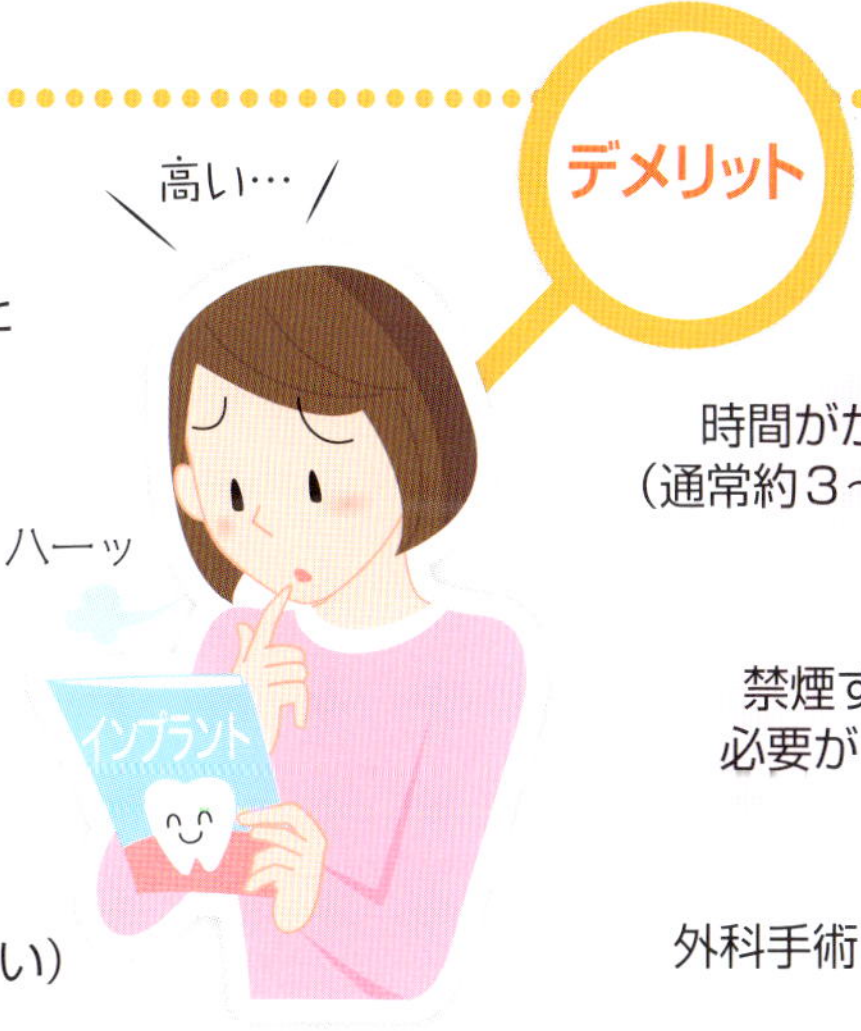

- 顎骨の骨量がある程度ないといけない
- メンテナンスの必要がある
- 費用がかかる（保険は適用されない）
- 時間がかかる（通常約3～6ヵ月）
- 禁煙する必要がある
- 外科手術になる

column

洗口液と機能性ガムの効果は?

健康志向から、近年はたくさんの口腔ケア用品が出回っています。歯周病の不安がある人にとって、歯周病への効果を謳っている洗口液（マウスウォッシュ、デンタルリンス）や機能性ガムは、気になる商品ではないでしょうか。

それでは、これらはプラークコントロールにどれぐらいの効果があるのでしょうか。

結論から言ってしまえば、歯の健康を守る基本は歯ブラシによるブラッシングです。

洗口液に、歯周病予防、殺菌作用、消炎作用、歯石沈着防止作用などの成分が含まれていると明記されている場合、歯周病の予防に役立つ可能性はありますが、治療にはなりません。

機能性ガムも、ガムを噛めば歯磨きの代わりになる、というものではありません。

歯の再石灰化を促したり、虫歯菌の働きを抑えたり、咀嚼《そしゃく》により唾液の分泌を促す効果は期待できるので、虫歯予防に役立つものとして使いましょう。

歯周病や虫歯の原因となるプラークは、歯磨きにより機械的に落とさなくてはなりません。洗口液や機能性ガムは、あくまでも補助と考えて、活用しましょう。

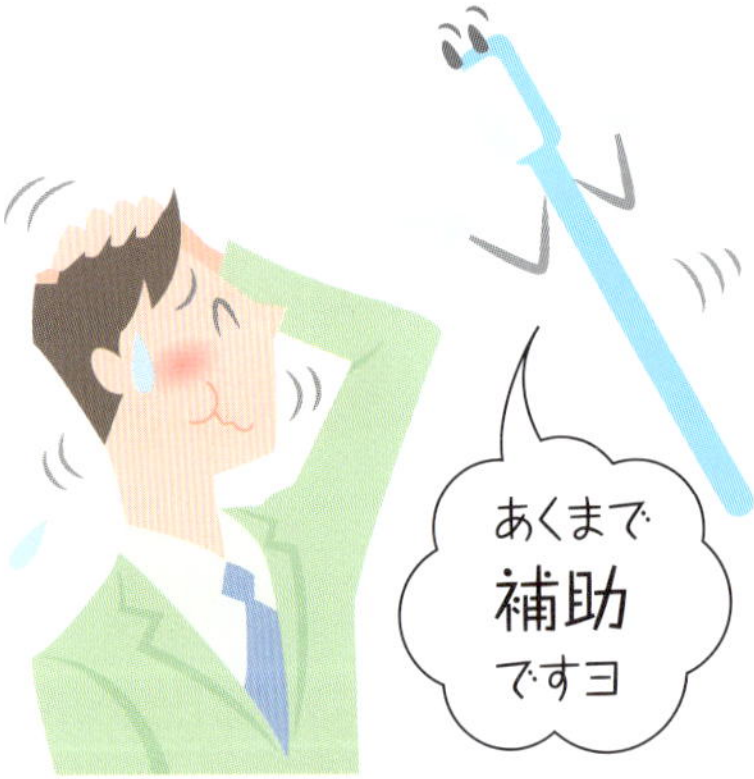

第4章

納得のいく治療で歯周病を完治

～スムーズに治療を進めるために

歯周病は、きちんと治療を受ければ、ほとんどのケースで歯を失わなくてもよい病気です。しかし、治療をスムーズに進め、よい結果を得るためには、いくつか心得ておきたいことがあります。

よい歯科医、よい治療と出会うために

治療は患者と歯科医の二人三脚

歯科治療の必要が生じたとき、誰もがよい医師に出会って、自分にとってベストの治療法を選び、最善の状態にもっていきたいと思うものです。

ただ、一つ心にとめておきたいのは、歯周病の治療には、患者さん自身の協力が欠かせないということです。もちろん、歯周病は適切な治療を受ければ進行を止められ、口内環境は改善します。

しかし、溜まったプラークのなかの歯周病菌が悪さをするという歯周病のメカニズムの根本を断つために、プラークコントロールは欠かせません。歯科医院でのプロケアとともに、セルフケアが大きな意味をもつのです（96頁参照）。

また、完治した後も、再発を防ぐために、きちんとした歯磨きを続ける、定期的に歯科医院に通ってメンテナンスを受けるなど、プラークコントロールを続けていかなければなりません。

進行してしまった歯周病の治療の場合は、抜歯やその後の処置、ブリッジかインプラントかなどの選択に、患者さん自身の判断も大きくかかわってきます。治療についてのメリットやデメリットなどを理解し、それが自分の生活にどう影響するのか考え、選ばなければならないからです。

歯周病治療では、治療中も治療が終わった後も、患者さん自身の姿勢が大きな意味を持ちます。満足できる治療を受けるためには、「歯科医院に行けば治してもらえる」ではなく、患者さん自身が「歯周病を治そう」と考え、行動することが大切です。

歯周病治療は、患者さんと歯科医の二人三脚で進んでいくものなのです。次項では、よい医師の見極め方を取り上げましょう。

歯周病の治療は本人の心構えが大切

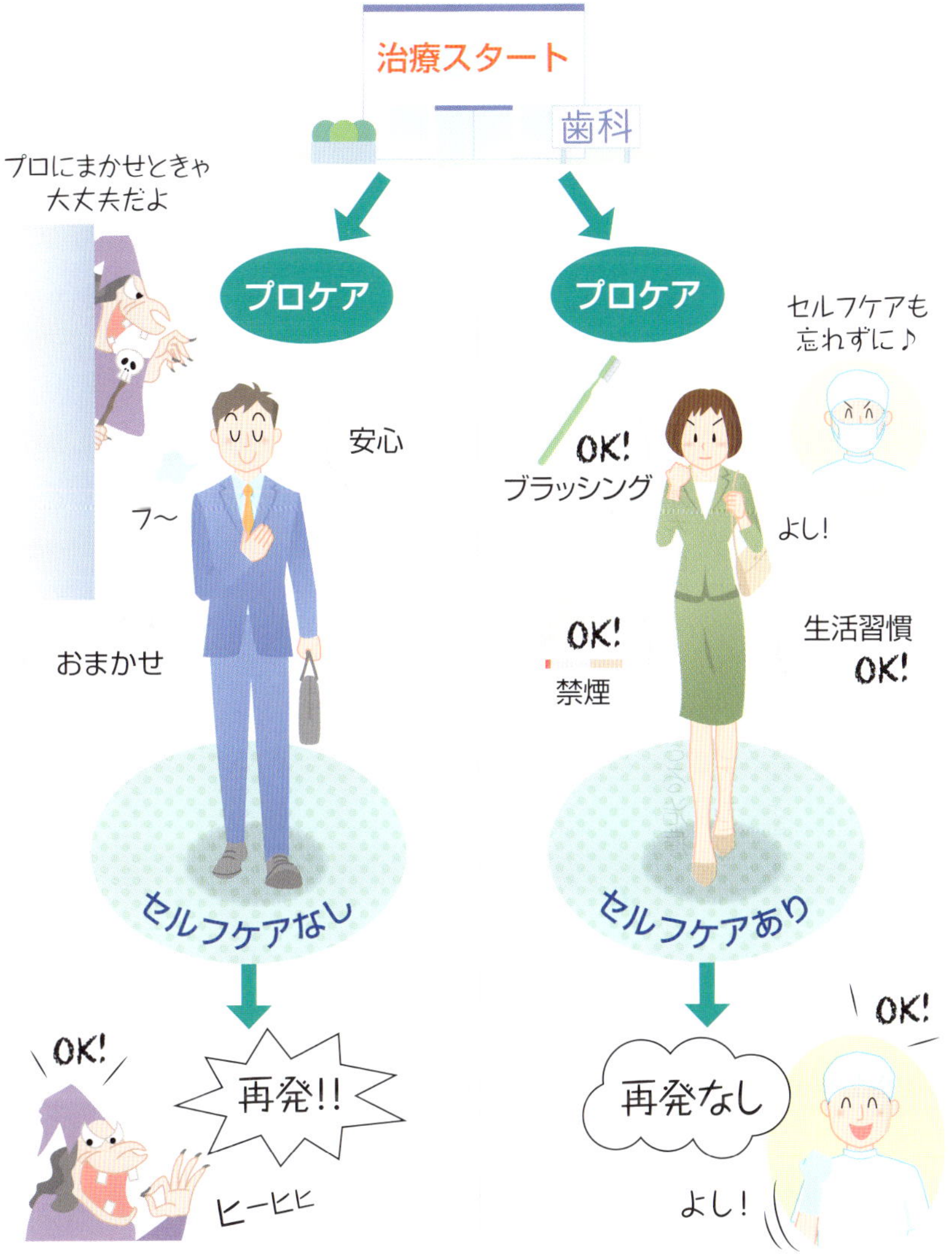

「治してもらう」ではなく「治そう」と考え、行動することが大切

よい歯科医かは、人の噂より自分で確かめる

歯科医院を探すとき、あなたは何を参考にするでしょうか。近所の人の評判、ホームページ情報、ネットの口コミなど、さまざまな情報があります。

ただ、それらを有効な情報として役立てるのは、なかなか難しいものです。はっきり役立つのは、歯科医院に何らかの問題があるときぐらいではないでしょうか。

医院を清潔に保つ努力が足りない、歯科医が高圧的、歯科医の技量に問題があるためブリッジや入れ歯が歯と合わず不具合が生じる、などです。

しかし、そういった問題のある歯科医院でなくても、患者さんが治療に満足できないことは多々あります。その原因は、「よい医師」に求めるものが、人によって異なるからです。

たとえば、「歯周病のために歯科医院に行く」と言っても、「家族が歯周病でつらそうだから、自分は早いうちから予防したい」という人と、「歯周病で食事をするのもつらい」という人では、求める治療がまったく異なってきます。

今、不具合のある患部の治療だけを望んでいる人と、予防も含め歯の健康を長いスパンで考えていきたい人にとっての、「よい先生」は違うかもしれません。

また、歯科では、治療のやり直しが少なくないのですが、治療前に十分な説明を受けていなかったり、自分の気持ちを伝えられず、期待と実際の治療にギャップがあるケースがとても多いのです。

そういったことを防ぐ意味でも、「よい医師」探しで一番確実なのは、自分で確かめることです。

訪れた歯科医院では、医師やスタッフを自分の目で観て、意識して歯科医とコミュニケーションをとるようにしましょう。一生付き合える医師と出会うチャンスだと捉え、信頼できる医師を探してみてください。

よい歯科医をどう探す？

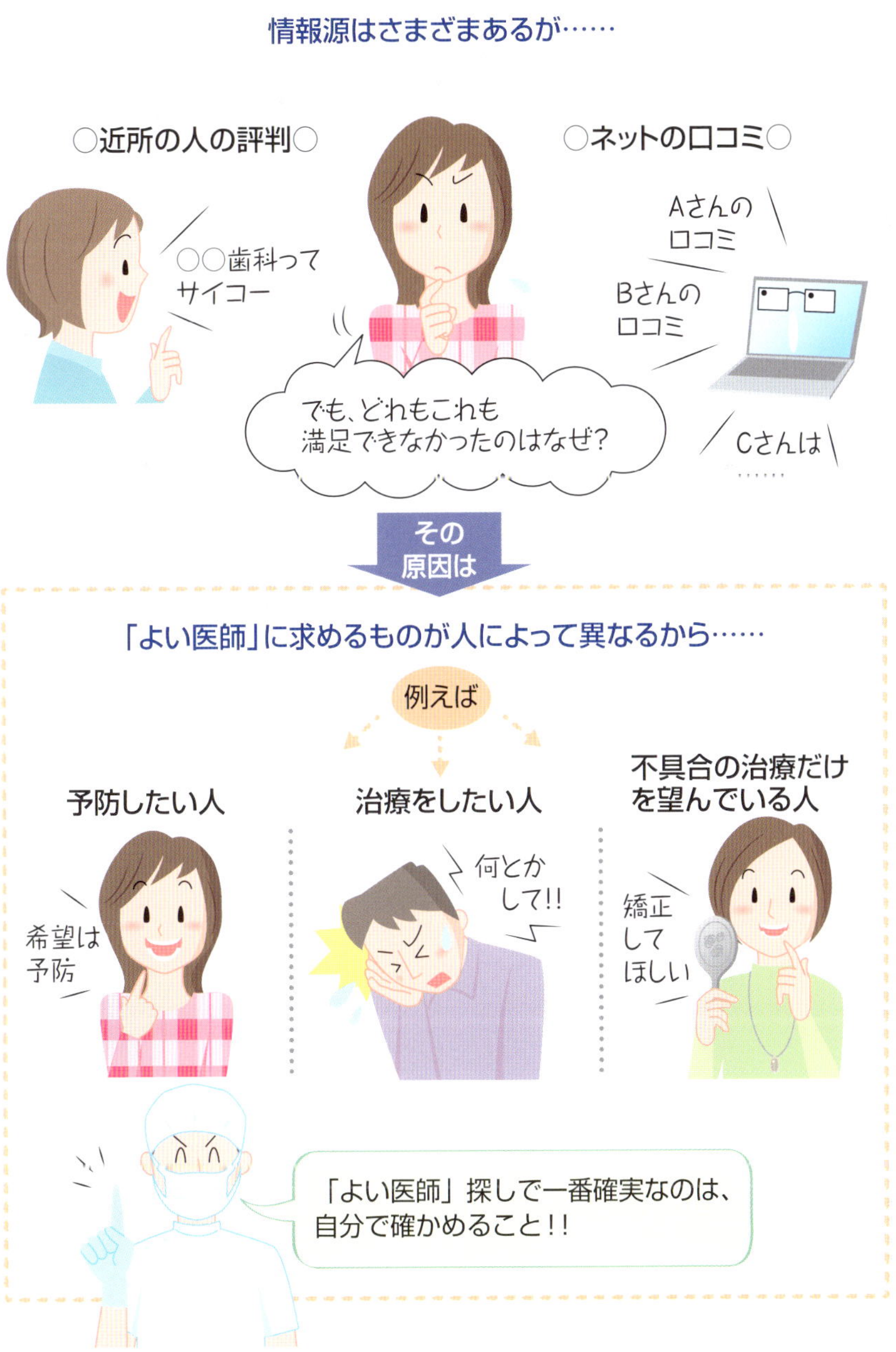

情報源はさまざまあるが……
○近所の人の評判○
○○歯科ってサイコー
○ネットの口コミ○
Aさんの口コミ
Bさんの口コミ
Cさんは……
でも、どれもこれも満足できなかったのはなぜ？
その原因は
「よい医師」に求めるものが人によって異なるから……
例えば
予防したい人
希望は予防
治療をしたい人
何とかして!!
不具合の治療だけを望んでいる人
矯正してほしい
「よい医師」探しで一番確実なのは、自分で確かめること!!

よい歯科医の見極め方

では、よい歯科医は、どのように見極めればよいのでしょうか。

まず、絶対に欠かせないのが、きちんと話を聞いてくれる姿勢です。

患者さんはそれぞれ、何らかの悩みを抱えて病院を訪れます。そこから、医学的に何が問題で、解決に向けて何をしたらいいのかを導き出すためには、不調のある箇所だけでなく、全身の状態や生活習慣もかかわってきます。これは、治療計画を立てるに当たっても必要なことです。

それらをしっかり引き出し、患者さんのために解決しようとするのは、歯科医の資質の根本にかかわることです。

また、治療についての説明はわかりやすいでしょうか。歯周病の治療には、患者さん自身の努力が欠かせません。患者さん自身が、自分がどんな状態で何をしたらよいのか理解することが、大きな意味を持ちます。よい歯科医は、患者さんに治療を理解してもらい、協力してもらおうと熱心に説明をします。

歯科医院を訪れたとき、院内や医療機器は清潔でしょうか。

歯科の治療は、鋭利な器具を使用し、常に感染の危険があるものです。清潔が保たれているのは、最低限のことといってよいでしょう。

スタッフの身だしなみや予約のときの電話対応なども、見逃せません。よい歯科医のもとでは指導が行き届いて、よいスタッフが揃っています。

また、歯科医の資質からは離れますが、歯科医院のある場所も、一つの大切な要素です。

歯周病治療は1度で治るものではありません。治療が終わった後も、定期的に通い、メンテナンスを受ける必要があります。どんな名医でも、通うのが負担で足が遠のきがちになっては、仕方ありません。自分の通いやすい場所から探してみましょう。

よい歯科医を見つけるポイント　その1

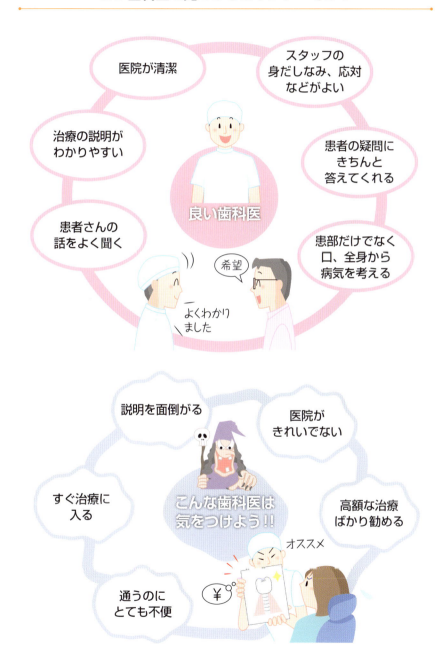

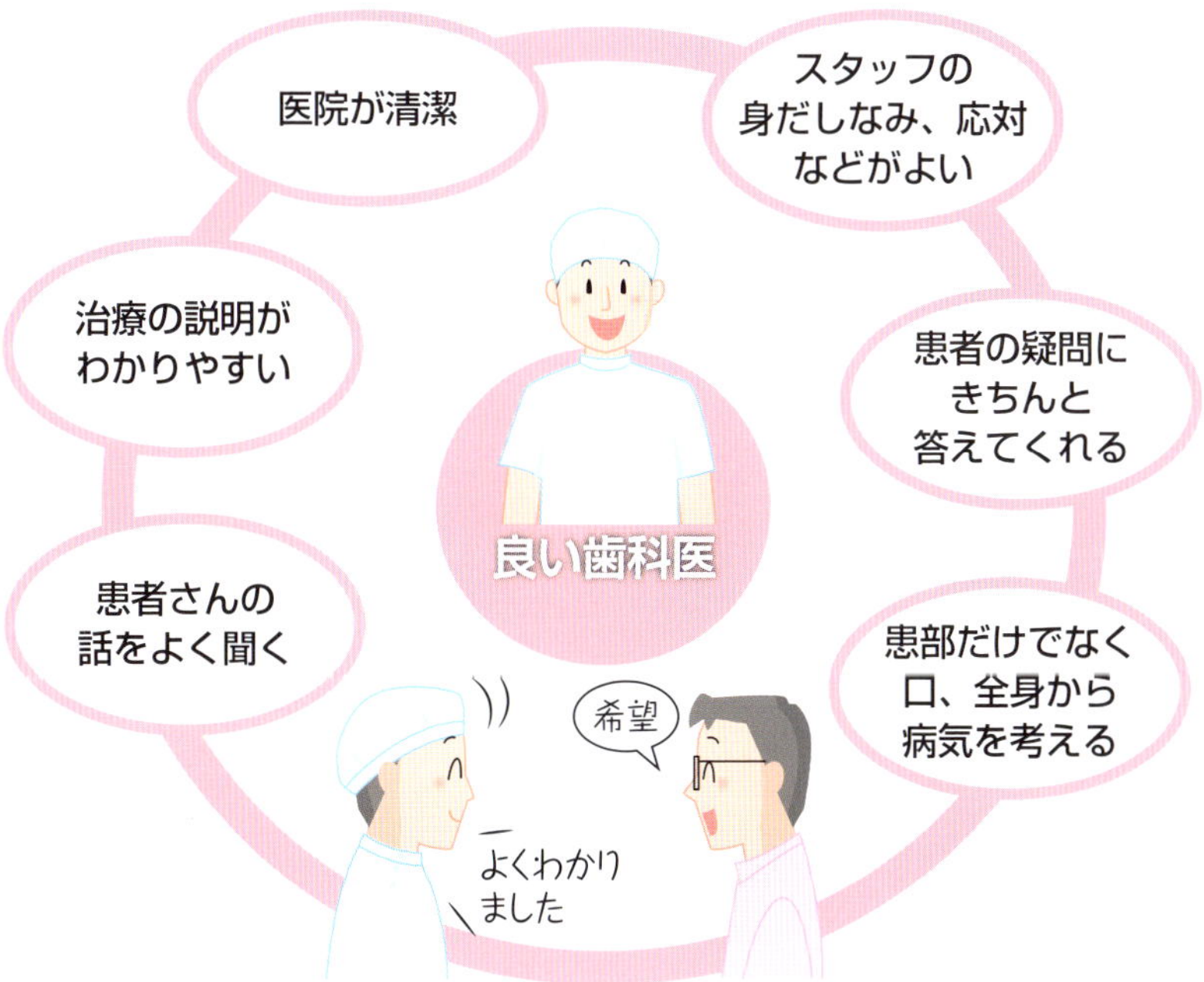

歯科医院とのトラブルが起きないために

歯科医にも得意・不得意がある

自分にとってよい医師を見つけるために、もう一つ知っておきたいことがあります。それは、歯科医にも得意・不得意があるということです。

患者側からは、「歯科医」とひとくくりに捉えます。私たちが普段よく行く街の歯科医院でも、ほとんどが、歯科にかかわることすべてを診察しています。

しかし、歯科のなかでも専門領域があります。わかりやすいのが、大学病院など大きな病院に行った場合です。歯科といっても、矯正歯科や歯周病外来など、細かく分かれて診察に当たっています。歯科医は、それぞれ専門分野を選んで学んできたため、得意とする領域や技術が異なっているのです。

特に歯周病がある程度重症化している場合は、高度な治療を必要とするので、歯周病を専門とする歯科医の治療を受けるのが望ましいのです。ホームドクターの歯科医が、より専門的な医療機関を紹介してくれる場合もあります。相談してみましょう。

自分で専門医を探すとき基準となるのが、「歯周病認定医」「歯周病専門医」です。

日本歯周病学会*では、3年以上研修施設で研修して、基本的な歯周治療の知識と技量をマスターした上で、認定医試験に合格した会員を「認定医」、5年以上あるいは認定医取得後2年以上研修施設で研修して、専門的な歯周治療の知識と技量をマスターした上で、専門医試験に合格した会員を「専門医」と認めています。

なお、自分の住んでいる地域の専門医や認定医を調べたい場合は、日本歯周病学会のＨＰ（http://www.perio.jp/）などで、地域別一覧を閲覧することができます。

用語解説　日本歯周病学会　歯周病を克服することにより自分の歯を１本でも多く残すことを目的に1957年に設立された学術団体。会員総数10,318名（2016年8月31日現在）。

よい歯科医を見つけるポイント　その2

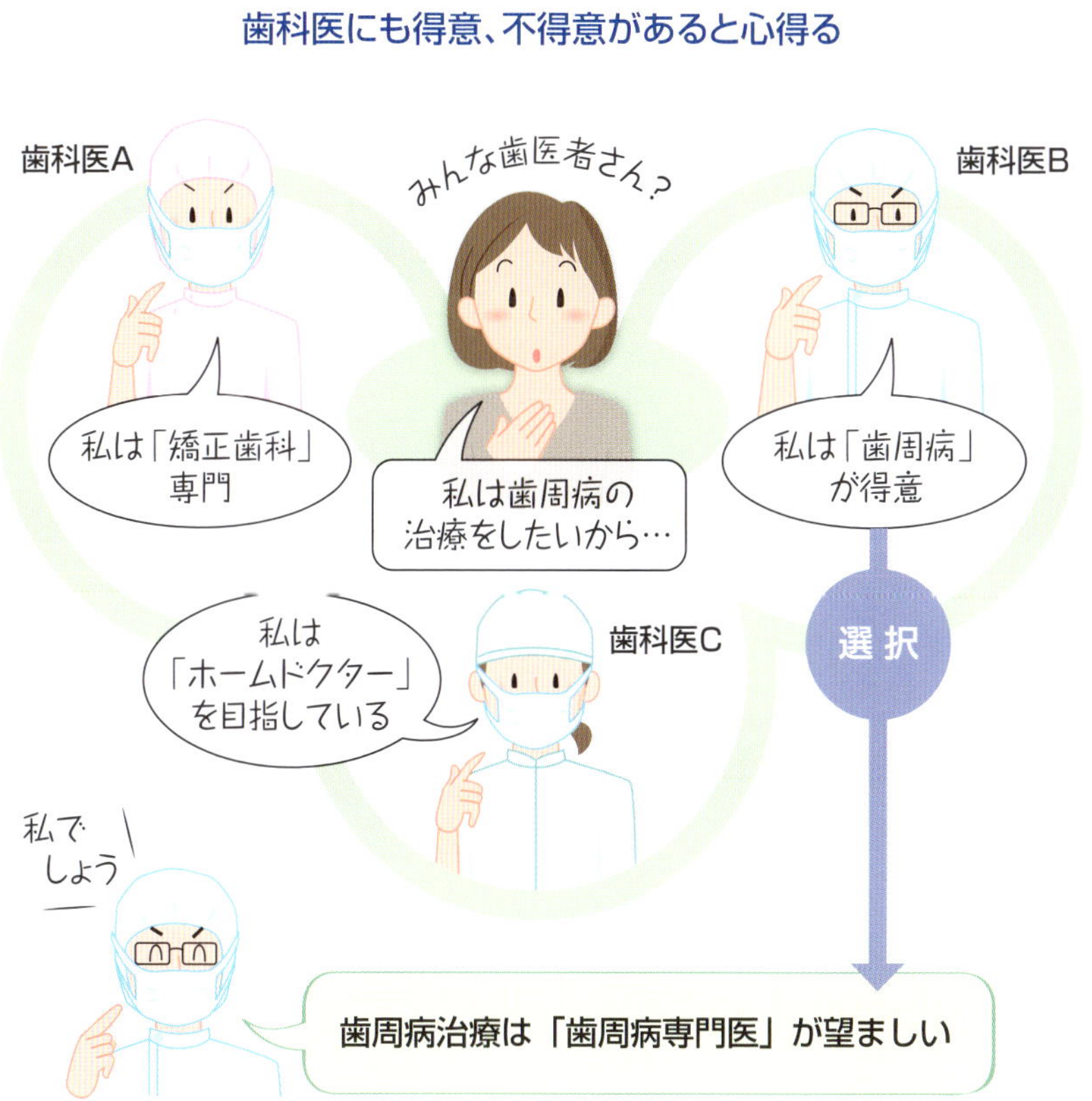

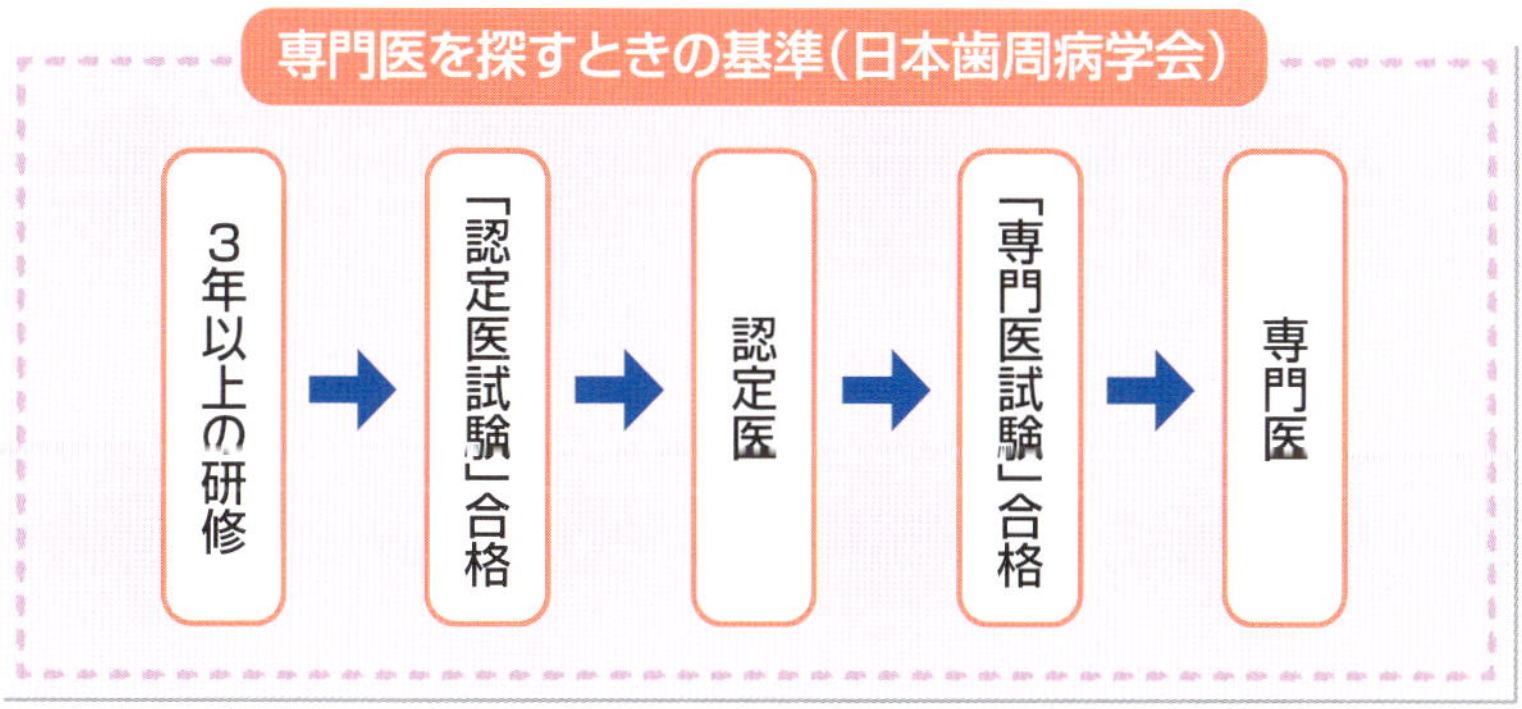

インプラントを勧めたがる医師に注意

近年、インプラント治療が一般的なものになりました。それだけ、インプラントが天然の歯に近い使い心地と見た目をもち、患者さんにとってメリットの大きい治療だといえるでしょう。

しかし、歯周病の治療としてすぐにインプラント治療を勧めてくる医師には、少し注意をした方がよいかもしれません。

歯周病治療の第一の目的は、症状を改善して、できるだけ長く自分の歯を使い続けられるようにすることです。インプラントが天然の歯に近いといっても、さまざまな点で自分のもって生まれた歯にはかないません。インプラントにするのは、あくまでも抜歯しなければ歯周病の重症化が止められないときです。

抜歯しても、インプラントがすべての人にベストの選択とは限りません。

インプラントにした後は、自前の歯に比べて細菌感染へのリスクも高くなり、セルフ・プラークコントロールやメンテナンスなども欠かせません。

重度の糖尿病や骨粗鬆症の人、自分で手入れが困難な高齢者など、インプラントに適さない患者さんもいます。

また、インプラント治療は、保険適用されないことがほとんどで、費用が高額になりがちです。

歯科医にはそういったさまざまな条件を含めて検討した上で、インプラントを提案することが求められるのです。

しかし、残念なことに、報酬が高額なインプラントを安易に勧める医師がなかにはいます。

インプラントを勧められたら、それが本当に自分にとってベストなのか考えましょう。そして、納得のいくまで説明してくれる、信頼のおける医師のもとでのみ、治療を受けましょう。

次項では、治療計画について取り上げます。

インプラント治療のトラブルを避ける

**抜歯したからといってインプラントがベストの選択とは限らない。
トラブルを回避するために必要なこととは?**

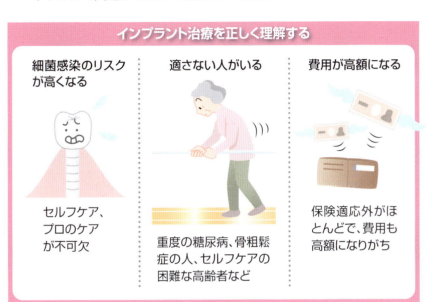

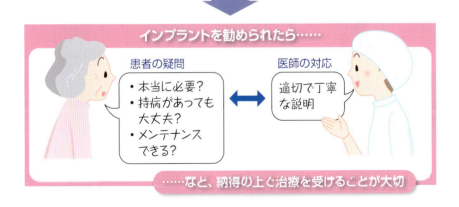

インプラント治療を正しく理解する

細菌感染のリスクが高くなる

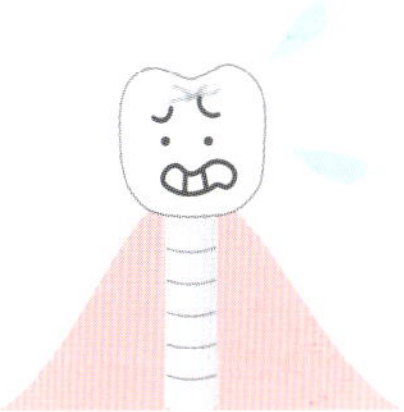

セルフケア、プロのケアが不可欠

適さない人がいる

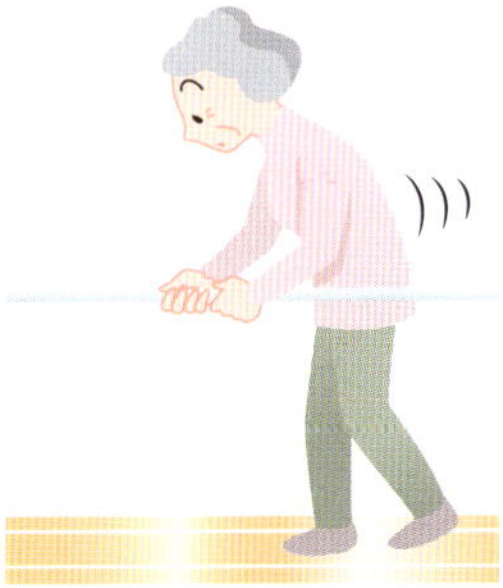

重度の糖尿病、骨粗鬆症の人、セルフケアの困難な高齢者など

費用が高額になる

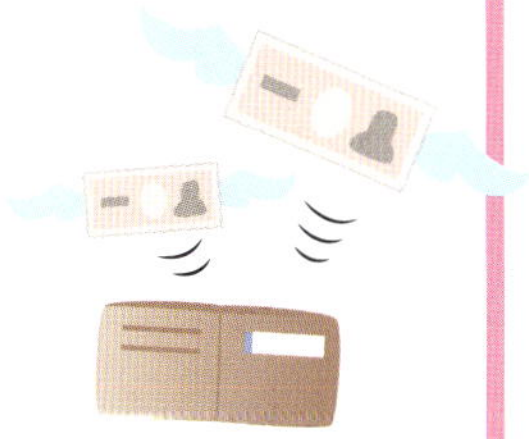

保険適応外がほとんどで、費用も高額になりがち

↓

インプラントを勧められたら……

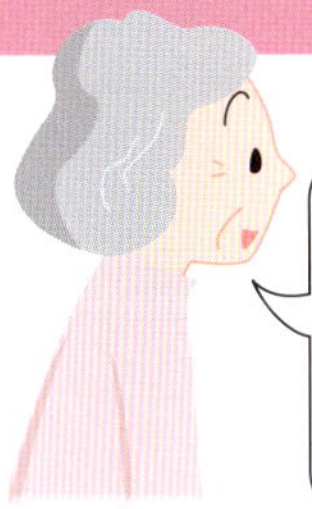

患者の疑問

- 本当に必要?
- 持病があっても大丈夫?
- メンテナンスできる?

↔

医師の対応

適切で丁寧な説明

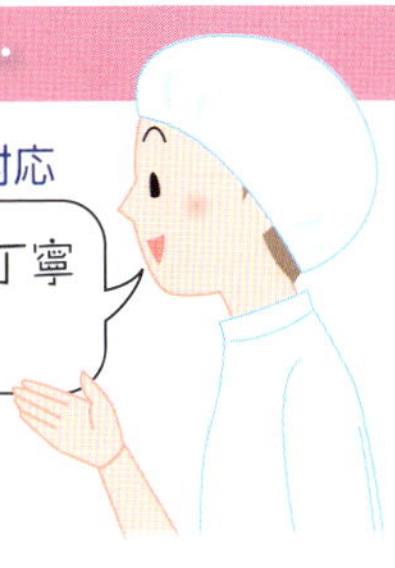

……など、納得の上で治療を受けることが大切

治療前には治療計画の説明をしっかり受ける

医師とよい関係をつくり、満足できる治療を受けるために、治療計画の説明をしっかり受け、きちんと理解することも大切です。

治療が終わった後で、「こんなはずじゃなかった」「このままでは耐えられない」と、治療のやり直しを受けたり、別の歯科医院に駆け込むのには、医師側の問題だけではなく、患者さんの治療への理解不足があるケースも少なくないのです。

私たちは、どうしても「治療を受ければ治る」と考えがちです。健康だった頃の歯や口の状態に戻れることを期待します。

しかし、詰め物や被せ物、人工歯を入れた場合、どうしても天然の歯のようにいかない部分が出てきます。特に、保険診療の場合、自由診療に比べ材料費が抑えられている分、見た目や素材感などが劣り、不満を覚える患者さんもいます。

これは、患者さんと歯科医で、費用と見た目や使い心地のバランスをどこに持っていくのか、うまく話し合えていなかったといえるでしょう。

また、歯周形成手術*やインプラント手術を受ける場合は、まず基本治療を行って、状態をある程度改善してからでないと手術できなかったり、顎に埋め込んだインプラント体に骨が結合するまでに時間がかかったりして、通院期間や回数が増えます。しかし、患者さんがそのことをよく理解できていなかった場合に、「何度も通わされる」と感じてしまうこともあります。

自分がどの治療法を選び、どの段階にいるのかを理解していることは、歯磨きなどのセルフケアのモチベーションにもつながります。

治療を受ける際には、面倒がらずに医師からの治療計画の説明をしっかり受けましょう。

用語解説　歯周形成手術　歯周病の進行により下がってしまった歯肉を元に戻すなど、歯周辺の異常がある組織の形を改善するために行う手術。

治療前には治療計画を理解しよう

そうならないために……

費用、見た目、使い心地のバランスなどを話し合い、理解する

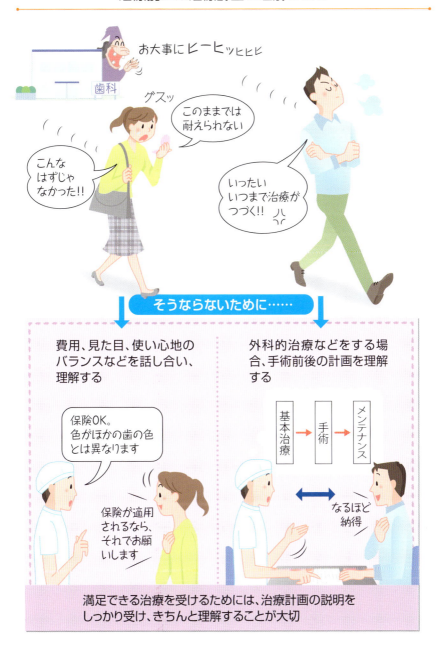

外科的治療などをする場合、手術前後の計画を理解する

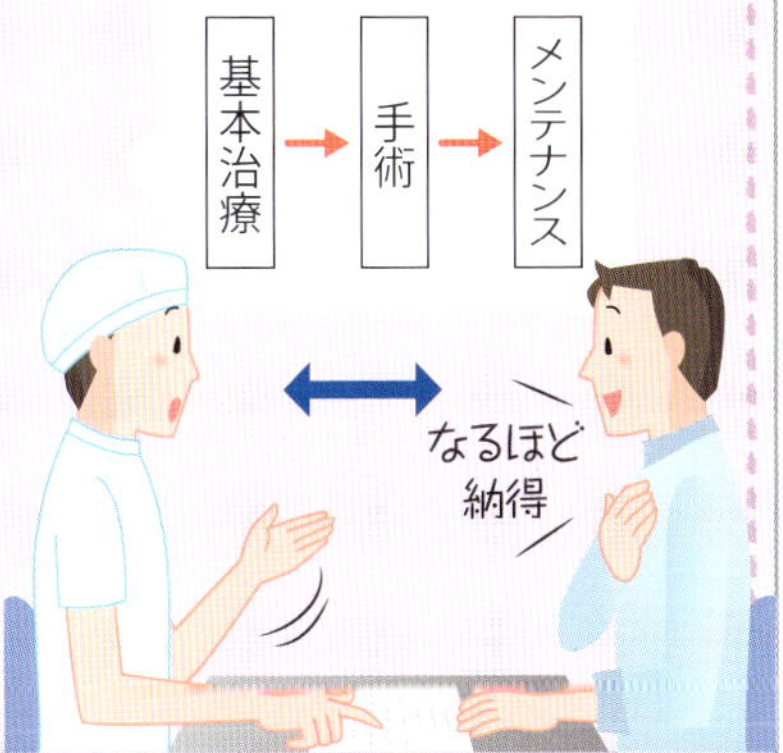

満足できる治療を受けるためには、治療計画の説明をしっかり受け、きちんと理解することが大切

セカンドオピニオンの活用も

インフォームドコンセント*という概念が医療側にも患者側にも広まって、最近はどの医療機関でも治療について丁寧に説明をしてくれます。

ただ、その説明が理解できなかったり、納得がいかないこともあるものです。

「ちょっと難しかった」ぐらいであれば、担当の歯科衛生士に質問しなおしてみたり、家に帰ってから調べて、もう一度医師に質問してもいいでしょう。しかし、選択する治療そのものに不安を感じる場合は、セカンドオピニオンを求めてみるのも一つの手です。

セカンドオピニオンとは、2番目の意見。つまり、主治医以外の医師から、違う意見を聞くことです。

歯科医にも、得意な治療法や専門分野があることは説明しましたが、一つの症状に対しても、医師によってベストと考える治療法が違うことがあります。それぞれ、選んだ治療法についてメリット・デメリットを説明してくれるので、比較することができ、自分の症状への理解も深まります。

セカンドオピニオンを受けることで、相性のよい医師と出会ったり、もとの医師との信頼がより深まることもあります。

セカンドオピニオンを受けるときは、担当の医師に告げなくてもかまいませんが、伝えればX線写真などの資料を貸してくれます。歯科治療は、ときにやり直しのきかないものです。患者さんは自分の治療に対して切実なのですから、それを理解しない医師は、よい歯科医ではないと考えていいでしょう。

ただ、あまりたくさんの医師に意見を聞くのは、やめた方がいいでしょう。例えば、1人めの医師と2人めの医師の診断が同じであっても納得できず、何軒もの医院を回ってしまう人がいます。そのぶん、治療が遅れて歯周病も重症化してしまいます。

次項では、治療と保険について説明します。

用語解説　インフォームドコンセント　医師が患者に、病状や治療、投薬について十分な情報提供をした上で、治療について患者の同意を得ること。

セカンドオピニオン

セカンドオピニオンとは、「ほかの医師に2番目の意見」を聞くこと

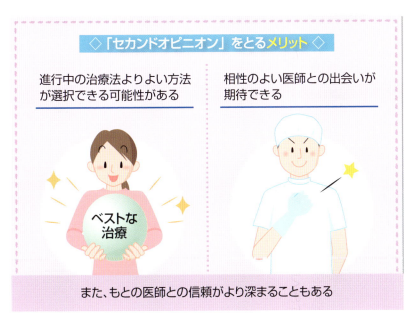

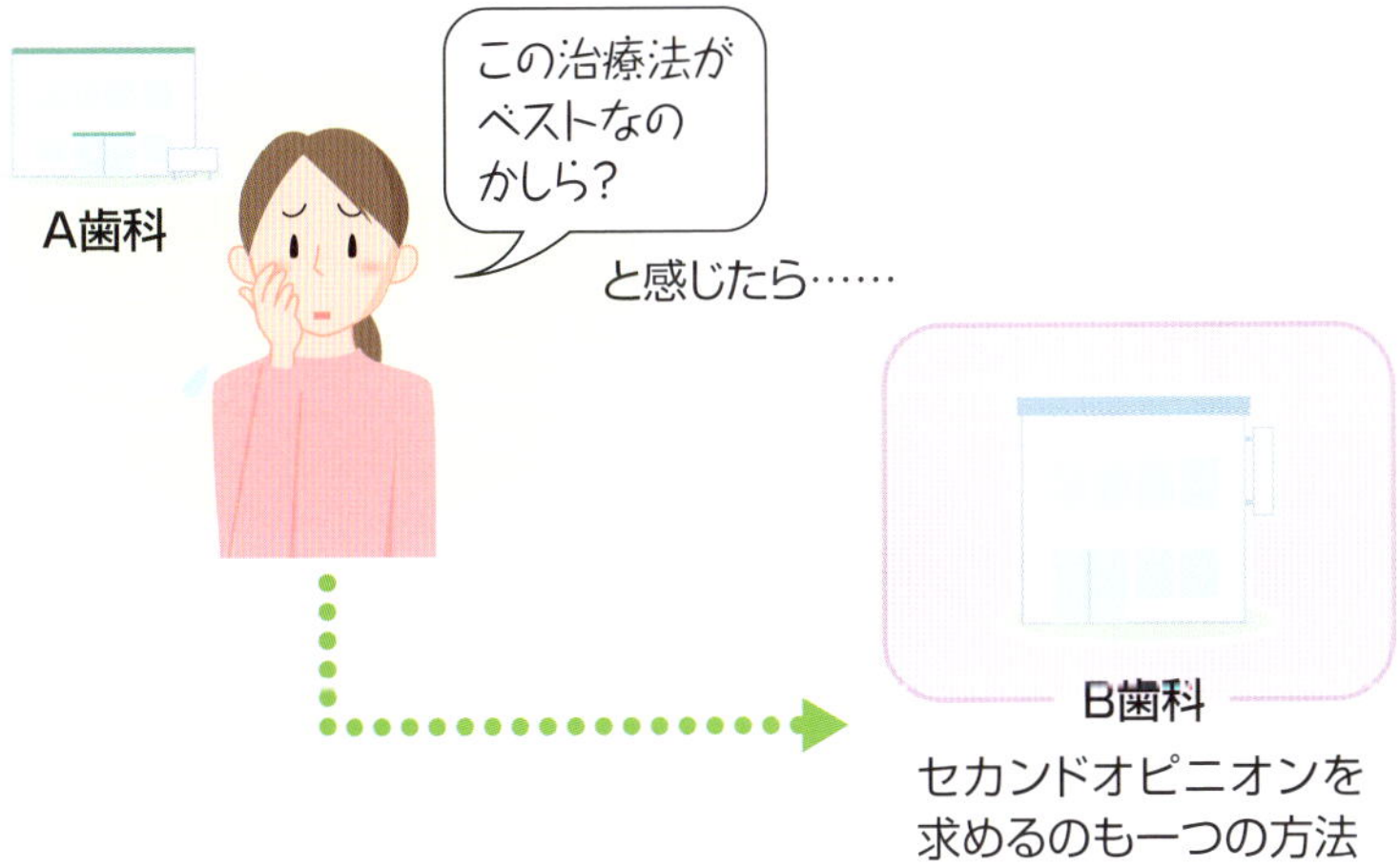

◇「セカンドオピニオン」をとるメリット◇

進行中の治療法よりよい方法が選択できる可能性がある

相性のよい医師との出会いが期待できる

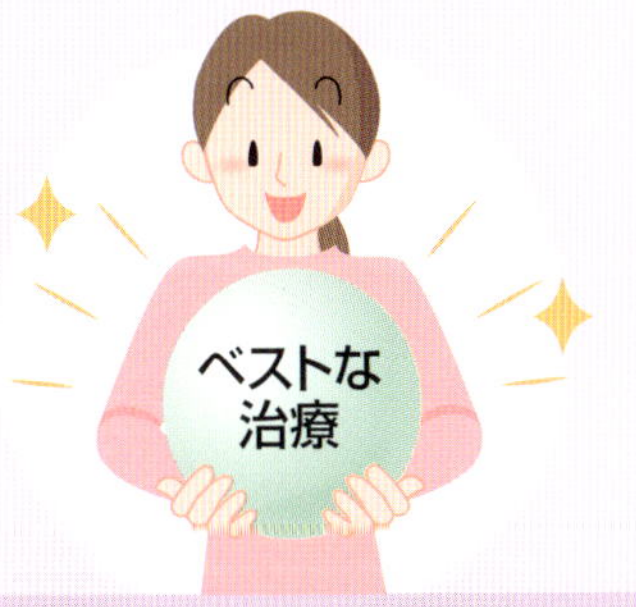

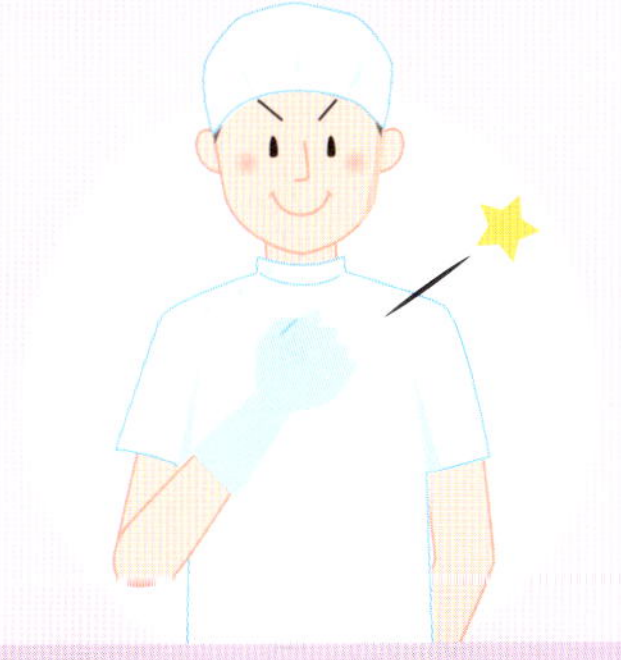

また、もとの医師との信頼がより深まることもある

保険適応の治療と保険適応外の治療

歯の治療は治療法により金額が大きく異なる

歯の治療を受けるときの悩みの一つに費用の問題があります。歯科治療は、費用がかさみがちです。それに加えて、保険が適用される治療法と、されない治療法があることが悩みを深くします。

保険適応の治療の場合は、患者さんは1~3割の負担ですが、自由診療では全額が自己負担となります。しかし、保険でできる治療には制限があります。

例えば、抜けた歯を補うためにブリッジを入れるとします。保険が適用されるのは、素材に硬質レジンや銀パラジウムを使うものになります。しかし自由診療ならば、天然の歯に近い見た目にできる「セラミック」や「メタルボンド*」、そして見た目は目立ちますが、天然の歯に近い硬さで噛み合う歯を傷つけにくい「ゴールド」など、選択肢が増えます。

保険の使える素材では、見た目が目立ってしまったり、劣化がおこりやすく数年ごとに再治療が必要になることがあります。自由診療ならば、材料そのものがよいことに加え、見た目や噛み心地など、患者さんが重視する点を配慮して選べるので、結果として治療への満足感が高くなりやすいのです。

ただ、自由診療では材料費や技術料が、保険診療のものに比べて高めです。また、自由診療では価格は各医院が設定するので、同じ治療法で同じ材料を選んでも、負担額に差が生じることもあります。

これらが積み重なると、保険診療と自由診療では患者さんの負担額に少なくない差が生まれ、「歯科は高い」と感じる原因かもしれません。しかし、負担額の違いには前述したような理由があるので、治療ごとにメリット・デメリットを知った上で、自分の価値観に合うものを選んでいきましょう。

用語解説 メタルボンド　歯の被せ物で、内側が金属でできており、外から見える表面部分はセラミックで覆われている。陶材焼付け冠。

歯の治療は２つに分けられる

1 保険診療

治療費の
１～３割が
自己負担

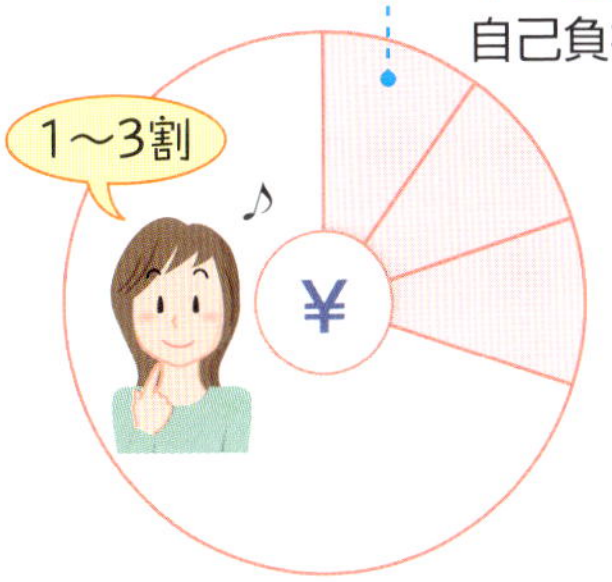

保険でできる治療例

2 自由診療

治療費の
全額が
自己負担

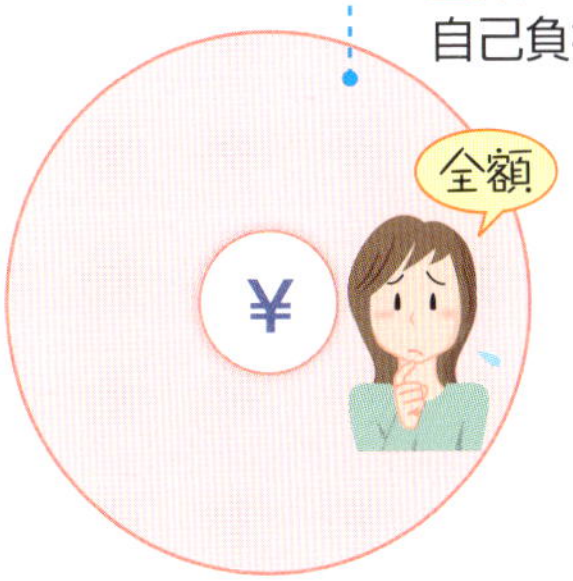

保険のきかない治療例

ブリッジの場合

硬質レジン、
銀パラジウム
を使うもの

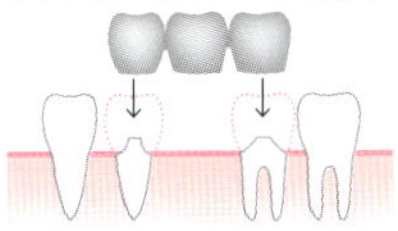

セラミック、
メタルボンド、
ゴールド

メリット

保険でできる範囲内の治療で問題がなければ費用が抑えられる

メリット

よい材料を使えたり、
新しい技術を受ける
ことができる

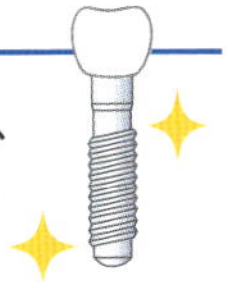

デメリット

- 見た目が目立つ
- 劣化が起こりやすい
- 再治療が必要な場合がある

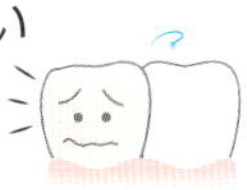

デメリット

- 全額負担
- 材料費、技術料などは病院が設定

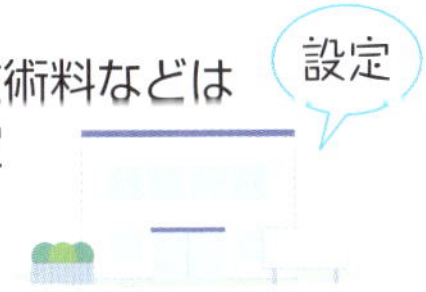

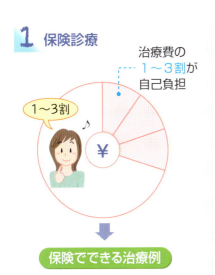

自分の歯への価値観を考え、納得のいく選択を

歯周病治療で、成功するというのはどういうことでしょうか。

歯科医はできるだけ、患者さんそれぞれの求めるものを確認し、治療計画を立てています。しかし、大前提として、患者さん自身が、自分がどんな状態を求めているのか考えなければなりません。

歯周病を治療するというと、ゴールは1つのように感じます。しかし、例えば歯周病がかなり進んでしまい抜歯した場合、何で歯を補うかは、その後の生活にかかわってきます。

例えば、保険の適応内で部分入れ歯をつくった人が2人いたとします。Aさんは、満足して使い続けていても、Bさんは毎日外して手入れをしなければならないことや、噛み心地などが不満で、再治療を受けて、より自分の歯に近いインプラントを受けることにしました。では、Aさんは、費用がかかる治療を我慢したのでしょうか？

Aさんは、自分の作った部分入れ歯に満足していたのです。また、Aさんは高齢のため、時間がかかり、外科治療が必要なインプラントには抵抗を感じていました。

このように、〝満足する治療〟というのは、人によって大きく異なります。

「できるだけ自分の歯に近いように」といっても、どの治療法も必ずデメリットはあります。

歯科医は、保険が適用される、されないだけでなく、その治療を選んだときに、どのように行い、どのような結果になるのか、デメリットも含めて詳しく説明します。患者さんは、それが自分の生活をどう変えるのか考えながら、自主的に決めていく必要があるのです。

歯周病治療で一番してはいけないのは、「医師まかせ」にすること。自分の生活や価値観をよく知っているのは、自分だからです。

歯周病治療のゴールはさまざま

歯周病治療の成功（ゴール）とは、患者さんそれぞれが「求める状態を達成できたか」にかかっている

例 保険適応内で部分入れ歯をつくった

Aさんの場合	Bさんの場合
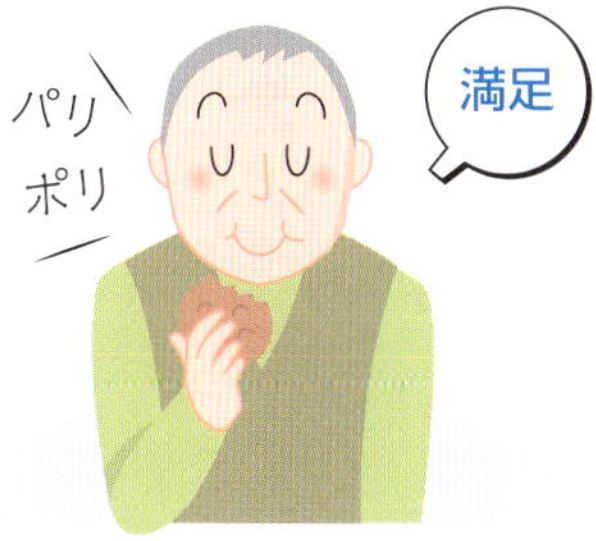	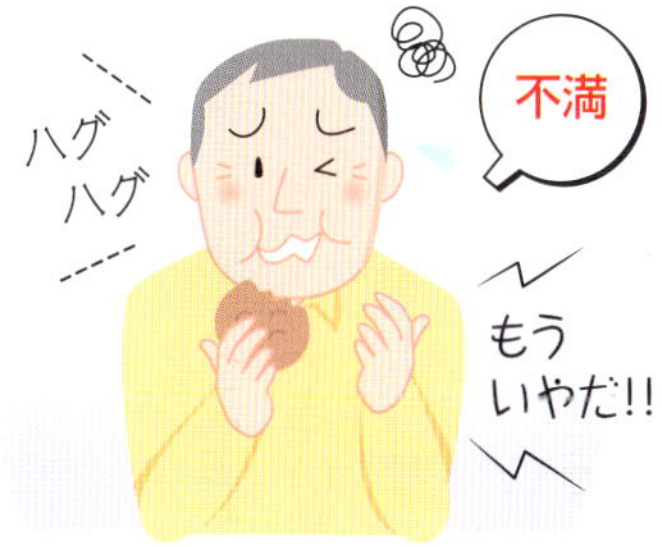
そのまま部分入れ歯を継続	インプラント治療に変更
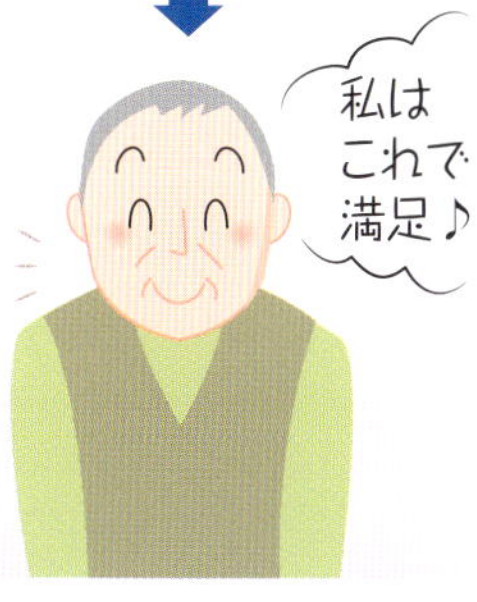	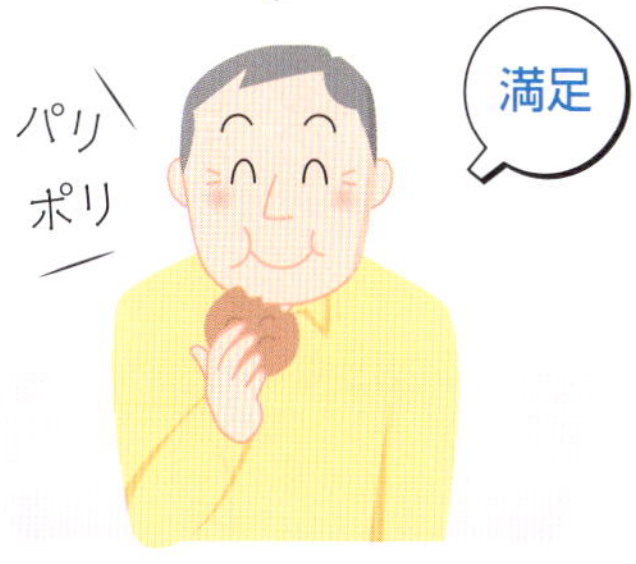
Aさんの求める成功（ゴール）	Bさんの求める成功（ゴール）

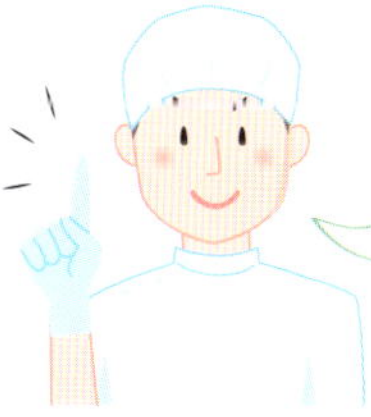

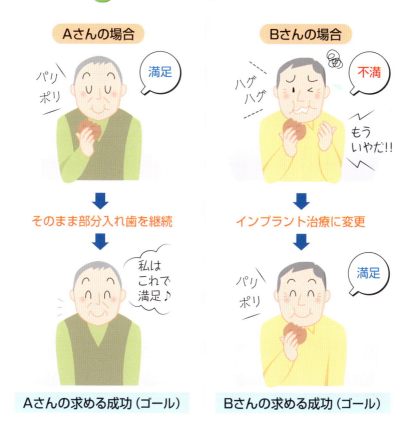

保険適応、適応外だけでなく、自分の生活をどう変えるのか考えながら「自主的に決めていく」ことが大切！！

いつまでも歯と体の健康を大切に

治療後も再発を予防する生活習慣を

よい歯科医を探すには、自分自身で確かめるのが一番です。そして、よい治療を受けるには、「治療は医師まかせ」ではなく、「治療に参加する」という意識を持つことが大切です。

歯科医や歯科衛生士は専門家なので、歯や歯周病に関して、豊富な知識があります。そのなかから、患者さん一人ひとりにとって必要と思われる情報を、できるだけわかりやすく伝えようとします。

しかし、患者さんが受け身な態度の場合では、どうしても平均的な説明になってしまいます。

歯周病治療と予防にとって最も大切なプラークコントロールも、患者さん自身が毎日行わなければなりません。歯科治療、特に歯周病治療は、一方的なものでは成功しないのです。

そして、「治療を受ければいい」という意識の人に多いのが、のちに歯周病が再発し、深刻な状況になってしまうケースです。

日常的なプラークコントロールが習慣となり、定期的にメンテナンスに通う患者さんは、歯周病が再発することがほとんどなく、再発したとしても軽度な段階で気づいて再治療を受けられます。ブリッジやインプラントが劣化しても、やはり深刻なダメージを与える前に気づきます。

ところが、治療に受け身な患者さんは、通院も面倒に感じたり、さぼってしまいがちです。

「歯周病予防の主役は自分、歯科医院はサポート」と考えて、積極的に行っていくことが、10年後、20年後の自分の健康と快適な生活を守るのです。

いつまでも楽しい生活を過ごすために、あきらめず、たゆまず、歯の健康を守っていきましょう。

歯周病治療は「参加することに意義がある」

歯の健康を守る生活習慣を実践して、「治療に参加する」
という意識をもつことが大切

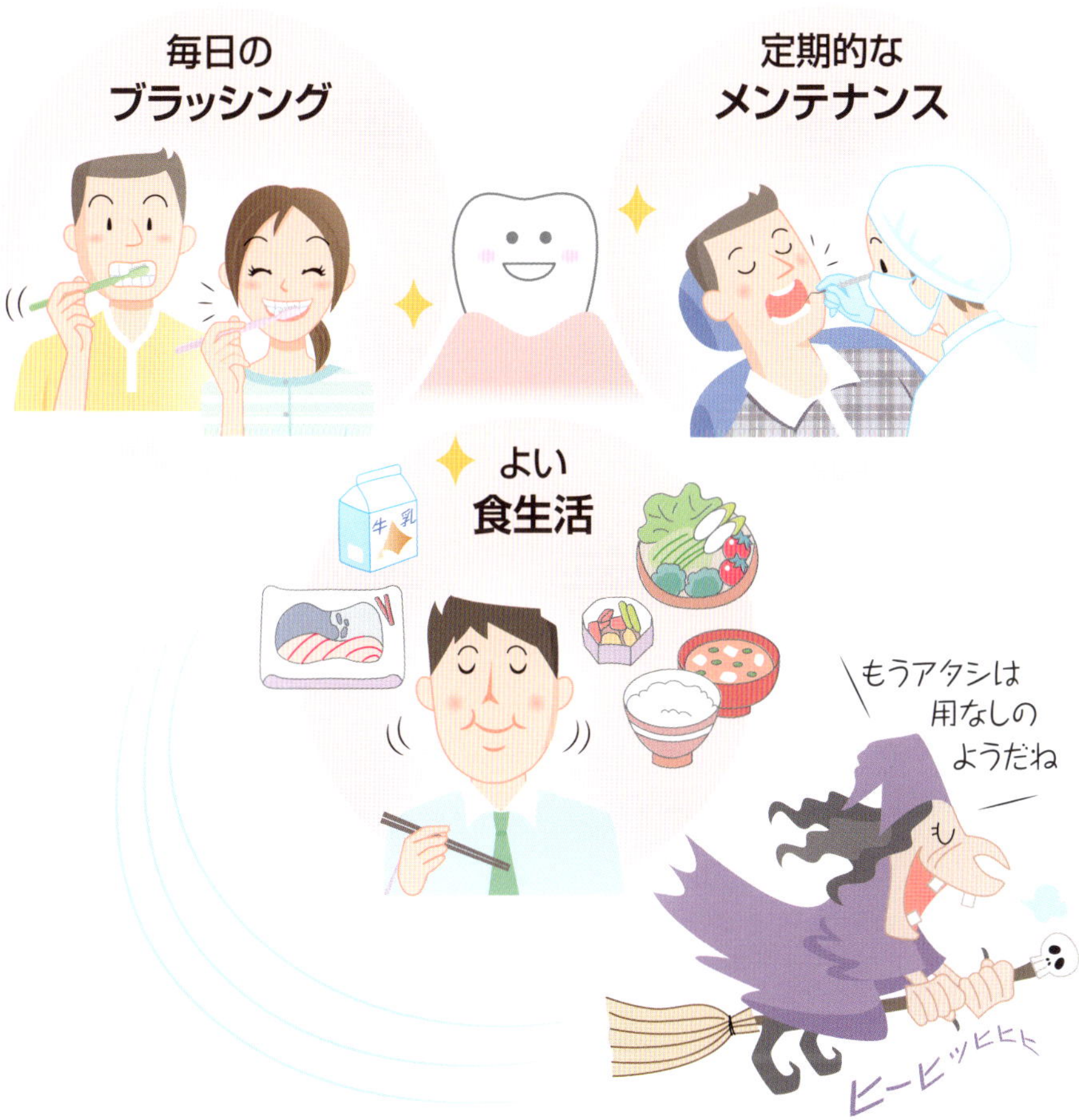
毎日の
ブラッシング
定期的な
メンテナンス
よい
食生活
牛乳
もうアタシは
用なしの
ようだね
ヒーヒッヒヒヒ

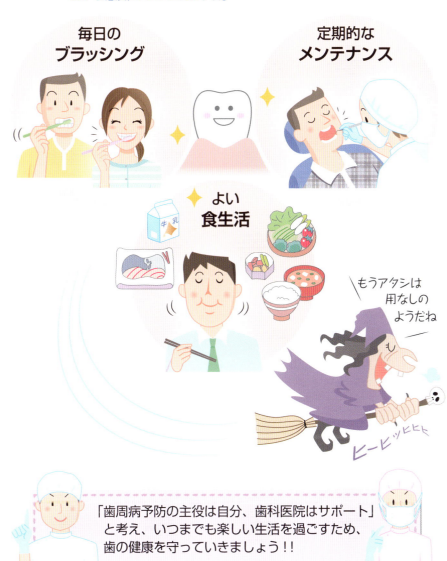

「歯周病予防の主役は自分、歯科医院はサポート」
と考え、いつまでも楽しい生活を過ごすため、
歯の健康を守っていきましょう!!

参考文献

- **スーパー図解 歯周病（法研）**
  【監修】小野善弘・中村公雄
- **日本人はこうして歯を失っていく 専門医が教える歯周病の怖さと正しい治し方（朝日新聞出版）**
  【著】日本歯周病学会／日本臨床歯周病学会
- **最新歯科衛生士教本 歯周病学 第2版（医歯薬出版）**
  【監修】全国歯科衛生士教育協議会
- **歯周治療の指針　2015（医歯薬出版）**
  【編集】日本歯周病学会

【た行】

【な行】

【は行】

索引

■監修
渡辺 久（わたなべ・ひさし）
東京医科歯科大学大学院
医歯学総合研究科歯周病学分野 准教授
1977年東京医科歯科大学卒業。1987年東京医科歯科大学講師、1992年東京医科歯科大学助教授を経て、2007年より現職・東京医科歯科大学大学院准教授を務める。その間、1987年文部省長期在外研究員としてロンドン大学歯学研究所免疫部門、1995年文部省短期在外研究員としてロンドン大学と米国フォーサイス研究所を歴任。
また、学会活動においては2013年日本レーザー歯学会理事長就任をはじめ、日本歯周病学会評議員、日本歯科保存学会評議員、日本咀嚼学会理事など、多岐にわたり活躍している。

ウルトラ図解 **歯周病**

平成28年12月23日 第1刷発行
令和4年11月9日 第3刷発行

監修者 渡辺 久

発行者 東島俊一

発行所 株式会社 法 研
〒104-8104 東京都中央区銀座1-10-1
販売03(3562)7671／編集03(3562)7674
http://www.sociohealth.co.jp

印刷・製本 研友社印刷株式会社

0102

ISBN978-4-86513-281-6 C0377 定価はカバーに表示してあります。